"十二五"职业教育国家规划立项教材

国家卫生和计划生育委员会"十二五"规划教材
全国中等卫生职业教育教材

供医学检验技术专业用 第3版

免疫学检验技术

主 编 钟禹霖

副主编 冯学华 孙荣华

编 者（以姓氏笔画为序）

冯学华（山东省青岛卫生学校）　　何莉莉（甘肃卫生职业学院）

孙荣华（吉林省通化市卫生学校）　　杨艳萍（昆明卫生职业学院）

许潘健（广西玉林市卫生学校）　　洪湘辉（广东省潮州卫生学校）

李 娟（江西省赣州卫生学校）　　钟禹霖（江西省赣州卫生学校）

李 慧（山西省长治卫生学校）　　薛 莎（运城护理职业学院）

人民卫生出版社

图书在版编目（CIP）数据

免疫学检验技术 / 钟禹霖主编 . — 3 版 . —北京：人民卫生出版社，2015

ISBN 978-7-117-21607-4

Ⅰ.①免… Ⅱ.①钟… Ⅲ.①免疫学 –医学检验–中等专业学校–教材 Ⅳ.①R446.6

中国版本图书馆 CIP 数据核字（2015）第 249796 号

人卫社官网　www.pmph.com	出版物查询，在线购书	
人卫医学网　www.ipmph.com	医学考试辅导，医学数据库服务，医学教育资源，大众健康资讯	

免疫学检验技术
第 3 版

主　　编：钟禹霖

出版发行：人民卫生出版社（中继线 010-59780011）

地　　址：北京市朝阳区潘家园南里 19 号

邮　　编：100021

E - mail：pmph @ pmph.com

购书热线：010-59787592　010-59787584　010-65264830

印　　刷：北京市艺辉印刷有限公司

经　　销：新华书店

开　　本：787 × 1092　1/16　　印张：15

字　　数：374 千字

版　　次：2002 年 7 月第 1 版　　2016 年 2 月第 3 版
　　　　　2022 年 12 月第 3 版第11次印刷（总第 26 次印刷）

标准书号：ISBN 978-7-117-21607-4/R · 21608

定　　价：36.00 元

打击盗版举报电话：010-59787491　E-mail：WQ @ pmph.com
　　（凡属印装质量问题请与本社市场营销中心联系退换）

为全面贯彻党的十八大和十八届三中、四中、五中全会精神，依据《国务院关于加快发展现代职业教育的决定》要求，更好地服务于现代卫生职业教育快速发展的需要，适应卫生事业改革发展对医药卫生职业人才的需求，贯彻《医药卫生中长期人才发展规划(2011—2020年)》《现代职业教育体系建设规划(2014—2020年)》文件精神，人民卫生出版社在教育部、国家卫生和计划生育委员会的领导和支持下，按照教育部颁布的《中等职业学校专业教学标准(试行)》医药卫生类(第二辑)(简称《标准》)，由全国卫生职业教育教学指导委员会(简称卫生行指委)直接指导，经过广泛的调研论证，成立了中等卫生职业教育各专业教育教材建设评审委员会，启动了全国中等卫生职业教育第三轮规划教材修订工作。

本轮规划教材修订的原则：①明确人才培养目标。按照《标准》要求，本轮规划教材坚持立德树人，培养职业素养与专业知识、专业技能并重，德智体美全面发展的技能型卫生专门人才。②强化教材体系建设。紧扣《标准》，各专业设置公共基础课(含公共选修课)、专业技能课(含专业核心课、专业方向课、专业选修课)；同时，结合专业岗位与执业资格考试需要，充实完善课程与教材体系，使之更加符合现代职业教育体系发展的需要。在此基础上，组织制订了各专业课程教学大纲并附于教材中，方便教学参考。③贯彻现代职教理念。体现"以就业为导向，以能力为本位，以发展技能为核心"的职教理念。理论知识强调"必需、够用"；突出技能培养，提倡"做中学、学中做"的理实一体化思想，在教材中编入实训(实验)指导。④重视传统融合创新。人民卫生出版社医药卫生规划教材经过长时间的实践与积累，其中的优良传统在本轮修订中得到了很好的传承。在广泛调研的基础上，再版教材与新编教材在整体上实现了高度融合与衔接。在教材编写中，产教融合、校企合作理念得到了充分贯彻。⑤突出行业规划特性。本轮修订紧紧依靠卫生行指委和各专业教育教材建设评审委员会，充分发挥行业机构与专家对教材的宏观规划与评审把关作用，体现了国家卫生计生委规划教材一贯的标准性、权威性、规范性。⑥提升服务教学能力。本轮教材修订，在主教材中设置了一系列服务教学的拓展模块；此外，教材立体化建设水平进一步提高，根据专业需要开发了配套教材、网络增值服务等，大量与课程相关的内容围绕教材形成便捷的在线数字化教学资源包，为教师提供教学素材支撑，为学生提供学习资源服务，教材的教学服务能力明显增强。

人民卫生出版社作为国家规划教材出版基地,有护理、助产、农村医学、药剂、制药技术、营养与保健、康复技术、眼视光与配镜、医学检验技术、医学影像技术、口腔修复工艺等24个专业的教材获选教育部中等职业教育专业技能课立项教材,相关专业教材根据《标准》颁布情况陆续修订出版。

医学检验技术专业编写说明

2010 年，教育部公布《中等职业学校专业目录(2010 年修订)》，将医学检验专业(0810)更名为医学检验技术专业(100700)，目的是面向医疗卫生机构，培养从事临床检验、卫生检验、采供血检验及病理技术等工作的、德智体美全面发展的高素质劳动者和技能型人才。人民卫生出版社积极落实教育部、国家卫生和计划生育委员会相关要求，推进《标准》实施，在卫生行指委指导下，进行了认真细致的调研论证工作，规划并启动了教材的编写工作。

本轮医学检验技术专业规划教材与《标准》课程结构对应，设置公共基础课(含公共选修课)、专业基础课、专业技能课(含专业核心课、专业方向课、专业选修课)教材。其中专业核心课教材根据《标准》要求设置共 8 种。

本轮教材编写力求贯彻以学生为中心、贴近岗位需求、服务教学的创新教材编写理念，教材中设置了"学习目标""病例/案例""知识链接""考点提示""本章小结""目标测试""实训/实验指导"等模块。"学习目标""考点提示""目标测试"相互呼应衔接，着力专业知识掌握，提高专业考试应试能力。尤其是"病例/案例""实训/实验指导"模块，通过真实案例激发学生的学习兴趣、探究兴趣和职业兴趣，满足了"真学、真做、掌握真本领""早临床、多临床、反复临床"的新时期卫生职业教育人才培养新要求。

本系列教材将于 2016 年 7 月前全部出版。

第一届全国中等卫生职业教育
医学检验技术专业教育教材建设评审委员会

总序号	适用专业	分序号	教材名称	版次
1	护理专业	1	解剖学基础 **	3
2		2	生理学基础 **	3
3		3	药物学基础 **	3
4		4	护理学基础 **	3
5		5	健康评估 **	2
6		6	内科护理 **	3
7		7	外科护理 **	3
8		8	妇产科护理 **	3
9		9	儿科护理 **	3
10		10	老年护理 **	3
11		11	老年保健	1
12		12	急救护理技术	3
13		13	重症监护技术	2
14		14	社区护理	3
15		15	健康教育	1
16	助产专业	1	解剖学基础 **	3
17		2	生理学基础 **	3
18		3	药物学基础 **	3
19		4	基础护理 **	3
20		5	健康评估 **	2
21		6	母婴护理 **	1
22		7	儿童护理 **	1
23		8	成人护理（上册）- 内外科护理 **	1
24		9	成人护理（下册）- 妇科护理 **	1
25		10	产科学基础 **	3
26		11	助产技术 **	1
27		12	母婴保健	3
28		13	遗传与优生	3

续表

总序号	适用专业	分序号	教材名称	版次
29	护理、助产专业共用	1	病理学基础	3
30		2	病原生物与免疫学基础	3
31		3	生物化学基础	3
32		4	心理与精神护理	3
33		5	护理技术综合实训	2
34		6	护理礼仪	3
35		7	人际沟通	3
36		8	中医护理	3
37		9	五官科护理	3
38		10	营养与膳食	3
39		11	护士人文修养	1
40		12	护理伦理	1
41		13	卫生法律法规	3
42		14	护理管理基础	1
43	农村医学专业	1	解剖学基础 **	1
44		2	生理学基础 **	1
45		3	药理学基础 **	1
46		4	诊断学基础 **	1
47		5	内科疾病防治 **	1
48		6	外科疾病防治 **	1
49		7	妇产科疾病防治 **	1
50		8	儿科疾病防治 **	1
51		9	公共卫生学基础 **	1
52		10	急救医学基础 **	1
53		11	康复医学基础 **	1
54		12	病原生物与免疫学基础	1
55		13	病理学基础	1
56		14	中医药学基础	1
57		15	针灸推拿技术	1
58		16	常用护理技术	1
59		17	农村常用医疗实践技能实训	1
60		18	精神病学基础	1
61		19	实用卫生法规	1
62		20	五官科疾病防治	1
63		21	医学心理学基础	1
64		22	生物化学基础	1
65		23	医学伦理学基础	1
66		24	传染病防治	1

续表

总序号	适用专业	分序号	教材名称	版次
67	营养与保健专业	1	正常人体结构与功能 *	1
68		2	基础营养与食品安全 *	1
69		3	特殊人群营养 *	1
70		4	临床营养 *	1
71		5	公共营养 *	1
72		6	营养软件实用技术 *	1
73		7	中医食疗药膳 *	1
74		8	健康管理 *	1
75		9	营养配餐与设计 *	1
76	康复技术专业	1	解剖生理学基础 *	1
77		2	疾病学基础 *	1
78		3	临床医学概要 *	1
79		4	康复评定技术 *	2
80		5	物理因子治疗技术 *	1
81		6	运动疗法 *	1
82		7	作业疗法 *	1
83		8	言语疗法 *	1
84		9	中国传统康复疗法 *	1
85		10	常见疾病康复 *	2
86	眼视光与配镜专业	1	验光技术 *	1
87		2	定配技术 *	1
88		3	眼镜门店营销实务 *	1
89		4	眼视光基础 *	1
90		5	眼镜质检与调校技术 *	1
91		6	接触镜验配技术 *	1
92		7	眼病概要	1
93		8	人际沟通技巧	1
94	医学检验技术专业	1	无机化学基础 *	3
95		2	有机化学基础 *	3
96		3	分析化学基础 *	3
97		4	临床疾病概要 *	3
98		5	寄生虫检验技术 *	3
99		6	免疫学检验技术 *	3
100		7	微生物检验技术 *	3
101		8	检验仪器使用与维修 *	1
102	医学影像技术专业	1	解剖学基础 *	1
103		2	生理学基础 *	1
104		3	病理学基础 *	1

续表

总序号	适用专业	分序号	教材名称	版次
105		4	医用电子技术 *	3
106		5	医学影像设备 *	3
107		6	医学影像技术 *	3
108		7	医学影像诊断基础 *	3
109		8	超声技术与诊断基础 *	3
110		9	X线物理与防护 *	3
111	口腔修复工艺专业	1	口腔解剖与牙雕刻技术 *	2
112		2	口腔生理学基础 *	3
113		3	口腔组织及病理学基础 *	2
114		4	口腔疾病概要 *	3
115		5	口腔工艺材料应用 *	3
116		6	口腔工艺设备使用与养护 *	2
117		7	口腔医学美学基础 *	3
118		8	口腔固定修复工艺技术 *	3
119		9	可摘义齿修复工艺技术 *	3
120		10	口腔正畸工艺技术 *	3
121	药剂、制药技术专业	1	基础化学 **	1
122		2	微生物基础 **	1
123		3	实用医学基础 **	1
124		4	药事法规 **	1
125		5	药物分析技术 **	1
126		6	药物制剂技术 **	1
127		7	药物化学 **	1
128		8	会计基础	1
129		9	临床医学概要	1
130		10	人体解剖生理学基础	1
131		11	天然药物学基础	1
132		12	天然药物化学基础	1
133		13	药品储存与养护技术	1
134		14	中医药基础	1
135		15	药店零售与服务技术	1
136		16	医药市场营销技术	1
137		17	药品调剂技术	1
138		18	医院药学概要	1
139		19	医药商品基础	1
140		20	药理学	1

** 为"十二五"职业教育国家规划教材
* 为"十二五"职业教育国家规划立项教材

前　言

　　《免疫学检验技术》作为"十二五"国家职业教育国家规划立项教材,是卫生职业院校医学检验专业的核心主干课程。随着免疫学和免疫技术的发展,免疫学检验技术以其特有的特异性、敏感性、快速性和稳定性等优势被广泛应用于临床医学、预防医学、药物检定、法医学和动植物检疫等各个领域,已成为一类不可缺少的现代实验分析技术,更是从事医学检验工作专业技术人员的一门必修的专业课程。

　　全书分为三篇,十五章,主要内容包括免疫学基础、免疫学检验技术和临床免疫学检验三部分。编写过程中,我们按照课程标准及学生的接受能力,坚持三基、五性、三特的原则,对接岗位、贴近临床,注重职业能力和素养的培养,强调理实一体的职业教育特点。为了让教材循序渐进、深入浅出、简明易懂,我们进行了科学的编写创新:全书用拟人的手法编写章名,突出每一章的内容特点和实际应用;在内容编排上,我们注重逻辑性和实用性,以"必需,够用"为度,每章前列出学习目标,指明教学的重点内容;章节正文以典型案例开始,将免疫技术与临床应用有机地结合起来,以激发学生的学习兴趣;每章节后有小结和目标测试,便于学生掌握和巩固知识点;书后附有实验指导和测试答案,让学生教中学、学中练。同时正文中插入考点提示,帮助学生开阔视野、激活思维,更好地掌握专业技术资格考试的要求。

　　本教材是根据教育部最新颁布的《中等职业学校专业教学标准(试行)》,在各位副主编和编委的共同努力下,由人民卫生出版社精心组织编写,在此表示衷心地感谢!由于我们水平有限,书中不足及错误在所难免,希望广大师生在教学实践中提出宝贵意见,以便我们在今后的修订中逐步完善。

钟禹霖

2015 年 10 月

目　录

第一篇　免疫学基础

第二篇　免疫学技术

第三篇　临床免疫学检验

第一篇 免疫学基础

第一章 免疫学的诞生

学习目标

1. 掌握：免疫的概念、免疫的功能。
2. 熟悉：免疫学发展简史及其在医学中的地位。
3. 了解：免疫学检验的临床应用。

案例

　　天花是由天花病毒引起的烈性传染病，几乎是人类有史以来就存在的可怕疾病，没有患过天花或没有接种过天花疫苗的人均能被感染。仅18世纪，欧洲蔓延天花死亡人数就高达1亿5千万人以上，即使幸存下来也会留下丑陋的痘痕。在欧洲，统治者甚至用杀死一切患者和医护人员的残忍手段来防止天花的传播，但无济于事；而我国不仅早就注意天花的治疗，而且发明了人痘苗接种预防天花方法，这是世界上最早的原始疫苗；后来英国乡村医生E.Jenner又发明了牛痘苗接种方法，这是世界上第一例成功的疫苗，经过近200年坚持不懈的疫苗接种，1979年10月26日，联合国世界卫生组织宣布，全世界已经消灭了天花病，这是在世界范围被人类消灭的第一个传染病。

　　请问：1. 人类为什么能成功地预防天花？你能举出其它接种疫苗预防疾病的例子吗？
　　　　　2. 疾病的发生与防治与机体的什么功能有关？这个功能有哪些作用？

一、免疫的概念和功能

（一）免疫的概念

　　免疫（immunity）的最初概念，源于拉丁语 immunis，原意为免除税役，转意为免除瘟疫。在以后长达半个世纪的历史时期内，传统的免疫一直被理解为机体的抗感染能力即抗感染免疫。现在认为，免疫是机体免疫系统识别自己与异己物质，并通过免疫应答排除抗原性异物，维持自身生理平衡与稳定的功能。正常情况下免疫是一种生理性防御功能，异常时会造成组织损伤和生理功能紊乱。

（二）免疫的功能

免疫功能是通过机体的免疫系统来完成的。与神经和内分泌等其他系统一样，免疫系统在识别和排除抗原性异物过程中，与其他系统相互配合、相互制约，共同完成以下几种生理功能。

1. 免疫防御　指机体识别和排除病原微生物等抗原异物的能力，也是传统的抗感染免疫功能。这种能力低下时机体易出现免疫缺陷病，而过高时易出现超敏反应性组织损伤或功能异常，过弱则表现为免疫缺陷。

2. 免疫自稳　指机体通过免疫耐受和免疫调节机制，识别和清除自身衰老、凋亡或损伤细胞，维持正常内环境稳定的功能。自身稳定功能失调时易导致辨别"异"失常，引起自身免疫病。

> **考点提示**
>
> 免疫的功能及其相应异常引起的疾病

3. 免疫监视　指机体识别和清除体内异常突变细胞和病毒感染细胞的能力。是免疫系统对自身组织细胞功能的一种监督机制。当功能低下时，机体突变细胞失控，可能导致肿瘤发生或出现病毒的持续感染。

二、免疫学的起源和发展

免疫学是一门既古老又现代的学科，其形成和发展已有两千多年，经历了经验、成熟、飞跃和现代免疫学几个时期。

1. 免疫学经验阶段（公元 16 世纪~18 世纪末）

免疫学起源于中国。我国古代医师在医治天花的长期临床实践中，发现康复后的天花患者，或部分穿过沾染患者痘痂衣服的人及护理者不再患天花，于是就大胆创用了将天花痂粉吹入正常人鼻孔的方法来预防天花，这是世界上最早的原始疫苗。据考证，这种人痘苗在唐代开元年间（公元 713~741 年）就已出现，至 10 世纪时已在民间广为流传，并逐渐传播到朝鲜、日本及东南亚国家。到了明朝（公元 17 世纪）有了接种"人痘"预防天花的正式记录。1721 年，英国驻土耳其大使夫人 MaryMontagu 把这种接种法传入英国，并且很快遍及欧洲，为人类寻求更安全可靠的预防天花的方法打下了良好的基础（图 1-1）。虽然人痘苗有一定

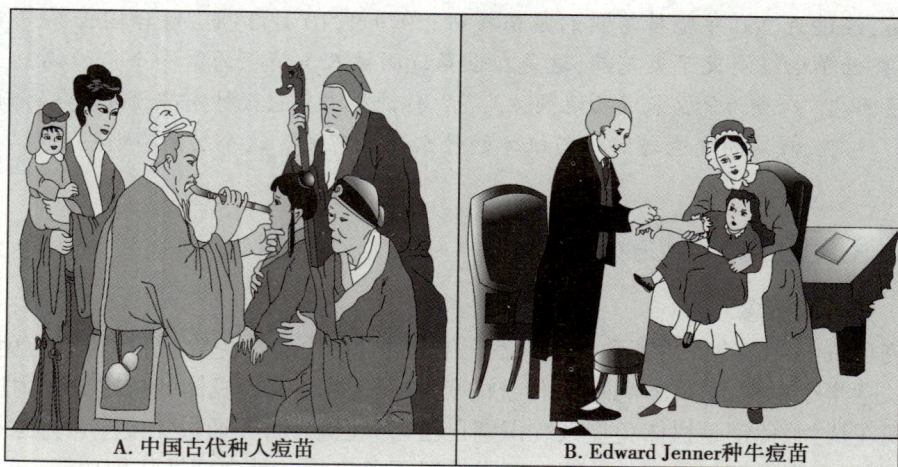

| A. 中国古代种人痘苗 | B. Edward Jenner种牛痘苗 |

图 1-1　种痘

免疫效果,但并不十分可靠,有人工感染的危险。到了 18 世纪末,英格兰乡村医生 E.Jenner 从挤奶女工多患牛痘(一种轻型的局部痘疹)但不患天花的现象中得到启示,经过一系列实验后,于 1798 年成功地创制出牛痘苗,并公开推行牛痘苗接种法。这是世界上第一例成功的疫苗,使人类得以安全有效地预防天花。

2. 免疫学成熟阶段(19 世纪末 ~20 世纪初) 19 世纪后期,微生物学的发展为免疫学的形成奠定了基础,人们对免疫功能的认识不仅仅局限于对人体现象的观察,而是引入了科学实验方法,开展了免疫机制的研究和应用。1880 年,法国微生物学家 L.Pasteur 偶然发现接种陈旧的鸡霍乱杆菌培养物可使鸡免受毒性株的感染,转而成功地创制了炭疽杆菌减毒疫苗和狂犬病疫苗,为应用免疫学方法预防传染病开辟了新局面。1883 年俄国学者 E.Methnikoff 发现了白细胞的吞噬作用,1890 年,德国医师 E.vonBehring 和日本学者北里发现了白喉抗毒素,并成功应用临床治疗白喉,由此逐步建立起了细胞免疫与体液免疫学说。以后又陆续发展了补体结合试验、凝集反应、沉淀反应等体外抗原抗体检测的血清学技术和研究。1901 年,"免疫学"一词首先出现在《IndexMedicus》中,1916 年《Journal of Immunology》创刊。作为一门学科,免疫学至此才正式为人们所承认。

3. 免疫学的飞跃阶段(20 世纪中叶 ~ 至今) 20 世纪中期以来,分子生物学、分子遗传学等理论和技术迅速应用到免疫学领域,人们从机体、器官、细胞、基因及分子调节水平进行了免疫系统的结构和功能的探讨,使免疫学各领域的研究不断取得突破性进展。

(1)免疫耐受现象与细胞克隆学说:1945 年 R.Owen 发现同卵双生的两只小牛的不同血型可以互相耐受,1948 年 C.Snell 发现了组织相容性抗原,1953 年 R.Billingham 等人成功地进行了人工耐受试验,1958 年由澳大利亚学者 F.Burnet 提出克隆选择学说,揭示了免疫耐受、免疫记忆和免疫调节的生物学基础。

(2)细胞免疫及细胞协同作用的新发现:1956 年 B.Glick 发现了腔上囊的作用,1961 年 J.Miller 发现了胸腺的功能,1966 年 H.Claman 等人区分出 B 细胞与 T 细胞,后又相继发现了 T 细胞中不同的亚群及免疫器官、免疫细胞的作用及细胞间的协同关系。

(3)体液免疫及抗体学说的发展:上世纪 40 年代初确认抗体是血清丙种球蛋白之后,1950 年 R.Porter 用蛋白酶水解获得了抗体的片段,G.Edelman 用化学断裂法得到了抗体的多肽链,共同证明了抗体的分子结构;60 年代统一了免疫球蛋白的分类和名称;1957 年 G.Köhler 和 C.Milstein 等人用 B 细胞杂交瘤技术制备出单克隆抗体;1978 年 S.Tonegawa 发现了免疫球蛋白的基因重排。

(4)分子免疫学的兴起:上世纪 80 年代以来,众多的细胞因子相继被发现,对它们的受体、基因及其生物活性的研究和应用,使多种免疫细胞在体外扩增成功,基因工程技术促进了细胞因子等免疫学制品的开发,这些都促进了分子免疫学的蓬勃发展,有人称之为"分子免疫学时期",它从技术手段上把免疫学研究推向一个新水平。

总之,免疫学是通过研究机体免疫系统的结构和功能,阐明免疫系统识别抗原后发生免疫应答的机制,并探讨免疫功能异常所致的病理过程及致病机制,为预防、诊断和治疗免疫相关疾病提供理论基础的一门现代医学科学。随着理论和技术的快速发展,现代免疫学已成为生命科学和医学中的前沿科学,为人类健康及疾病的预防、诊断和控制做出了重要贡献,也为医学检验技术的发展起到了重要的推动作用。而免疫学与其他自然科学学科的交叉渗透,进一步促进了免疫学的更快发展,并推动生命科学不断向纵深发展,造福人类。

三、免疫学检验技术

(一) 课程性质

免疫学检验技术是利用免疫学的理论和实验技术,结合细胞生物学和分子生物学的原理和技术,进行抗原、抗体、免疫细胞及细胞因子等的定性或定量检测,以正确评估机体免疫系统功能的一门应用科学。是医学检验专业的核心课程,本教材重点阐述各类免疫学技术的基本原理、方法类型和临床应用。

(二) 临床应用

19 世纪末相继建立了凝集试验、沉淀试验和补体结合试验等传统免疫学技术,用于检测病原微生物的抗原或抗体,对传染病的诊断起到重要作用。近几十年来随着免疫学理论和实验技术的迅猛发展,衍生出了放射免疫技术、酶免疫技术、荧光免疫技术、化学发光免疫技术、生物素 - 亲和素标记免疫技术、流式细胞免疫分析等现代免疫学标记和分析技术,加快了免疫学检验的自动化、标准化进程,极大地提高了免疫学检验的灵敏度,拓展了免疫学检测范围,从检测免疫相关物质(抗原、抗体、补体、免疫活性细胞和细胞因子等)到检测体液中的微量物质(激素、酶、血浆微量蛋白、血药浓度、微量元素等)。免疫检验技术以其特有的特异性、敏感性、快速和稳定性等优势被广泛应用于临床医学、预防医学、药物检定、法医学和动植物检疫等各个领域,已成为一类不可缺少的现代实验分析技术。

(三) 学习要求

要学好免疫学检验技术,首先必须在掌握免疫学理论的基础上,通过强化实践技能操作和训练:①熟练掌握常用的免疫学检验技术,能从事临床免疫检验的常规工作;熟悉常见检测指标的参考值和诊断意义,正确评价和应用常规免疫学检验技术,是对检验技术人员的基本素质要求。②能执行标准化程序操作,进行免疫检验的质量控制,规范进行实验仪器的维护和保养,确保检测质量水平,是学习免疫学检验技术的基本质量要求。③由于免疫检测的许多结果直接与临床诊断相关,检验技术人员应加强与临床的沟通协调能力,协助临床医生正确地选择相关试验,并推荐使用新技术新方法。这是免疫学检验工作者的主要目的和任务,也是本学科的发展方向。

本章小结

免疫是机体识别和排斥抗原性异物,维持自身平衡和稳定的一种生理功能。免疫主要有免疫防御、免疫自稳和免疫监视三大功能,而这些功能的失常也会对机体造成广泛的损害。免疫学是人类在与传染病斗争过程中,逐渐形成和发展起来,经过经验、成熟和飞跃时期的发展,现代免疫学已成为生命科学和医学中的前沿科学,在疾病诊断、预防与治疗中做出了重大的贡献。而免疫学与其他自然科学学科的交叉渗透,推动生命科学不断向纵深发展。免疫学检验技术就是利用免疫学的理论和实验技术,结合细胞生物学和分子生物学的原理和技术,进行抗原、抗体、免疫细胞及细胞因子等的定性或定量检测,以正确评估机体免疫系统功能的一门应用科学,是医学检验专业的核心课程。免疫学检验技术以其特有的特异性、敏感性、快速和稳定性等优势被广泛应用于临床医学、预防医学、药物检定、法医学和动植物检疫等各个领域,已成为一类不可缺少的现代实验分析技术。

(钟禹霖)

目标测试

1. 免疫的正确概念是
   A. 机体对病原微生物的防御能力
   B. 机体清除突变细胞的能力
   C. 机体识别和排除抗原性异物的功能
   D. 机体清除自身衰老和死亡细胞的功能
   E. 机体识别、杀灭与清除外来微生物的功能

2. 免疫稳定功能异常时表现为
   A. 超敏反应   B. 免疫缺陷   C. 自身免疫病
   D. 肿瘤   E. 严重感染

3. 免疫监视功能低下的后果是
   A. 易发生肿瘤   B. 易发生超敏反应   C. 易发生感染
   D. 易发生自身免疫病   E. 易发生免疫耐受

4. 机体免疫系统识别和清除突变的细胞的功能称为
   A. 免疫监视   B. 免疫自稳   C. 免疫耐受
   D. 免疫防御   E. 免疫识别

5. 机体抵抗病原微生物感染的功能称为
   A. 免疫监视   B. 免疫自稳   C. 免疫耐受
   D. 免疫防御   E. 免疫识别

6. 免疫防御功能低下的机体易发生
   A. 肿瘤   B. 超敏反应   C. 移植排斥反应
   D. 反复感染   E. 免疫增生病

第二章 奇怪的解剖学系统——免疫系统

学习目标

1. 掌握:免疫系统的组成,各类免疫细胞的种类、主要表面分子及其作用。
2. 熟悉:中枢免疫器官和外周免疫器官组成和功能。
3. 了解:各类免疫分子的组成、分类和功能。

免疫系统是机体产生免疫功能的物质基础,是由具有免疫功能的器官、组织细胞和分子共同组成的遍布全身的解剖结构和生理网络(表 2-1)。各层次不同类型的器官、组织与细胞有不同的作用,可通过淋巴细胞再循环和各类免疫分子的作用将各部分功能统一起来,并具有一系列的内部调节机制。但免疫系统不是完全独立运行,必须与其它系统相互协调,尤其是与神经体液的相互调节,共同维护机体的生理功能和动态平衡。免疫器官主要分为中枢免疫器官和外周免疫器官。免疫细胞主要有造血干细胞、淋巴细胞、抗原提呈细胞、粒细胞、肥大细胞等。免疫分子包括免疫球蛋白(或抗体)、补体和细胞因子等。

表 2-1　免疫系统的组成

免疫器官及组织		免疫细胞	免疫分子	
中枢	外周		膜型分子	分泌型分子
骨髓	脾脏	固有免疫的组成细胞	TCR	免疫球蛋白
胸腺	淋巴结	吞噬细胞	BCR	补体
法氏囊(禽类)	黏膜相关淋巴组织	树突状细胞	CD 分子	细胞因子
	皮肤相关淋巴组织	NK 细胞	黏附分子	
		NKT 细胞	MHC 分子	
		其他(嗜酸性粒细胞、嗜碱性粒细胞、肥大细胞等)	细胞因子受体	
		适应免疫的应答细胞		
		T 细胞		
		B 细胞		

第一节　免疫器官和免疫组织

免疫器官按照功能不同,可分为中枢免疫器官和外周免疫器官,两者通过血液循环和淋巴循环相互联系并形成免疫系统的网络。

一、中枢免疫器官

中枢免疫器官又称初级淋巴器官,是各类免疫细胞发生、分化和成熟的场所,人类和其他哺乳类动物的中枢免疫器官包括骨髓和胸腺。

(一)骨髓

骨髓是各类血细胞和免疫细胞的发源地,也是B细胞分化发育成熟的场所。骨髓是重要的造血器官,骨髓内有大量的造血干细胞,造血干细胞具有分

> **考点提示**
> 免疫器官的种类及功能。

化成各种血细胞和淋巴细胞的能力,骨髓基质细胞和其产生的多种细胞因子构成造血干细胞分化发育成熟的微环境。骨髓也是再次免疫应答的场所,所产生的抗体是血清抗体的主要来源。鸟类的腔上囊相当于哺乳类的骨髓。

(二)胸腺

胸腺是T细胞分化发育成熟的重要器官。胸腺内主要成分是胸腺细胞和胸腺基质细胞,胸腺基质细胞分泌的胸腺激素和多种细胞因子,共同构成胸腺细胞分化的微环境,促进T细胞在发育过程中生成具有淋巴细胞各阶段特征的CD抗原、主要组织相容性复合体抗原、T细胞抗原受体和T细胞的其它受体。人类在青春期后胸腺随年龄增大而逐渐退化。

二、外周免疫器官及组织

外周免疫器官又称次级淋巴器官,是成熟淋巴细胞定居和产生免疫应答的场所。外周免疫器官包括淋巴结、脾和黏膜相关淋巴组织等。外周免疫器官与中枢免疫器官关系见图2-1。

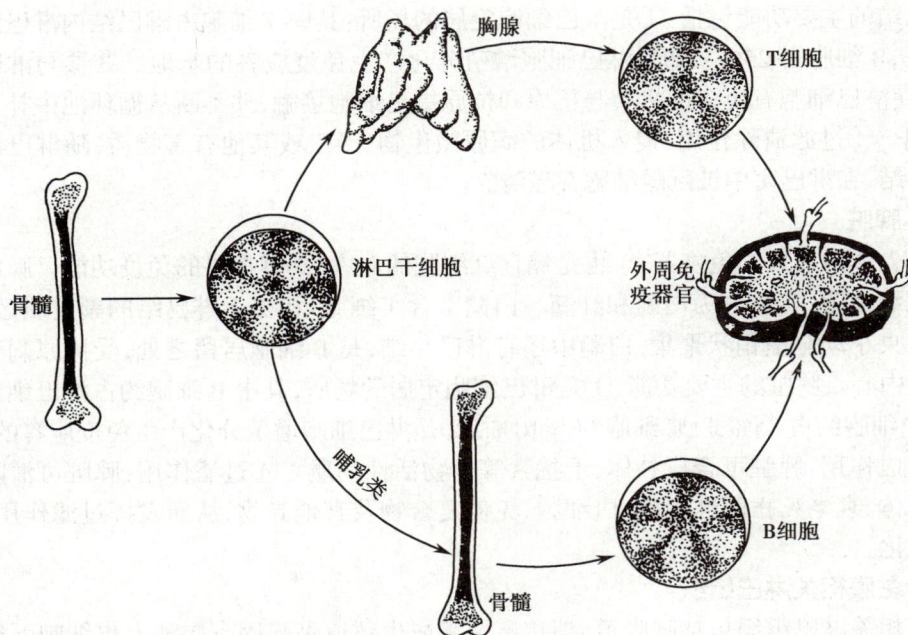

图2-1　外周免疫器官与中枢免疫器官关系示意图

（一）淋巴结

人体有 500-600 个淋巴结,广泛分布于全身非黏膜的淋巴通道上。

淋巴结为近乎圆形的网状结构,表面有一层结缔组织被膜,被膜向外延伸有许多输入淋巴管;向内伸入实质形成许多小梁,将淋巴结分成许多小叶。淋巴结的外周部分为皮质,中央部分为髓质(图 2-2),皮质包括浅皮质区、深皮质区和皮质淋巴窦。其中浅皮质区主要分布 B 淋巴细胞,又称非胸腺依赖区,内有淋巴小结(又称淋巴滤泡),受抗原刺激后出现生发中心,并富含滤泡树突状细胞(FDCs)。深皮质区(即副皮质区)主要分布 T 淋巴细胞,又称胸腺依赖区,该区有高内皮微静脉,在淋巴细胞的再循环中起重要作用,同时大量 T 细胞和巨噬细胞分布在滤泡周围,是传递免疫信息的场所。髓质区由淋巴索和淋巴窦组成,其中 B 细胞、浆细胞、T 细胞和巨噬细胞集结成髓索,髓索间是髓窦,富含巨噬细胞,有较强的滤过作用。

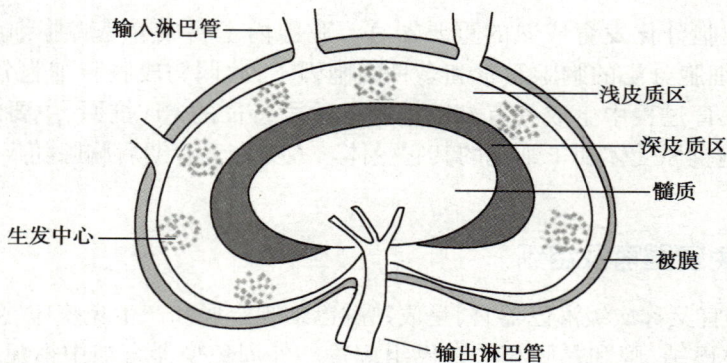

输入淋巴管

浅皮质区

深皮质区

髓质

生发中心

被膜

输出淋巴管

图 2-2 淋巴结结构示意图

淋巴结的主要功能包括:①是淋巴细胞定居的场所:其中 T 细胞占淋巴结内淋巴细胞总数的 75%,B 细胞占 25%。②是淋巴细胞增殖分化产生免疫应答的基地。③参与淋巴细胞再循环,使淋巴细胞有更多的机会与抗原和抗原提呈细胞接触,并不断从循环池中补充新的淋巴细胞。④过滤清除作用:侵入机体的病原微生物、毒素或其他有害物质,随淋巴液进入局部淋巴结,在淋巴窦中被巨噬细胞吞噬清除。

（二）脾脏

脾是人体内最大的免疫器官,也是储存红细胞的血库,具有重要的免疫功能。脾的表面有结缔组织被膜,实质分为白髓和红髓。白髓富含 T 细胞,相当于淋巴结的副皮质区,淋巴细胞沿中央小动脉呈鞘状聚集;白髓中还有淋巴小结,是 B 细胞居留之处,受抗原刺激后可出现生发中心。脾脏的主要功能:①是淋巴细胞定居的场所,其中 B 细胞约占淋巴细胞总数的 55%,T 细胞约占 35%,巨噬细胞约占 10%。②是淋巴细胞增殖分化产生免疫应答的基地。③生物合成作用:脾脏可合成补体、干扰素等生物活性物质。④过滤作用:脾脏可清除血液中的病原体、衰老死亡的红细胞、白细胞、免疫复合物及其他异物,从而发挥过滤作用,使血液得到净化。

（三）黏膜相关淋巴组织

黏膜相关淋巴组织包括呼吸道、消化道及泌尿生殖道黏膜固有层和上皮细胞下散在的无被膜淋巴组织以及某些带有生发中心的器官化的淋巴组织,如扁桃体、阑尾。这些淋巴组织在呼吸道、消化道及泌尿生殖道黏膜构成了一道免疫屏障,是局部特异性免疫应答的主要部位,其中的 B 细胞可产生分泌型 IgA(SIgA),在黏膜局部防御病原微生物感染中起重要作用。

第二节　免疫细胞

免疫细胞泛指所有参加免疫应答或与免疫应答有关的细胞及其前体细胞,主要包括淋巴细胞、单核巨噬细胞和其它免疫应答相关细胞三类。

> **考点提示**
> 免疫细胞的主要种类及功能

一、淋巴细胞

淋巴细胞是免疫细胞中的主要细胞,占外周血白细胞总数的 20%~45%,成年人体内约有 10^{12} 个淋巴细胞。淋巴细胞可分为不同的群体,如 T 细胞、B 细胞和 NK 细胞等。

(一)T 淋巴细胞

T 淋巴细胞简称 T 细胞。起源于骨髓造血干细胞,在胸腺微环境影响下分化成熟为 T 细胞,故 T 细胞又称为胸腺依赖性淋巴细胞。

1. T 细胞的分化发育　淋巴样前体细胞进入胸腺之初尚未表达成熟 T 细胞表面标志,在胸腺微环境中的胸腺基质细胞及其分泌的细胞因子和胸腺激素的作用下,逐渐分化为成熟 T 细胞,并表达 CD4 分子或 CD8 分子。

> **考点提示**
> T、B 细胞的主要表面标志及作用

2. T 淋巴细胞的主要表面标志及其作用　T 细胞表面具有许多重要的分子,参与 T 细胞识别抗原、活化、增殖和分化,以及发挥效应功能。有些膜分子还是区分 T 细胞及 T 细胞亚群的重要标志,可通过其不同的表面分子、表面结构和不同的反应性质进行辨别。

(1) T 细胞抗原受体(TCR)　为 T 细胞特异性识别和结合抗原的受体,是所有 T 细胞表面的特征性标志。TCR 以非共价键形式与 CD3 分子结合,形成 TCR-CD3 复合物,能特异性识别抗原提呈细胞或靶细胞表面的抗原肽 -MHC 分子复合物,形成 T 细胞活化的第一信号。

(2) 白细胞分化抗原(CD 分子)　是血细胞在不同分化阶段、分化成熟为不同细胞系以及活化过程中出现或消失的表面标志,也是重要的协同刺激分子。它们在细胞表面的分布、性质和作用见表 2-2。

1) 成熟的 T 细胞表面标志。根据 T 细胞的免疫效应功能和表面表达的 CD 分子至少可将 T 细胞分为:①辅助性 T 细胞(Th):表面标志特点是 $CD3^+ CD4^+ CD8^-$,还可表达人类免疫缺陷病毒(HIV)囊膜糖蛋白 gp120 受体。②细胞毒性 T 细胞(Tc),又称杀伤性 T 细胞(CTL):表面标志特点是 $CD3^+ CD4^- CD8^+$。③调节性 T 细胞(Treg):表面标志特点是 $CD4^+ CD25^+ Foxp^{3+}$。

2) 协同刺激分子(CM)。是存在于 APC 表面,能与 Th 细胞上的协同刺激分子受体结合,产生协同刺激信号(激活活化第二信号)的分子。主要有 CD28、CD40 配体、CD2(又称淋巴细胞功能相关抗原分子 2 或绵羊红细胞 E 受体)、丝裂原受体(如刀豆蛋白 A、植物血凝素受体)等。

表 2-2 部分 CD 抗原及其分布和性质

抗原	名称	分布细胞	主要性质和功能
CD2	淋巴细胞功能相关抗原分子2 绵羊红细胞(E)受体	主要分布 T 细胞,胸腺细胞及部分 NK 细胞	与配体 CD58 结合,为 T 细胞的活化提供协调刺激信号 通过 E 花环试验检测外周 T 细胞数量
CD3	T3,Leu4	T	成熟 T 细胞表面标志 与 T 细胞表面的 TCR 形成复合物,接受抗原刺激,形成细胞活化第一信号
CD4	T4,Leu3a	T_H,Mφ 等,EBV 转化的 B	MHC Ⅱ类分子受体,HIV 受体传递信号,T_H 标志
CD5	T1	T,部分 B	结合 CD72,部分 B 标志
CD7	Leu9	T,NK 及前体	传递信号
CD8	T8,Leu2a	Tc	Ⅰ类分子受体,Tc 标志
CD10	CALLA	B 前体	内肽酶,急性淋巴细胞白血病的标志
CD11a	LFA-1α	T,B,NK,Mφ	整合素,介导细胞黏附
CD16	FcγRⅢ	NK,Mφ,N	低亲和 IgGFc 受体,NK 标志
CD19	B4	B	传递信号
CD21	CR2,B2	B	C3d、CD23 和 EBV 受体
CD22		B	结合 CD45RO,传递信号
CD23	FcεRⅡ	活化 B,Mφ 等	低亲和 IgEFc 受体,CD21 配体
CD25	IL-2Rα	活化 T,B 等	低亲和 IL-2R,L-C 活化标志
CD28		活化 T_H	结合 B7,介导协同刺激信号
CD32	FcγRⅡ	B,Mφ,N	中亲和 IgGFc 受体,传递信号
CD35	CR1	B,N,NK,Mφ	C3b 受体
CD40		B	结合 CD40,传递 T_H 辅助信号
CD45	WBC-Ag	全部 WBC	PTP,传递 TCR 信号
CD54	ICAM-1	活化 L-c	结合 LFA-1 或 CD23
CD56	N-CAM	NK	NK 标志,NK 黏附作用
CD64	FcγRⅠ	Mφ、NK	高亲和性 IgGFc 受体

（3）MHC 分子　①MHC-Ⅰ类分子:分布于细胞毒性 T 细胞(Tc)表面,通过与辅助受体 CD8 结合,识别和提呈内源性抗原肽。②MHC-Ⅱ类分子:分布于辅助性 T 细胞(Th)表面,通过与辅助受体 CD4 结合,识别和提呈外源性抗原肽。

（4）其它受体　包括病毒受体、补体受体、细胞因子受体、黏附分子、激素受体和神经肽受体等,在淋巴细胞鉴定中均有重要意义。

3. T 细胞亚群及其功能　T 细胞按照不同的分类方法,可以分为若干亚群,各亚群相互调节,共同发挥免疫学功能。

（1）根据所处的活化阶段分类　按照 T 细胞是否被抗原活化及分化情况可将其分为初始 T 细胞、效应 T 细胞和记忆 T 细胞。初始细胞在外周淋巴器官结合抗原肽后被活化并最终分化为效应性 T 细胞和记忆 T 细胞。

(2) 根据 CD 分子分亚群　根据是否表达 CD4 分子和 CD8 分子, T 细胞可分为 $CD4^+T$ 细胞和 $CD8^+T$ 细胞。

(3) 根据功能特征分亚群　活化的 T 细胞按功能的不同分为三大群效应细胞(表 2-3): 第一群为表达 $CD4^+$ 分子的辅助性 T 细胞(Th), 第二群为表达 $CD8^+$ 分子的细胞毒性 T 细胞(CTL)(又简称 T_c), 第三群为表达 $CD4^+$ $CD25^+$ $Foxp3^+$ 分子的调节性 T 细胞(Treg)。

表 2-3　T 细胞的主要功能亚群

T 细胞分类	亚群	分泌的活性物质	生物活性
辅助性 T 细胞 (Th)($CD4^+$)	Th1	分泌 IFN-γ、TNF、IL-2 等细胞因子	辅助细胞免疫应答, 抑制 Th2 细胞增殖
	Th2	分泌 IL-4、IL-5、IL-10、IL-13 等细胞因子	辅助体液免疫应答, 抑制 Th1 细胞增殖
细胞毒性 T 细胞(T_c)($CD8^+$)		分泌穿孔素、颗粒酶等表达 FasL 等凋亡诱导配体	杀伤靶细胞(肿瘤细胞、细胞内感染病原体的细胞等)
调节性 T 细胞($CD4^+CD25^+$ $Foxp3^+$)		分泌 IL-10、TGF-β、IL-2 等细胞因子	调节免疫应答, 维持免疫耐受、抑制炎症反应等

(二) B 淋巴细胞

1. B 淋巴细胞的主要表面标志和作用　B 淋巴细胞具有多种膜表面分子, 借以识别抗原、与免疫细胞和免疫分子相互作用, 也是分离和鉴别 B 细胞的重要依据。B 细胞表面分子主要有抗原受体(BCR)、白细胞分化抗原、MHC 以及多种膜表面受体。

(1) B 细胞抗原受体　B 细胞抗原受体(BCR)是 B 细胞特异性识别抗原的受体, 也是 B 细胞重要的特征性标志。BCR 是镶嵌于 B 细胞细胞膜类脂质分子中的膜表面免疫球蛋白(SIg): 不成熟 B 细胞只表达 SIgM, 成熟 B 细胞表达 SIgM 和 mIgD。

(2) 白细胞分化抗原(CD 分子)　B 细胞表面重要的 CD 抗原与 B 细胞识别、黏附、活化有关。①B 细胞成熟的表面标志。CD10 只出现在 B 前体细胞, CD19 从原始至成熟的 B 细胞都存在, 而 CD22 只在成熟 B 细胞表达。②协同刺激分子, 如 CD40、CD79、CD80、CD86 和 CD54 等。

(3) MHC 分子　B 细胞可同时表达 MHC-Ⅰ类和 MHC-Ⅱ类抗原, 在介导免疫应答及抗原提呈方面具有重要作用。

(4) 其它分子　B 细胞表面还有补体受体(CR1 和 CD2): 与配体结合后可调节 B 细胞的活化、生长和分化。致有丝分裂原受体(细菌脂多糖受体(LPS-R)和葡萄球菌 A 蛋白受体(SPA-R)等)。细胞因子受体(如 IL-1R、IL-2R、IL-4R、IL-5R 等): 参与 B 细胞的活化、增殖和分化。

2. B 细胞的亚群及其功能　依据 B 细胞表面 CD5 表达与否, 可分为 B1 细胞和 B2 细胞。B1 细胞主要定居于腹腔、胸腔以及肠壁的固有层, 产生低亲和力的 IgM, 参与黏膜免疫应答; B2 细胞即通常所指的 B 细胞, 抗原刺激后可产生高亲和力的各类抗体, 具有免疫记忆能力, 是适应性体液免疫的重要细胞。

B 细胞主要功能是通过产生抗体介导体液免疫应答。包括抗体的中和作用、激活补体、调理作用、ADCC、参与 Ⅰ~Ⅲ型超敏反应。同时 B 细胞也是专职抗原提呈细胞, 能够加工并提呈抗原, 特别是可溶性抗原; B 细胞还可以通过细胞因子(IL-6, IL-10, TNF-α)参与调节巨噬细胞、树突状细胞、NK 细胞及 T 细胞的功能。

(三) NK 细胞

NK 细胞主要存在于外周血和脾脏中,在人外周血中占淋巴细胞的 5%~10%。NK 细胞表面缺少 T 细胞和 B 细胞的特异性标志如 TCR 和 mIg,曾称为裸细胞。这类细胞不依赖于抗原刺激,能自发地溶解多种肿瘤细胞和被病毒感染的细胞,称为自然杀伤细胞。大多数 NK 细胞是胞浆中含有许多嗜天青颗粒的大型淋巴细胞,这些颗粒内含有溶解细胞的穿孔素和具有启动细胞凋亡的丝氨酸蛋白酶活性的颗粒酶等。

NK 细胞在机体的抗病毒感染和抗肿瘤免疫方面起着重要的作用。在病毒感染的早期就能杀伤被病毒感染的靶细胞。NK 细胞带有 IgGFc 受体,IgG 与带有抗原的靶细胞结合后,发挥抗体依赖性细胞介导的细胞毒作用(ADCC)(图 2-3)。

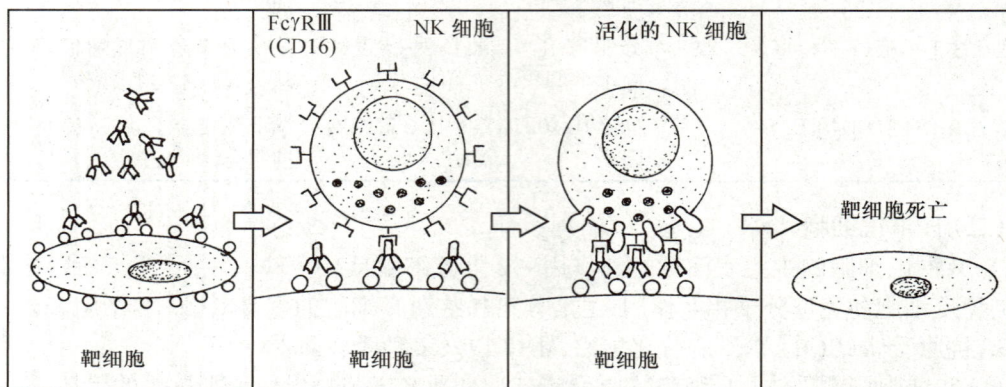

图 2-3　ADCC 示意图

二、抗原提呈细胞

抗原提呈是指抗原被抗原提呈细胞摄取,加工后以免疫性肽的形式呈现于提呈细胞表面,最终被免疫活性细胞识别的过程。抗原提呈细胞(APC)是能捕获和处理抗原,形成抗原肽 -MHC 分子复合物,而后将抗原肽呈递给 T 细胞,使其活化、增殖的一类免疫细胞。此类细胞能辅助和调节 T、B 细胞识别抗原并对其产生应答,故又称为辅佐细胞。专职的抗原提呈细胞主要是单核巨噬细胞、树突状细胞和 B 淋巴细胞。

(一) 单核吞噬细胞

单核吞噬细胞系统(MPS)包括骨髓内的前单核细胞、外周血中的单核细胞和组织内的巨噬细胞,是一类专职的抗原提呈细胞(APC)。单核吞噬细胞可将胸腺依赖抗原(TD 抗原)加工、处理后,以膜表面抗原肽 -MHC 分子复合物形式提呈给具有相应抗原识别受体的 T 细胞,启动免疫应答。

1. 单核吞噬细胞表面标志

(1) 表面受体:单核吞噬细胞表面受体种类多,多为非特异性。其中 IgGFc 受体(FcγR)可介导调理吞噬;补体受体(CR),即 C3bR/C4bR 受体,介导免疫调理及免疫粘附作用。

(2) 表面抗原:单核吞噬细胞表面表达 MHC-Ⅰ类和Ⅱ类抗原分子,在介导免疫应答及抗原提呈方面具有重要作用。

2. 单核吞噬细胞的主要免疫功能

(1) 吞噬杀伤作用：是参与机体免疫防御。此类细胞表面有 IgGFc 受体、C3b 受体，在特异性 IgG 抗体或补体参与下，可通过调理吞噬作用增强吞噬杀菌功能，因此吞噬细胞是机体维持自身平衡和稳定的重要免疫细胞。

(2) 提呈抗原作用：单核吞噬细胞是重要的的抗原提呈细胞，在特异性免疫应答过程中，绝大多数抗原为 TD 抗原，单核吞噬细胞通过摄取、加工、处理 TD 抗原，并以抗原肽 -MHC 分子复合物形式提呈给具有相应抗原识别受体的 T 细胞，启动免疫应答。

(3) 抗肿瘤作用：单核吞噬细胞本身杀伤作用甚微，但被某些细胞因子活化后能有效杀伤肿瘤细胞，是参与机体免疫监视作用的重要免疫细胞。

(4) 分泌效应：单核吞噬细胞可分泌多种生物活性介质，包括 IL-1、IL-2、IFN-γ 和 TNF 等；合成某些补体成分、凝血因子及修复再生等有关的介质。

(二) 树突状细胞

树突状细胞（DC）是一类重要的专职抗原提呈细胞，因其在成熟时伸出许多树突状或伪足状突起而得名，是迄今所知抗原提呈为唯一功能、提呈能力最强的抗原提呈细胞。DC 主要包括与 T 细胞有关的并指状 DC 和与 B 细胞有关的滤泡样 DC。

DC 最大的特点是能够显著刺激初始 T 细胞增殖，而单核巨噬细胞和 B 细胞仅能刺激已活化的或记忆性 T 细胞，因此 DC 是机体适应性 T 细胞免疫应答的始动者。同时 DC 还表达丰富的免疫识别受体，能够敏感地识别病原微生物的入侵，快速地释放大量的细胞因子参与固有免疫应答，因此，DC 也被视为连接固有免疫和适应性免疫的"桥梁"。

(三) B 细胞

活化的 B 细胞则是有效的抗原提呈细胞。B 细胞能持续表达 MHC Ⅱ类分子，有效地递呈抗原给 CD4$^+$Th 细胞，也能表达 CD80，对活化 T 细胞有协同作用。B 细胞上的抗原受体（SIg）能非常有效地捕获、提呈可溶性抗原的方式非常有效，结合抗原后，B 细胞自身不能活化，必须首先处理抗原，并将有效的抗原与表面 MHC Ⅱ类分子连接，递呈给 Th 细胞，并发放协同刺激，在 Th 细胞活化的同时，B 细胞自身也得到活化。

(四) 其他的抗原提呈细胞

有些细胞在炎症过程中受到 IFN-γ 的诱导也可表达 MHC-Ⅱ类分子并能处理和提呈抗原，这些细胞称为非专职 APC，包括血管内皮细胞、各种上皮细胞和间质细胞、皮肤的成纤维细胞等。

三、其他免疫细胞

除上述细胞外，血液中的其他细胞（例如中性粒细胞、嗜酸性粒细胞和嗜碱性粒细胞等）及组织中的肥大细胞也不同程度地参与免疫应答，但只作为效应细胞，它们的免疫作用将在炎症反应和超敏反应中叙述。

第三节 免疫分子

一、概述

免疫分子是具有免疫效应或信息识别及传递作用的蛋白质及小分子多肽。主要包括免疫细胞产生的免疫效应分子(如抗体、补体、细胞因子等)和免疫细胞表面表达的免疫膜分子(如 CD 分子、MHC 分子、黏附分子、细胞因子受体等),本节主要介绍免疫膜分子和细胞因子。

二、免疫膜分子

免疫膜分子是免疫细胞间相互识别和传递信息的物质基础,主要包括表达在细胞表面的多种表面抗原、表面受体等。

(一)白细胞分化抗原

白细胞分化抗原(CD)原指血细胞在分化成熟为不同谱系、不同阶段及细胞活化过程中出现或消失的细胞表面分子。CD 除表达在白细胞外,还表达在红系和巨核系。此外还分布于某些造血细胞上。CD 大多是穿膜的蛋白或糖蛋白,具有重要的生理功能。在免疫应答过程中,它们参与抗原的识别,细胞间相互作用,细胞的活化、增殖、分化和效应。

(二)黏附分子

黏附分子是一类介导细胞与细胞间或细胞与细胞外基质间互相接触及结合分子的统称。黏附分子以配体-受体配对的方式发挥作用,导致细胞与细胞间、细胞与基质间或细胞-基质-细胞之间的黏附,并参与细胞间的识别、细胞的活化和信号传导、细胞的增殖与分化、细胞的伸展与移动。是免疫应答、炎症发生、凝血、肿瘤转移、创伤愈合等一系列重要生理和病理过程的分子基础。黏附分子分为整合素家族、选择素家族、免疫球蛋白超家族、黏蛋白样家族和钙黏素家族。

三、细胞因子

细胞因子(CK)是一类由免疫细胞及组织细胞表达并分泌,能在细胞间传递信息,具有调控作用和效应功能的小分子蛋白质或多肽。这些因子主要是由免疫细胞产生,也可由非免疫细胞如血管内皮细胞产生。细胞因子的生物活性可表现在多个方面:调节免疫应答、诱导炎症反应、影响造血功能、抗增殖作用、神经-内分泌样效应等。从广义上讲,细胞因子是免疫系统的一个组成部分,是免疫功能中不可缺少的一类活性介质。

(一)细胞因子的类型

细胞因子来源广泛,靶细胞众多,生物活性复杂,因此分类方法也不统一。例如可根据其产生细胞分类:将淋巴细胞产生的称为淋巴因子,单核-巨噬细胞分泌的称为单核因子,作用于邻近细胞的称为旁分泌性细胞因子,进入循环发挥作用的称为内分泌性细胞因子;还可根据其功能分类:有免疫调节作用的称为调节因子,直接参与炎症反应的称为效应因子等等。

目前普遍使用的分类方法还是根据细胞因子的基本理化性状和主要生物学活性进行综合分类。主要的细胞因子有以下几种:

1. 白细胞介素(IL) 为在白细胞之间传递免疫调节信息的生物分子,目前已认定了至少 15 种

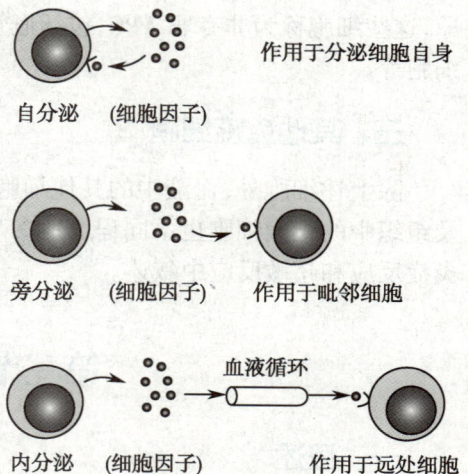

图 2-4 细胞因子的作用方式

IL(IL-1~15),成为免疫学中最庞大、也是最重要的一类细胞因子。

2. 干扰素(IFN) 为能干扰病毒在宿主细胞内复制的一类蛋白质;现已知 IFN 可分成不同的类型,有广泛的抗病毒、抗肿瘤和免疫调节作用。

3. 造血生长因子(TNF) 能使造血前体细胞分化增殖的生物分子;主要作用是调节机体的造血功能,包括各种集落刺激因子和红细胞生成素等。

4. 肿瘤坏死因子(TNF) 能使肿瘤组织坏死并能杀伤肿瘤培养细胞的一类细胞因子,其中由巨噬细胞产生的称为 TNF、由淋巴细胞产生的称为 TNF。

5. 其他细胞因子 除了上述几类主要的细胞因子之外,还有一些细胞因子与免疫学相关。如转化生长因子(TGF)、白细胞病抑制因子(LIF)、癌抑制素 M(OncoM)、单核细胞趋化蛋白 1(MCP-1)等。有些细胞因子虽然与免疫学也有关联,但其主要生物学活性不是影响免疫系统,如神经生长因子(NGF)、表皮生长因子(DGF)、血小板来源的生长因子(PDGF)、胰岛素样生长因子(IGF)等等。

(二) 细胞因子的共同特征

尽管细胞因子种类繁多,但它们具有许多共同特性,有别于免疫球蛋白和其他生物分子。其特点可概括如下:

1. 多源性 一种细胞因子可由多种细胞产生,几乎没有一种细胞因子是由单一类型细胞产生的。而且诱导细胞因子产生的因素也多种多样。

2. 多效性 每种细胞因子的生物学活性都不是单一的。各种细胞因子都是通过其特异性受体而发挥作用,但同样的受体可分布在不同类型的细胞上,因此可介导不同的生物活性。

3. 高效性 细胞因子多具有微量强效的特点,一般在浓度为 10^{-15}~10^{-10}mol/L 时即可刺激靶细胞,表现很强的生物学活性;与内分泌激素的效果相似,是免疫球蛋白等分子远不能及的。

4. 速效性 对激发因素的反应迅速是细胞因子的又一特性。虽然细胞因子一般不是预先合成储存于细胞内,但其基因的转录和分子的合成与释放极其快捷。

5. 短效性 细胞因子基因的转录时间不像其他基因那么长,其 mRNA 分子不稳定、易分解,而且细胞因子的半衰期又很短,所以细胞因子作用的时间都很短暂。

6. 局效性 由于细胞因子具有短效性而且微量,所以在进入循环前多被稀释和灭活,只能靠其高效性和高速性在分泌局部发挥作用,即自分泌效应和旁分泌效应;只有少数因子在大量分泌时可进入循环发挥作用。

7. 网络性 各种细胞因子的生物学活性常常相互关联,一种细胞因子可以诱导另一种可子的产生,或者抑制其它因子的分泌,这种连锁的生物学效应形成了一个复杂的、开放式的细胞因子网络,共同调节机体的免疫功能及生理平衡。

8. 难检性 细胞因子的检测极其困难,即使用目前最敏感的免疫学方法,也难以从血清等标本中直接对细胞因子进行定量检测。

(三) 细胞因子的主要生物学作用

1. 介导和调节固有免疫

介导固有免疫的细胞因子主要由单核 - 巨噬细胞分泌,表现抗病毒和抗细菌感染的作用。如:Ⅰ型干扰素(IFN-α/β)、IL-15 和 IL-12 是三种重要的抗病毒细胞因子。TNF、IL-1、IL-6 和趋化性细胞因子被称为促炎症细胞因子,是启动抗菌炎症反应的关键细胞因子。

2. 介导和调节适应性免疫应答

介导和调节特异性免疫应答的细胞因子主要由抗原活化的 T 淋巴细胞分泌,调节淋巴细胞的激活、生长、分化和发挥效应。如 IFN-γ 通过刺激抗原提呈细胞表达 MHC-Ⅱ类分子促进 CD4+ 细胞的活化,促进 CTL 成熟,激活单核吞噬细胞杀灭微生物,并刺激 B 细胞产生 IgG;TGF-β 可抑制巨噬细胞的激活,抑制 CTL 的成熟和抑制 T 细胞的功能;亦可刺激 B 细胞产生 IgA。

3. 刺激造血功能

在免疫应答和炎症反应过程中,白细胞、红细胞和血小板不断被消耗,因此机体需不断从骨髓造血干细胞补充这些血细胞。由骨髓基质细胞和 T 细胞等产生刺激造血的细胞因子在血细胞的生成方面起重要作用。如 SCF、GM-CSF、M-CSF 和 G-CSF、IL-4、GM-CSF、IL-、EPO、IL-11 和血小板生成素等。

许多疾病的发生及病理过程与相应的细胞因子有关。如人类免疫缺陷病毒(HIV)感染并破坏 Th 后,可导致 Th 细胞产生的各种细胞因子缺陷,免疫功能全面下降,从而表现出获得性免疫缺陷综合征(AIDS)的一系列症状。而在炎症、自身免疫病、变态反应、休克等疾病时,某些细胞因子的表达量可成百上千倍地增加,促进炎症过程,使病情加重。

本章小结

免疫系统由免疫器官、免疫细胞和免疫分子组成,是机体实现免疫功能、发生免疫应答及发挥免疫效应的物质基础。中枢免疫器官是免疫细胞发生、分化和成熟的场所;外周免疫器官是免疫细胞定居及发生免疫应答的场所。免疫细胞指参与免疫应答或与免疫应答有关的细胞,其中 T 细胞和 B 细胞又称免疫活性细胞。抗原提呈细胞具有摄取、加工、处理抗原,并将有效的抗原肽提呈给淋巴细胞的功能。

专职的抗原提呈细胞主要是单核巨噬细胞。树突状细胞和 B 细胞。

免疫分子是具有免疫效应或信息识别及传递作用的蛋白质及小分子多肽。主要包括免疫细胞产生的免疫效应分子(如抗体、补体、细胞因子等)和免疫细胞表面表达的免疫膜分子(如 CD 分子、MHC 分子、黏附分子、细胞因子受体等)。其中免疫膜分子是免疫细胞间相互识别和传递信息的物质基础,细胞因子发挥着重要的免疫调控和效应功能。

(钟禹霖)

目标测试

A 型题

1. 人体最大的外周淋巴器官是
   A. 肝脏 B. 胸腺 C. 脾脏
   D. 淋巴结 E. 骨髓

2. 人类 B 细胞分化成熟的场所是
   A. 腔上囊 B. 脾和淋巴结生发中心
   C. 骨髓 D. 腔上囊和骨髓
   E. 脾

3. T细胞和B细胞定居的部位是
   A. 中枢免疫器官   B. 外周免疫器官   C. 血循环中
   D. 骨髓   E. 腔上囊
4. 提呈抗原能力最强的细胞是
   A. 巨噬细胞   B. 朗格汉斯细胞   C. 树突状细胞
   D. T细胞   E. B细胞

第三章 矛与盾——抗原与抗体

📖 **学习目标**

1. 掌握:抗原、抗原表位、共同抗原、交叉反应、异嗜性抗原、抗体、免疫球蛋白及单克隆抗体的概念,抗原的基本特性,医学上重要的抗原物质,免疫球蛋白的结构和特性。
2. 熟悉:决定抗原免疫原性的因素,免疫球蛋白的水解片段,抗体的生物学活性。
3. 了解:抗原的分类,免疫球蛋白的抗原特异性,人工制备抗体。

免疫是机体通过识别"自己"和"异己",对"异己"物质进行免疫应答和排除的生物学效应的总和。这些"异己"物质就是抗原,机体可通过免疫系统产生的抗体与之特异性结合,藉此通过免疫反应来清除抗原。可见,抗原与抗体是矛与盾的关系。

📘 **案例**

患者,男性,30岁。因外伤导致眼睛受伤,手术摘除眼球。3个月后另侧眼睛分泌物增多,经常无故流眼泪,视力急剧下降。

请问:1. 本病的病因是什么? 为什么一侧眼睛受伤会影响到另一侧正常的眼睛?

2. 什么是抗原? 自身组织是抗原吗?

第一节 认 识 抗 原

一、抗原的概念

抗原(Ag)是指能刺激机体免疫系统使之发生特异性免疫应答,并能与相应免疫应答产物(抗体或效应淋巴细胞)在体内外发生特异性结合的物质。

💡 **考点提示**

抗原的概念和基本特性

抗原具有两种基本特性,即免疫原性和免疫反应性。①免疫原性是指抗原能刺激机体免疫系统,产生抗体或效应淋巴细胞,引起免疫应答的能力。②免疫反应性亦称抗原性,是指抗原能与相应抗体或效应淋巴细胞特异性结合的能力。

二、决定抗原免疫原性的因素

(一)异物性

异物性是指抗原与自身正常成分的差异程度,是构成抗原的第一要素。凡在胚胎期未与机体的免疫活性细胞接触过的物质都可被视为异物。在正常情况下免疫系统能够识别自身物质和异己物质,机体对自身物质不发生免疫应答,而对异己物质则加以排除。

抗原与机体之间的亲缘关系越远,它们之间的组织化学结构差异就越大,免疫原性就越强,反之亦然。如各种病原微生物、动物蛋白制剂等与人类的种系关系远,免疫原性强;而猩猩与人类种系关系近,其组织成分对人的免疫原性就弱。具备异物性的物质有三类:①异种物质;②同种异体物质;③自身物质。

(二) 理化性状

并非所有的异物都具有免疫原性,抗原物质必须具有一定的理化性状,这是决定其免疫原性强弱的重要因素。

1. 分子量　抗原通常是分子量在 10kD 以上的大分子物质。一般而言,分子量越大,抗原性越强。大量实验证实:大分子的抗原物质经水解成为小分子物质时,其免疫原性就减弱,或不再具有免疫原性。如蛋白质被降解为小分子多肽时,则会失去免疫原性。抗原必须是大分子物质的原因是:①大分子物质,尤其是高分子胶体物质,化学结构比较稳定,在短期内不易被机体破坏或清除,在体内停留时间较长,增加了与免疫细胞接触的机会;②分子量越大,越有利于抗原与免疫细胞间的相互作用;③分子量越大,其表面的特殊化学基团的种类和数量就越多,能有效地刺激淋巴细胞活化。

2. 化学组成和结构　抗原不仅需要分子量大,而且还需要分子具有复杂的化学结构。明胶的分子量高达 100kD,但因其肽链主要由直链氨基酸组成,缺乏含苯环氨基酸,稳定性差,在体内易被酶类分解成小分子化合物,因而免疫原性很弱。若在明胶分子内引入少量酪氨酸,其免疫原性可显著增强。由此可见抗原的化学组成和结构对其免疫原性的重要性。

3. 物理性状　聚合状态的蛋白质较其单体的抗原性强,颗粒性抗原较可溶性抗原强。因此,常将免疫原性弱的物质吸附在某些大颗粒表面,可增强其免疫原性。

(三) 其他因素

1. 宿主的反应性　不同种动物甚至同种动物的不同个体对同一种抗原的应答性差别很大,这与宿主不同的遗传性、生理状态及个体发育等因素有关。一般来说,青壮年动物比幼年和老年动物的免疫应答强,雌性动物比雄性动物的免疫应答强。

2. 免疫方式　抗原进入机体的途径、剂量、次数和间隔时间以及免疫佐剂的使用等因素也可影响免疫应答。

第二节　抗原的特异性和分类

一、抗原的特异性

特异性是指不同物质之间所具有的专一性或针对性。抗原的最大特点之一是具有特异性,表现在免疫原性和免疫反应性两个方面。前者是指某一特定抗原只能激发机体相对应的淋巴细胞产生针对该抗原的特异性抗体或效应淋巴细胞;后者是指某一特定抗原只能与其相对应的抗体或效应淋巴细胞发生特异性结合反应。抗原的特异性可以作为一个个体、一个器官、一个细胞甚至一个分子的特殊标志。免疫应答的特异性是由抗原的特异性决定的,特异性是免疫应答的最基本特点,也是进行免疫学特异性诊断、治疗和预防的理论依据。

（一）抗原表位

1. 概念 抗原表位是指存在于抗原分子表面,决定抗原特异性的特殊化学基团,又称抗原决定簇。表位是抗原特异性的物质基础,是与抗体或 T/B 细胞抗原受体特异性结合的基本单位。它既是抗原被机体免疫细胞作为异物来识别的标志,又是抗原分子与相应抗体或效应淋巴细胞发生特异性结合的部位。表位的性质、数目和空间构型不同,抗原的特异性不同。

2. 抗原结合价 抗原结合价是指能够与抗体分子结合的抗原表位总数。一个抗原分子可具有几个至几十个表位,有的暴露在分子表面对抗原的免疫原性和免疫反应性都起到决定作用;有的深藏在分子内部,只有在分子降解时才暴露出来。多数抗原的结合价在两个以上称为多价抗原,只有少数半抗原为单价抗原。天然蛋白大分子通常为多价抗原,含多种、多个抗原表位。

（二）共同抗原和交叉反应

抗原物质的特异性是由抗原表位决定的。不同的抗原物质具有不同的抗原表位,故表现出各自的抗原特异性。在不同的抗原物质之间含有结构完全

考点提示

抗原表位和交叉反应的概念及意义

相同或相似的抗原表位,称为共同抗原。在具有共同抗原的条件下,一种抗原刺激机体产生的抗体可与另一种抗原发生反应,这种现象称为交叉反应。例如伤寒沙门菌有菌体抗原 9 和 12,甲型副伤寒沙门菌有菌体抗原 2 和 12,二者具有共同抗原成分 12,而抗原 9、2 分别是伤寒沙门菌和甲型副伤寒沙门菌的特异性抗原。因此,伤寒沙门菌的抗体可与甲型副伤寒沙门菌发生交叉反应,反之亦然(图 3-1)。由于交叉反应的存在,血清学反应中可能出现假阳性,从而影响对检查结果的判断,临床实际工作中需高度重视。

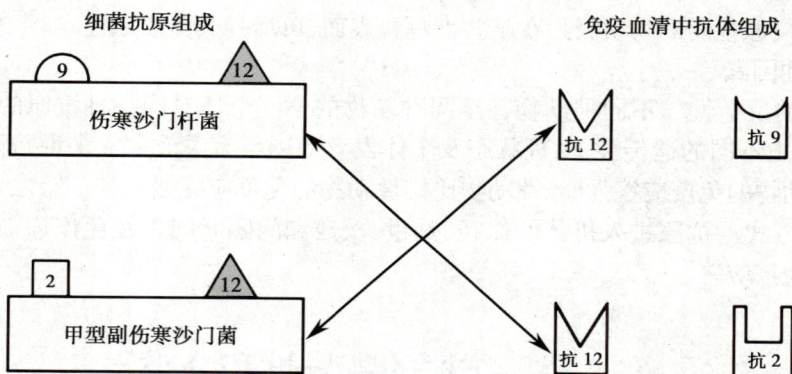

图 3-1 共同抗原与交叉反应示意图

二、抗原的分类

抗原的种类繁多,根据不同的分类方法可将抗原分为不同种类。

（一）根据抗原诱导免疫应答的性能分类

1. 胸腺依赖性抗原（TD-Ag） 在刺激 B 细胞产生抗体的过程中需 T 细胞辅助的抗原,称为 TD-Ag。自然界中的多数蛋白质、细菌、细胞、半抗原 - 载体复合物等均属 TD-Ag,此类抗原多为外源性抗原。其特点是:①抗原表位结构复杂,具有 T 细胞表位与 B 细胞表位;

②不仅能诱发体液免疫(产生以 IgG 为主的抗体),也能引起细胞免疫;③可诱发免疫记忆。

2. 非胸腺依赖性抗原(TI-Ag) 在刺激 B 细胞产生抗体时不需要 T 细胞辅助的抗原,称为 TI-Ag。这类抗原比较少,如肺炎链球菌荚膜多糖抗原。其特点是:①分子结构比较简单,往往是单一的 B 细胞表位规律而密集地重复排列;②只能引起体液免疫应答(仅产生 IgM 类抗体),不能激发细胞免疫;③不产生免疫记忆。

3. 超抗原(SAg) 是指一类只需极低浓度即可使大量 T 细胞活化,产生极强免疫应答的高效能抗原。这类抗原可使机体 2%~20% 的 T 细胞活化,而一般抗原初次免疫应答只能使 0.001%~0.1% 的 T 细胞活化。超抗原通过非特异方式参与机体某些病理与生理效应,在疾病的防治中日益受到重视。根据来源分为外源性超抗原和内源性超抗原,前者如金黄色葡萄球菌产生的肠毒素 A~E 等;后者如人类免疫缺陷病毒表面糖蛋白 gp120 等。

(二) 根据抗原的特性分类

1. 完全抗原 同时具有免疫原性和免疫反应性的物质,称为完全抗原。如大多数蛋白质、细菌、病毒、细菌外毒素、异种动物血清等。

2. 半抗原 本身无免疫原性,只具有免疫反应性的物质,称为半抗原或不完全抗原。半抗原与载体结合后可增加分子量和体积,而形成完全抗原。如大多数多糖、磷脂、糖脂、核酸及一些化学药物等。

(三) 根据抗原与机体的亲缘关系分类

1. 异种抗原 不同种属间的抗原物质称为异种抗原。

2. 同种异型抗原 同一种属不同基因个体之间的抗原称为同种异型抗原。

3. 自身抗原 能引起宿主发生自身免疫应答的自身组织成分称为自身抗原。

4. 异嗜性抗原 存在于人、动物、植物及微生物等不同物种之间的共同抗原称为异嗜性抗原。

(四) 其他分类方法

1. 根据抗原的来源分为两类 ①外源性抗原是指细菌蛋白等外来抗原,其通过抗原提呈细胞(APC)摄取、降解为抗原肽并与 MHC-Ⅱ类分子结合为复合物,提呈于 APC 表面,被 CD4$^+$T 细胞的 TCR 所识别。②内源性抗原是指由免疫效应细胞的靶细胞自身产生,可与细胞表面 MHC-Ⅰ类分子结合为复合物,被 CD8$^+$T 细胞的 TCR 所识别的抗原。

2. 根据抗原的获得方式分为两类 ①天然抗原是指不加修饰的天然物质。②人工抗原是指通过基因重组或化学合成而获得的抗原,包括人工结合抗原、人工合成抗原与基因重组抗原。

第三节 医学上重要的抗原物质

一、异种抗原

1. 病原生物 细菌、病毒等微生物以及寄生虫都是良好抗原。这些病原生物在引起宿主感染的同时,也会诱导宿主产生特异性免疫应答和抗感染能力。因此可用免疫学方法对传染病进行诊断和防治。

2. 细菌外毒素和类毒素 某些细菌在生长过程中分泌到菌体外的毒性蛋白称外毒素,它们毒性很强,免疫原性也很强。细菌外毒素经甲醛处理后,失去毒性保留免疫原性,称类毒素。外毒素和类毒素都可刺激机体产生相应的抗体称抗毒素,可中和外毒素的毒性作用。类毒素因无毒性用于人工主动免疫,如白喉类毒素、破伤风类毒素等。

3. 动物免疫血清 一般是用类毒素免疫动物(常用马)制备的免疫血清或精制抗体,供临床治疗使用。这种抗毒素具有免疫二重性:既可作为抗体中和相应的外毒素具有防治疾病的作用,又可作为异种蛋白刺激机体诱发超敏反应。所以在应用这类生物制品前必须做皮肤过敏试验。

二、同种异型抗原

同种异型抗原是由于同一种属不同个体间遗传基因不同所引起的抗原性差异。常见的人类同种异型抗原包括血型抗原和主要组织相容性抗原。

(一) 血型抗原

1. ABO 血型抗原 根据人类红细胞表面所含 A、B 抗原的不同,可将人类血型分为 A、B、AB 和 O 四型。每个人血清中不含有与自己血型抗原相对应的天然抗体。需要输血时,必须进行 ABO 血型的交叉配血,以防止血型不符引起溶血反应。

2. Rh 血型抗原 1940 年,Landsteiner 和 Wiener 发现人类的红细胞有与恒河猴红细胞相同的抗原,称之为 Rh 抗原。具有 Rh 抗原的人为 Rh 阳性,反之为 Rh 阴性。人类血清中不存在抗 Rh 抗原的天然抗体。Rh 阴性的妇女在再次怀有 Rh 阳性胎儿时,可引起严重的新生儿溶血反应。

(二) 主要组织相容性抗原

代表个体特异性、与组织移植排斥反应有关的同种异型抗原称为组织相容性抗原或移植抗原。机体内与排斥反应有关的抗原系统多达 20 种以上,其中能引起强而迅速排斥反应的抗原称为主要组织相容性抗原(MHA),人类的主要组织相容性抗原称为人类白细胞抗原(HLA)。

三、异嗜性抗原

异嗜性抗原之间可发生交叉反应,故有重要的医学意义:

1. 通过交叉反应导致免疫性损伤和疾病 如乙型溶血性链球菌细胞壁与人体心肌组织及肾小球基底膜之间存在异嗜性抗原,故感染后产生的抗体可与心肌、肾小球基底膜结合,通过免疫反应造成组织损伤,引起风湿病、肾小球肾炎等。

2. 借助异嗜性抗原的检测辅助临床诊断 如引起斑疹伤寒的立克次体与变形杆菌某些菌株之间有共同抗原,可用已知变形杆菌抗原检测患者血清中立克次体抗体来诊断斑疹伤寒,称之为外 - 斐反应。

四、自身抗原

自身物质对机体本身不具有免疫原性,但在下列情况下可成为自身抗原,刺激自身免疫系统发生免疫应答。

1. 隐蔽的自身抗原 指从胚胎发生时就借助屏障终生与机体免疫系统隔绝的自身组织或成分,如甲状腺球蛋白、眼晶体蛋白等。一旦屏障被破坏,这些物质进入血流,即可引起自身免疫应答。

2. 修饰的自身抗原 由于病原微生物感染、电离辐射或化学药物等作用,使正常组织细胞构象发生改变,形成新的抗原表位,从而成为自身抗原。

3. 自身正常组织　免疫系统本身发生异常,将自身物质作为"免疫反应性异物"来识别,诱发免疫应答,甚至引起自身免疫病。

五、肿瘤抗原

肿瘤抗原是细胞癌变过程中出现的新抗原或过度表达的抗原物质的总称。根据肿瘤抗原特异性分为肿瘤特异性抗原和肿瘤相关抗原两大类。检测肿瘤抗原对肿瘤的诊断、疗效评价和复发预测等具有重要的临床意义。

1. 肿瘤特异性抗原(TSA)　是指只存在肿瘤细胞表面,而在同种组织的正常细胞上或其他肿瘤细胞上均不存在的新抗原。大多为基因突变的产物,目前应用单克隆抗体已在人类黑色素瘤、结肠癌、乳腺癌等肿瘤细胞表面检测出此类抗原。

2. 肿瘤相关抗原(TAA)　是指肿瘤细胞和正常细胞都具有,但在正常细胞只有微量表达,而在肿瘤细胞却大量表达的抗原。此类抗原只表现出量的改变,而没有严格的肿瘤特异性。如原发性肝癌患者血清中存在高滴度的甲胎蛋白(AFP);结肠癌患者血清中癌胚抗原(CEA)含量升高等。

第四节　什么是抗体

案例

　　某男,48岁,个人事业风光,家庭幸福,但惟独有一件事情让他忧心忡忡。那就是结婚25年来,尽管夫妻生活正常,但始终无法怀上小孩,导致夫妻关系紧张。经家长劝导,两人来到医院检查,发现两人身体一切正常,但妻子体内抗精子抗体阳性。

　　请问:1. 是什么原因导致妻子无法怀孕?
　　　　　2. 什么是抗体?它有哪些特性?

一、抗体与免疫球蛋白的概念

抗体(Ab)是指机体免疫系统在抗原刺激下,B细胞分化为浆细胞,由浆细胞合成分泌的能与该抗原发生特异性结合的球蛋白。20世纪30年代在免疫血清电泳中发现抗体出现在γ球蛋白区,人们曾用γ球蛋白或丙种球蛋白作为抗体的同义词。后来发现抗体并不都在γ球蛋白区,而γ球蛋白区的球蛋白也不都具有抗体活性。世界卫生组织在1964年举行专门会议,将具有抗体活性或化学结构与抗体相似的球蛋白统称为免疫球蛋白(Ig)。免疫球蛋白有分泌型和膜型两种形式,前者普遍存在于血清、组织液及外分泌液中,后者分布于某些细胞表面,如B细胞膜上的抗原受体(BCR)。

二、抗体与免疫球蛋白的关系

抗体是免疫球蛋白,但免疫球蛋白并不都是抗体。如多发性骨髓瘤、巨球蛋白血症患者血清中的免疫球蛋白就是没有抗体活性的球蛋白。免疫球蛋白侧重的是结构和化学本质上的意义,抗体强调的是生物学功能上的含义。

三、免疫球蛋白的理化性质

免疫球蛋白具有蛋白质的通性,对物理及化学因素敏感,不耐热,能被多种蛋白酶水解。凡能使蛋白变性的因素也能破坏抗体活性。免疫球蛋白可被中性盐沉淀,如用 50% 饱和硫酸盐可从血清中粗提抗体。

第五节　免疫球蛋白结构及其抗原特异性

一、免疫球蛋白的结构

(一) 免疫球蛋白的基本结构

1. 基本结构　免疫球蛋白的基本结构是由四条多肽链通过二硫键连接而成,呈"Y"型,称为免疫球蛋白单体。其中氨基酸数量较多的肽链称为重链(H 链),而氨基酸数量较少的肽链称为轻链(L 链)。免疫球蛋白单体由两条相同的 H 链和两条相同的 L 链构成。四条氨基酸肽链的两端是游离的氨基或羧基,它们方向一致,分别命名为氨基端(N 端)和羧基端(C 端)。四条肽链于 N 端对齐,形成对称结构(图 3-2)。

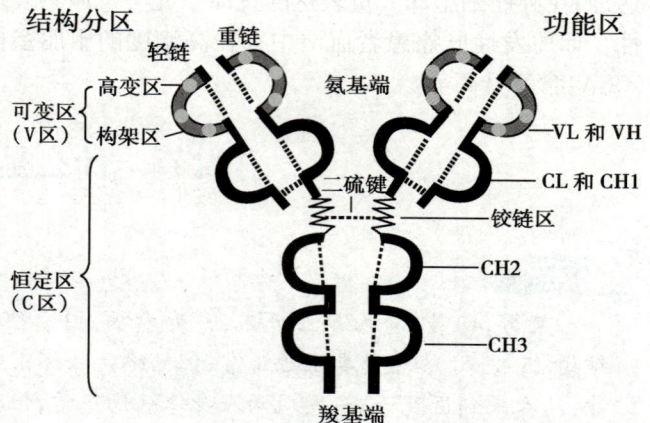

图 3-2　免疫球蛋白单体结构示意图

2. 重链　H 链分子量为 50kD,约由 450 个氨基酸组成。根据 H 链的结构和抗原性的差异,将重链分为 γ、μ、α、δ、ε 五类,各类 H 链与 L 链组成完整的免疫球蛋白分子分别称为:IgG、IgM、IgA、IgD、IgE。

3. 轻链　L 链分子量为 25kD,约由 214 个氨基酸组成。根据其结构和抗原性的差异,将轻链分为 κ 和 λ 两型。正常人血清中 κ:λ 约为 2:1。

4. 结构分区　免疫球蛋白分子各条肽链按其结构特点均可分为可变区和恒定区。

(1) 可变区:在肽链的 N 端,L 链 1/2 和 H 链 1/4 区域内,氨基酸的种类和排列顺序变化较大,称为可变区(V 区)。由于 V 区中氨基酸的种类和排列顺序千变万化,故可形成种类极多且具有不同特异性的抗体。H 链和 L 链的 V 区各有 3 个区域的氨基酸组成和排列顺序具有更高的变异程度,称为高变区或超变区。这 3 个高变区是结合特异性抗原的部位。V 区中的其他氨基酸组成和排列顺序相对变化不大称为骨架区或构架区,大约占整个 V 区的 75%,构架区的功能是支持高变区并维持 V 区三维结构的稳定性。

(2) 恒定区:在肽链的 C 端,L 链 1/2 和 H 链 3/4 区域内,氨基酸的种类和顺序差别不大,称为恒定区(C 区)。

(二) 免疫球蛋白的功能区

在 H 链和 L 链内,每 110 个氨基酸残基组成一个亚单位,由链内二硫键连接组成一个环肽,这种球形结构组成的亚单位称为免疫球蛋白功能区(图3-2)。

1. H链功能区 IgG、IgA 和 IgD 的重链各有一个可变区(VH)、三个恒定区(CH1、CH2、CH3),共 4 个功能区;IgM 和 IgE 的 H 链各有一个可变区(VH)、四个恒定区(CH1、CH2、CH3 和 CH4),共 5 个功能区。

2. L链功能区 分为 L 链可变区(VL)和 L 链恒定区(CL)。

3. 功能区的功能 ①VH 和 VL 是抗原特异性结合的部位;②CH1 和 CL 具有同种异型的遗传标志;③CH2(IgG)或 CH3(IgM)有补体结合点,可启动补体经典激活途径,母体的 IgG 借助 CH2 可主动通过胎盘传递给胎儿;④CH3(IgG、IgA)或 CH4(IgE)可与相应细胞表面 Ig 的 Fc 受体结合。

4. 铰链区 IgG、IgA 和 IgD 在两条重链之间的二硫键附近,即 CH1 和 CH2 之间的区域存在着一个含大量脯氨酸、富有弹性及伸展性的区域,称为铰链区。由于铰链区可伸展、张合自如,使抗体分子既适宜与不同距离的抗原表位结合,也易使补体结合点暴露从而激活补体。IgM 和 IgE 无铰链区。

(三)免疫球蛋白的水解片段

木瓜蛋白酶可从铰链区二硫键近 N 端,将 IgG 水解为两个完全相同的抗原结合片段(Fab 段)和一个可结晶片段(Fc 段)。Fab 段因含全部的 V 区和部分 C 区,故具有特异结合抗原的功能。Fc 段含 H 链的大部分 C 区,故具有 H 链相应功能区的功能。

胃蛋白酶可从铰链区二硫键近 C 端,将 IgG 水解为一个具有与抗原双价结合的片段 F(ab')₂ 和一些无生物学活性的小分子多肽碎片(pFc')(图3-3)。

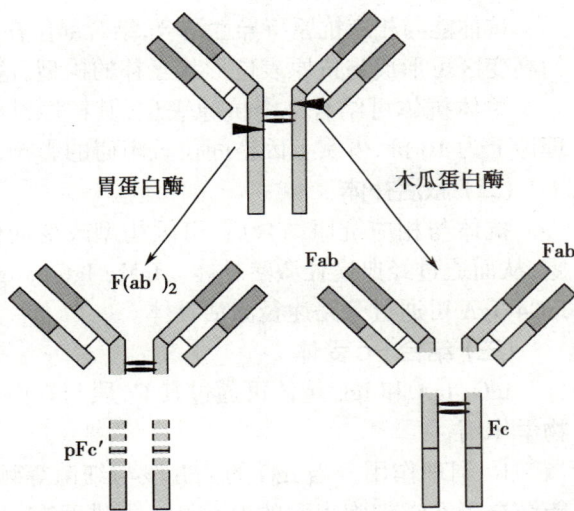

图 3-3 免疫球蛋白水解片段示意图

二、免疫球蛋白的抗原特异性

免疫球蛋白本身是一种大分子蛋白质,具备抗原的各种性质。即免疫球蛋白分子本身具有抗原表位,是一种抗原,具有免疫原性,可刺激机体产生特异性免疫应答。这些抗原表位呈现三种不同的血清型。

(一)同种型

同一种属所有个体免疫球蛋白共有的抗原特异性,称为同种型。同种型的抗原特异性由存在于免疫球蛋白 C 区的抗原表位所决定,主要分为类、亚类,型和亚型。如 Ig 分为 IgG、IgM、IgA、IgD、IgE 五类。其中 IgG、IgA 和 IgM 又分为若干亚类(IgG1、IgG2、IgG3、IgG4;IgA1、IgA2;IgM1、IgM2)。根据轻链的差异,将 IgG 分为 κ 和 λ 两个型等。

(二)同种异型

同一种属的不同个体之间免疫球蛋白的抗原特异性,称为同种异型,即人与人的同种异型不同。它主要体现在免疫球蛋白分子的 CH 和 CL 上的一个或数个氨基酸的不同,这构成了个体 Ig 遗传标志,应用于法医学和人类学。

(三)独特型

同一个体内,不同抗体形成细胞克隆所产生的免疫球蛋白,其 V 区的抗原特异性各不相同,称为独特型。独特型由可变区(VH 和 VL)尤其是高变区氨基酸的组成、序列和构型所决定。独特型数目非常庞大,每种特异性 Ig 都具有不同于其他特异性 Ig 的独特型。独特型抗原表位可在自身体内诱导产生相应的抗体,独特型与抗独特型抗体组成复杂的网络,它们是免疫调节的理论基础之一。

第六节 抗体的生物学活性及功能

一、抗体的生物学作用

(一)特异性结合抗原

抗体能与相应抗原特异性结合,结合部位在免疫球蛋白的 V 区或 Fab 段。抗体分子 V 区的高变区可形成与抗原表位形状互补的构型,这是抗原与抗体特异性结合反应的结构基础。

单体抗体可结合 2 个抗原表位,其抗原结合价为 2 价;分泌型 IgA 为 4 价;五聚体 IgM 理论上为 10 价,事实上因空间位置阻碍的影响,一般只有 5 价。

(二)激活补体

抗体与相应抗原结合后,可因构型改变而使其 CH2 或 CH3 功能区内的补体结合点暴露,从而通过经典途径激活补体。IgM、IgG1、IgG2、IgG3 可通过经典途径激活补体,凝集的 IgG4、IgA 可通过旁路途径激活补体。

(三)结合 Fc 受体

IgG、IgA 和 IgE 抗体可通过其 Fc 段与表面具有相应 Fc 受体的细胞结合,产生不同的生物学作用。

1. 调理作用 当 IgG 的 Fab 段与细菌等颗粒性抗原结合后,其构型发生改变,Fc 段才能结合于吞噬细胞表面的 Fc 受体,促进吞噬细胞的吞噬能力,此即抗体的调理作用。血清型 IgA 也可发挥调理作用。

2. 介导 I 型超敏反应 IgE 为亲细胞性抗体,可通过其 Fc 段与肥大细胞、嗜碱性粒细胞表面的 Fc 受体结合,使机体处于致敏状态。当结合于肥大细胞、嗜碱性粒细胞表面的 IgE 其 Fab 段与相应抗原结合,可导致 I 型超敏反应。

3. 抗体依赖性细胞介导的细胞毒作用 IgG 的 Fab 与靶细胞(病毒感染细胞、肿瘤细胞)特异性结合后,其 Fc 段与杀伤细胞(如 NK 细胞)表面的 Fc 受体结合,从而杀伤靶细胞,称为抗体依赖性细胞介导的细胞毒作用(ADCC)。

(四)穿过胎盘和黏膜

IgG 是唯一能通过胎盘的抗体,在孕妇血液中的 IgG 能借助其 Fc 段主动经胎盘进入胎儿血液中,形成婴儿的自然被动免疫。分泌型 IgA 可扩散到达消化道和呼吸道等黏膜表面,这是黏膜局部抗感染免疫的重要因素。

(五)结合细菌蛋白

IgG 的 Fc 段与葡萄球菌 A 蛋白(SPA)、链球菌 G 蛋白非特异性结合后,其 Fab 段活性不变。利用这一特点建立了协同凝集试验用于免疫学诊断。

二、五类免疫球蛋白的特性与功能

(一) IgG

IgG 为单体,于出生后 3 个月开始合成,3~5 岁接近成人水平。IgG 是血清中含量最多的 Ig,约占血清 Ig 总量的 75%。IgG 有四个亚类,分别为 IgG1、IgG2、IgG3、IgG4,其中 IgG1 含量最多。IgG 广泛分布于血液和其他体液中,是抗感染的主要抗体,也是免疫应答的主要抗体,大多数抗细菌、抗毒素、抗病毒抗体属 IgG。

IgG 主要由脾和淋巴结中的浆细胞合成,半衰期最长,约为 20~23 天。故临床应用丙种球蛋白时,以每 2~3 周注射一次为宜。IgG 是唯一能通过胎盘的抗体,在新生儿抗感染免疫中起重要作用。此外,IgG 还发挥着重要的免疫学效应,如调理作用、ADCC 作用、激活补体、与 SPA 结合等。

(二) IgM

IgM 为五聚体,由连接链(J 链)和二硫键连接五个单体而成,是分子量最大的 Ig,又称巨球蛋白(图 3-4)。IgM 不能透过血管壁,主要存在血清中,约占血清 Ig 总量的 5%~10%,有 IgM1、IgM2 两个亚类。

脾是 IgM 主要合成场所。IgM 是个体发育中最早合成的 Ig,在胎儿晚期已能合成 IgM,故脐带血中 IgM 含量增多,提示胎儿有宫内感染。机体受抗原刺激后首先产生 IgM,以后才出现 IgG 等抗体。IgM 消失快,半衰期约为 5 天。因此血清特异性抗体 IgM 增高,表明有近期感染,可用于感染的早期诊断。

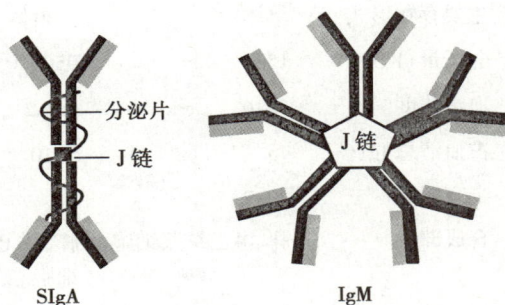

图 3-4 SIgA 和 IgM 结构示意图

五聚体的 IgM 理论上结合价应为 10 价,但由于空间构型的关系,一般只为 5 价。其凝集抗原、激活补体、调理作用的能力都较 IgG 强,是高效能的早期抗感染抗体。天然 ABO 血型抗体、冷凝集素、类风湿因子等均为 IgM 类抗体。IgM 尚可存在于 B 细胞膜上,称为膜 IgM(mIgM),为 IgM 单体型,是构成 B 细胞抗原受体的主要成分。

(三) IgA

IgA 有血清型和分泌型两种。血清型 IgA 是单体,存在于血清中,免疫作用弱。有 IgA1、IgA2 两个亚类。分泌型 IgA(SIgA)是双聚体,通常由两个 IgA 单体、一个 J 链和一个分泌片(Sp)组成(图 3-4)。

SIgA 由呼吸道、胃肠道、泌尿生殖道、乳腺、唾液腺和泪腺等处合成分泌,主要存在于呼吸道、胃肠道、泌尿生殖道分泌液及初乳、唾液、泪液中,是局部抗感染的主要抗体。婴儿可从初乳中获得 SIgA 从而增强消化道抗感染能力,出生 4~6 月后开始合成 IgA,青少年期可达成人水平。

(四) IgD

IgD 为单体,分为血清型和膜结合型。血清型 IgD 含量很低,功能尚不清楚;膜结合型 IgD(mIgD)也构成 B 细胞膜上的抗原受体,是 B 细胞分化发育成熟的标志。未成熟 B 细胞仅表达 mIgM,成熟 B 细胞可同时表达 mIgM 和 mIgD。活化 B 细胞或记忆 B 细胞的 mIgD 逐渐消失。

（五）IgE

IgE 为单体，正常人血液中 IgE 含量极少，仅占血清 Ig 总量的 0.002%。IgE 为亲细胞性抗体，Fc 段极易与肥大细胞、嗜碱性粒细胞膜上的 FC 受体结合，引起 I 型超敏反应。此外，IgE 与机体抗寄生虫免疫有关。

比较各类免疫球蛋白的主要理化性质和生物学特性（表 3-1）。

💡 考点提示

抗体的生物学作用和五类 Ig 的特性

表 3-1　人免疫球蛋白的主要理化性质和生物学特性

	IgG	IgM	IgA	IgD	IgE
重链	γ	μ	α	δ	ε
重链功能区数量	4	5	4	4	5
主要存在形式	单体	五聚体	单体 / 双体	单体	单体
分子量（KD）	150	950	160/385	175	190
血清浓度	6~16	0.6~2	2~5	0.003~0.03	0.001~0.009
占血清总 Ig（%）	75	5~10	10~15	<1	<0.002
半衰期	20~23	5	6	3	2
合成部位	脾、淋巴结浆细胞	脾、淋巴结浆细胞	黏膜相关淋巴样组织	扁桃体、脾浆细胞	黏膜固有层浆细胞
开始合成时间	出生 3 个月	胚胎后期	出生 4~6 个月	较晚	较晚
达成人水平时间	3~5 岁	6 个月 ~1 岁	4~12 岁	较晚	较晚
生物学特性	调理作用、激活补体、结合 NK 细胞、穿过胎盘	调理作用、激活补体、凝集、早期防御作用	穿过腔道黏膜，发挥局部免疫作用	mIgD 是 B 细胞膜上的抗原受体	I 型超敏反应、抗寄生虫感染

第七节　人工制备的抗体

抗体在疾病的诊断、免疫防治及医学基础研究中被广泛应用，人们对抗体的需求也随之增大。人工制备抗体是大量获得抗体的有效途径。人工制备抗体技术的发展经历了三个阶段：第一代为通过传统方法用抗原直接免疫动物，收集动物血清获得多克隆抗体；第二代为利用 B 细胞杂交瘤技术制备的单克隆抗体；第三代为通过基因工程技术制备的基因工程抗体。

一、多克隆抗体

传统的制备抗体方法是以天然抗原免疫动物。天然抗原分子中常含多种特异性的抗原表位，刺激机体免疫系统后，体内多个 B 细胞克隆被激活，产生的抗体实际上是针对多种不同抗原表位的抗体总和，称为多克隆抗体。

多克隆抗体的优点是：作用全面、来源广泛、制备方法简便；其缺点是：特异性不高、易发生交叉反应、不易大量制备，导致了应用受限。

二、单克隆抗体

由一个 B 细胞杂交瘤细胞克隆产生的只识别抗原分子上一种抗原表位的抗体,称为单克隆抗体(McAb)。由于来源于同一细胞系,单克隆抗体的重链、轻链及其可变区独特型完全相同,也就是说它们的分子构型完全相同,因此它们的特异性、亲和力、生物学性状完全相同,是均一抗体。McAb 的制备是免疫学乃至医学史上的一个里程碑。

McAb 的特点是:结构均一、纯度高、特异性强、少或无交叉反应、制备成本低。可作为医学检验试剂应用于体外诊断,使试验结果可信度增加,有利于质量控制、标准化和规范化。但鼠源单克隆抗体作为生物制剂应用于人体,因异种蛋白可引起超敏反应的发生。

三、基因工程抗体

基因工程抗体又称重组抗体,是指利用重组 DNA 及蛋白质工程技术对编码抗体的基因按不同需要加工改造和重新组装,转入适当的受体细胞后所表达的抗体分子。

基因工程抗体既保持单克隆抗体均一性、特异性强的优点,又能克服 McAb 鼠源性的弊端,去除或减少了无关结构,降低了人体的不良反应,并赋予抗体分子新的生物特性,因此具有更广泛的应用前景。

📊 本章小结

抗原是能刺激机体免疫系统,使之发生特异性免疫应答,并能与相应免疫应答产物发生特异性结合的物质。具有免疫原性和免疫反应性两个特性。抗原的最小结构与功能单位是抗原表位,抗原的特异性是由抗原表位决定的。抗原的最大特点是具有特异性,表现在免疫原性和免疫反应性两个方面。免疫应答的特异性是由抗原的特异性决定的,这是免疫应答的基本特点,也是免疫学诊断和防治的基本依据。对医学上重要抗原的检测,可用于各种疾病的诊断、疗效评价及发病机制的研究。

抗体是由 B 细胞接受抗原刺激后增殖分化为浆细胞所产生、具有多种生物学功能、介导体液免疫的重要效应分子。具有抗体活性或化学结构与抗体相似的球蛋白统称为免疫球蛋白,由两条重链和两条轻链经二硫键连接而成,分为可变区、恒定区和铰链区。免疫球蛋白分为五类:IgG、IgM、IgA、IgD、IgE。抗体的功能与其结构密切相关。识别并特异性结合抗原是 V 区的主要功能,而 C 区则通过激活补体、结合 Fc 受体(调理作用、介导 I 型超敏反应和 ADCC 作用等)、穿过胎盘和结合细菌蛋白发挥作用。人工制备的抗体有多克隆抗体、单克隆抗体和基因工程抗体。目前单克隆抗体应用最为广泛,而基因工程抗体克服了 McAb 鼠源性的弊端,降低了人体的不良反应,并赋予抗体分子新的生物特性,因此具有更广泛的应用前景。

(冯学华)

📋 目标测试

A1 型题

1. Ig 分子的基本结构包含
  A. 1 条重链和 1 条轻链

    B. 2 条重链和 1 条轻链

    C. 2 条相同的重链和 2 条相同的轻链

    D. 4 条相同的肽链

    E. 1 条重链和 2 条轻链

2. 以下关于抗体与免疫球蛋白的描述错误的是

    A. 均由浆细胞合成　　　　　　　B. 抗体是生物学功能上的概念

    C. Ig 是化学结构上的概念　　　　D. 所有 Ig 都是抗体

    E. 所有的抗体都是 Ig

3. 抗体分子发挥其亲细胞作用时,是通过下列哪一片段与细胞结合

    A. Fc 片段　　　　　　　　　　B. Fab 片段

    C. Fab+Fc 片段　　　　　　　　D. pFc' 片段

    E. F(ab')$_2$ 片段

4. 完全抗原的特征是

    A. 无免疫原性,无免疫反应性

    B. 有免疫原性,有免疫反应性

    C. 有免疫原性,无免疫反应性

    D. 无免疫原性,有免疫反应性

    E. 必须与载体结合才具有免疫原性

5. 血清中五类 Ig 的含量最多的是

    A. IgD　　　　　　　　B. IgA　　　　　　　　C. IgG

    D. IgE　　　　　　　　E. IgM

6. 关于 IgM 的特性,错误的一项是

    A. 是分子量最大的 Ig　　　　　B. 与抗原作用出现凝集反应

    C. 发挥抗感染作用　　　　　　　D. 出现迟,消失慢

    E. 激活补体的能力比 IgG 强

7. 乳汁中富含抗体,初乳中含量最高的抗体是

    A. SIgA　　　　　　　B. IgG　　　　　　　　C. IgM

    D. IgE　　　　　　　　E. IgD

8. 关于 Ig 的叙述,错误的是

    A. 机体感染后最早出现的是 IgM

    B. 血清中含量最高的是 IgG,含量最少的是 IgD

    C. IgM 是分子量最大的 Ig

    D. IgE 为亲细胞抗体

    E. 成熟 B 淋巴细胞表达 mIgD

9. 关于 IgE 的特性,错误的一项是

    A. 与寄生虫感染有关

    B. 是血清中含量最低的 Ig

    C. 为亲细胞抗体

    D. 可介导 I 型超敏反应的发生

    E. 能激活补体

10. 关于类毒素下列哪项是正确的
    A. 既有毒性也有免疫原性　　　　B. 无毒性也无免疫原性
    C. 有毒性而无免疫原性　　　　　D. 无毒性而有免疫原性
    E. 以上答案都不是

11. B 细胞表面主要膜 Ig 是
    A. IgA 和 IgE　　　　B. IgG 和 IgE　　　　C. IgM 和 IgE
    D. IgD 和 IgM　　　　E. IgG 和 IgM

12. 用于原发性肝癌诊断和普查的指标是
    A. CEA　　　　B. AFP　　　　C. CA125
    D. PSA　　　　E. PEG

13. 免疫球蛋白的分类根据是
    A. 重链恒定区　　　　B. 重链可变区　　　　C. 轻链恒定区
    D. 轻链可变区　　　　E. 铰链区

14. 关于 IgG 的特性,错误的一项是
    A. 唯一能通过胎盘的抗体
    B. 介导 ADCC 的作用
    C. 有 4 个亚类
    D. 能中和毒素和病毒
    E. 是初次免疫应答产生的主要抗体

15. 关于 IgA 的特性,错误的一项是
    A. 有血清型和分泌型
    B. 血清型为单体
    C. SIgA 为双聚体
    D. SIgA 对保护呼吸道、消化道粘膜有重要作用
    E. IgA 可以通过激活补体的经典途径发挥免疫效用

16. 抗原分子诱导机体所产生免疫应答的能力称为
    A. 宿主反应性　　　　B. 免疫原性　　　　C. 免疫反应性
    D. 抗原刺激性　　　　E. 以上均不对

17. 异嗜性抗原广泛存在于
    A. 人与人之间　　　　B. 动物与动物之间
    C. 植物与植物之间　　　D. 不同种属之间
    E. 微生物与微生物之间

18. 抗原与抗体结合发生交叉反应是因为
    A. 抗原与抗体性状相似
    B. 抗原与抗体的比例合适
    C. 不同抗原具有相同或相似抗原表位
    D. 抗原和抗体的大小相近
    E. 抗体为多聚体

19. 半抗原的特性有
    A. 仅可诱导宿主产生免疫应答

B. 仅可与免疫应答产物发生特异性结合

C. 仅可与免疫应答产物发生非特异性结合

D. 既可诱导宿主产生免疫应答,又可与应答产物发生特异性结合

E. 以上都不对

20. 有关单克隆抗体的特点描述不正确的是

A. 理化性质高度均一 B. 特异性强 C. 纯度高

D. 制备成本高 E. 能无限制增殖

第四章　补体的发现——补体系统

案例

1894 年,在发现体液免疫后不久,比利时免疫学家 J.Bordet 发现,人和脊椎动物新鲜血清和组织液中存在一种不耐热的成分,可辅助特异性抗体介导的溶菌作用。由于这种成分是抗体发挥溶细胞作用的必要补充条件,故被称为补体,J.Bordet 因此获得诺贝尔医学奖。

请问:1. 什么是补体? 它在免疫反应中有什么作用?
　　　2. 补体系统有哪些活性成分? 它们是如何被激活的?

第一节　补体的概述

一、补体概念

补体(complement,C)是存在于人和脊椎动物新鲜血清中的一组经活化后具有酶活性的球蛋白。补体并非单一分子,它包括 40 余种可溶性蛋白和膜结合蛋白,因而将参与补体激活的各种固有成分及调控补体激活的各种调节因子以及分布于多种细胞表面的补体受体,合称为补体系统。

补体参与早期抗感染及免疫调节,也可介导病理性反应,是机体重要的免疫效应系统和放大系统。

二、补体系统的组成和命名

补体系统按其性质和功能可分为三大类,WHO 命名委员会对补体系统进行了统一命名。

(一) 补体固有成分

指在体液中参与补体活化级联反应的各种固有成分。参与补体激活经典途径的固有成分按其被发现的先后顺序分别称为 C1、C2、……C9,其中 C1 由 C1q、C1r、C1s 三种亚单位组成;补体系统的其他固有成分以英文大写字母表示,如 B 因子、D 因子、P 因子等。

(二)补体调节蛋白

指以可溶性形式或膜结合形式存在,参与调节补体活化和效应的一类蛋白质。各种补体调节蛋白多以其功能命名,如 C1 抑制物、C4 结合蛋白等。补体活化后的裂解片段以该成分的符号后面加小写英文字母表示,如 C3a、C3b 等;具有酶活性的成分或复合物在其符号上划一横线表示,如 $\overline{C1}$、$\overline{C3bBb}$ 等;灭活的补体片段在其符号前面加英文字母 i 表示,如 iC3b 等。

(三)补体受体(CR)

指存在于某些细胞表面,能与相应的补体活性片段结合,介导多种生物效应的受体分子。主要有 C3aR、C4aR、C2aR,CR1~CR5 等。

三、补体的理化特性和代谢

补体多属于 β 球蛋白,约占血清球蛋白总量的10%。正常血清中 C3 含量最多,大约 1.3mg/ml,D 因子含量最低。分子量最大的是 C1q。各种属动物血清中补体含量也不相同,豚鼠血清中含有丰富的补体,故实验室多采用豚鼠血作为补体来源。补体的性质极不稳定,易受各种理化因素影响,如加热、机械振荡、酸碱、酒精等均可使其失活;加热 56℃ 30 分钟可使血清中绝大部分补体组分丧失活性,称为灭活。补体应保存在 −20℃ 以下,冷冻干燥可较长时间保持其活性。

体内许多组织细胞均能合成补体,包括肝细胞、巨噬细胞、肠道上皮细胞及脾细胞等。补体的代谢率很快,血浆中的补体每天约更新 50%。

> 💡 **考点提示**
>
> 补体的概念、组成和理化特性

第二节 补体的激活与调控

补体通常以无活性状态或酶原形式存在,受到一定因素的激活,才会表现生物活性。补体的激活途径主要有两种,即经典途径和旁路途径,此外还有 MBL(甘露聚糖结合凝集素)途径。

一、补体的激活

(一)经典途径

1. **激活物** 经典途径的激活物主要为抗原抗体(IgG 或 IgM)复合物。

2. **激活过程** 补体 C1~C9 共 11 种成分全部参与,可人为地把经典途径的激活过程分为识别、活化和膜攻击 3 个阶段。

(1)识别阶段:抗原抗体形成复合物后,C1q能识别抗体上的补体结合点,并与之结合。C1q的球形结构与抗体结合后,进一步激活 C1r 和C1s,C1s 具有酯酶活性,随后进入下一步的级联反应(图 4-1)。激活 C1q 必须具有 2 个以上紧密相邻的 IgG 分子,IgM 只需 1 分子即可,在补

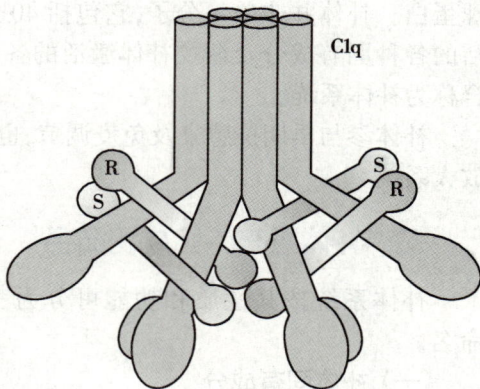

图 4-1 C1 分子结构图

34

体介导的抗体溶细胞反应中,IgM 比 IgG 更有效。

(2) 活化阶段:此阶段主要形成两种重要的转化酶:C3 转化酶和 C5 转化酶。C1s 将 C4 裂解成小片段的 C4a 和大片段的 C4b,C4b 可与细胞膜结合;C1s 在 Mg^{2+} 存在时和 C4b 一起将 C2 裂解成大片段 C2b 和游离的小片段 C2a。C2b 和 C4b 结合可形成 C3 转化酶($\overline{C4b2b}$),此酶能将 C3 裂解为 C3a 和 C3b。继而 C3b 结合至 $\overline{C4b2b}$ 附着的邻近细胞膜上,形成 C5 转化酶($\overline{C4b2b3b}$)。补体活化过程中产生的小片段可游离于液相中,发挥各种生物学效应。

(3) 膜攻击阶段:此期形成膜攻击复合物(MAC)使靶细胞溶解。C5 在 C5 转化酶的作用下裂解为 C5a 和 C5b 两个片段,C5b 与 C6 和 C7 结合,形成 $\overline{C5b67}$ 三分子复合物,嵌入细胞膜,进而吸附 C8,C8 可与 12~15 个 C9 分子结合,并催化 C9 使之聚合成内壁亲水的管状跨膜通道,导致胞内电解质逸出,水进入细胞内,细胞肿胀而破裂溶解。补体经典途径的激活过程见图 4-2。

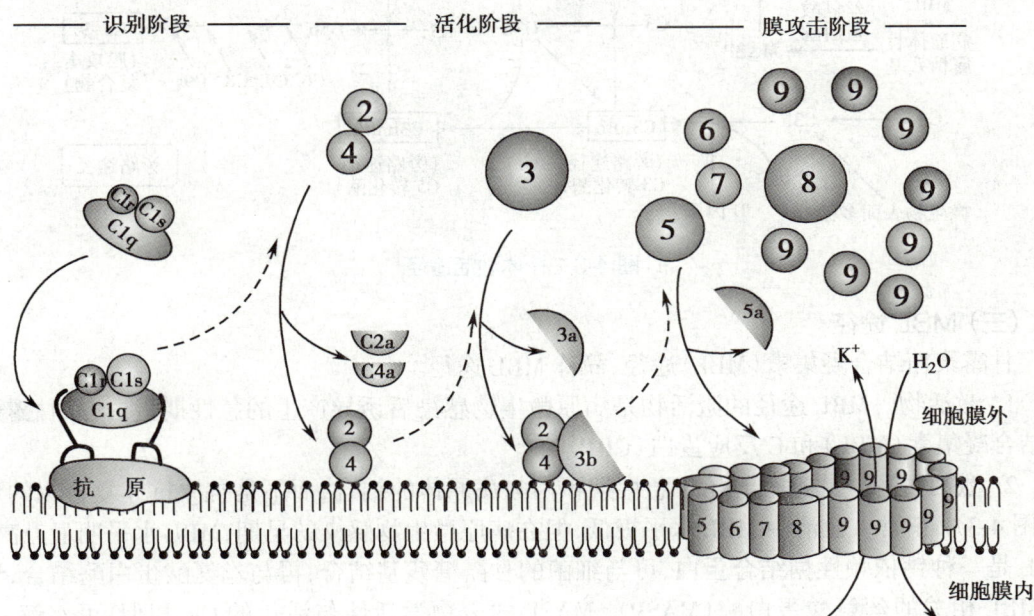

图 4-2 补体经典激活途径示意图

(二) 旁路途径(替代途径)

1. 激活物 主要是细菌的细胞壁成分,如脂多糖、肽聚糖、酵母多糖以及凝集的 IgG4、IgA 等。

2. 激活过程 与经典途径的不同之处是越过 C1、C4 和 C2,直接激活补体 C3,然后完成 C5~C9 的激活。C3 是启动旁路途径活化的关键成分,同时血清中有多种补体成分参与,如 B 因子、D 因子及 P 因子等。

(1) C3 转化酶的形成:正常情况下的 C3 因自发裂解,可持续产生少量的 C3b,在 Mg^{2+} 存在下,C3b 可与 B 因子结合成 C3bB,血清中的 D 因子可将 B 因子裂解成 Ba 和 Bb,Ba 游离于液相中,Bb 仍与 C3b 结合,形成 C3 转化酶($\overline{C3bBb}$)。但此时的 C3 转化酶不

考点提示

经典途径和旁路途径的激活物、激活顺序

稳定,易被 H、I 因子降解灭活。血清中的 P 因子(备解素)和旁路途径的激活物,如脂多糖等,通过提供保护性的微环境,使补体活化的级联反应得以进行,C3 即进入正式激活阶段。

(2) C5 转化酶的形成:C3bBb 裂解 C3 产生 C3a 和 C3b,C3b 可与上述的 C3bBb 形成多分子的复合物 C3bBb3b 或 C3bnBb,即 C5 转化酶,其作用类似经典途径中的 C4b2b3b,可使 C5 裂解为 C5a 和 C5b,至此,以后的补体激活过程与经典途径相同(图 4-3)。

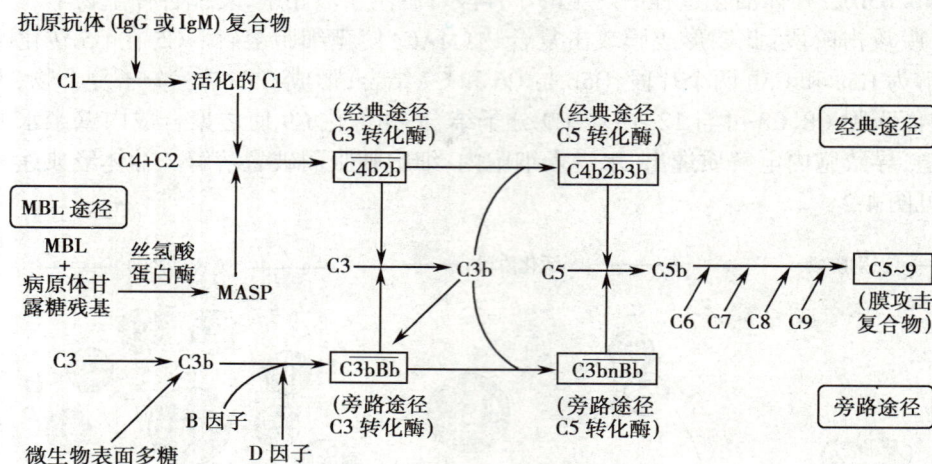

图 4-3 补体激活途径

(三) MBL 途径

甘露聚糖结合凝集素(MBL)途径,简称 MBL 途径。

1. 激活物 MBL 途径的激活物是病原微生物感染后诱导产生的急性期蛋白,如甘露聚糖结合凝集素(MBL)和 C 反应蛋白(CRP)。

2. 激活过程 此途径开始于急性期蛋白与病原体的结合,而不是抗原抗体复合物的形成(图 4-3)。正常人血清中 MBL 水平极低,但在病原微生物感染的早期,MBL 水平明显升高。MBL 是一种钙依赖性糖结合蛋白,可与细菌的甘露糖残基结合,再与丝氨酸蛋白酶结合,形成 MBL 相关的丝氨酸蛋白酶(MASP)。MASP 的生物学活性与活化的 C1s 相似,可水解 C4 和 C2,继而形成 C3 转化酶,其后的反应过程与经典途径相同。

补体三条激活途径都以 C_3 活化为中心,具有共同的末端过程,它们的比较见表 4-1。

表 4-1 补体三条激活途径的比较

	经典途径	旁路途径	MBL 途径
激活物	抗原抗体复合物	脂多糖、肽聚糖、抗体	MBL、CRP
参与的补体	C1~C9	C3,C5~C9 D,B,P 因子	C2~C9
起始分子	C1q	C3	MASP
C3 转化酶	C4b2b	C3bBb	C4b2b
C5 转化酶	C4b2b3b	C3bBb C3bBb3b	C4b2b3b
功能	参与特异性免疫 感染后期发挥作用	参与非特异性免疫 感染早期发挥作用	参与非特异性免疫 感染早期发挥作用

二、补体系统的调节机制

补体系统被激活后,产生有序的级联反应,能够发挥广泛的生物学效应,参与机体的防御功能。但如果补体系统活化失控,可造成补体无益的大量消耗、产生剧烈的炎症反应或造成自身组织细胞的病理性损伤。因此,补体系统的激活和效应应控制在适当的水平。

(一) 补体自身衰变的调控

补体激活过程中生成的某些中间产物非常不稳定,成为补体级联反应的重要自限因素。如 C3 转化酶易衰变,从而限制了 C3 的裂解及其后的酶促反应。与细胞膜结合的 C4b、C3b 及 C5b 也易衰变,可阻断级联反应。

(二) 调节因子的调节

体内存在多种可溶性或膜结合的补体调节因子,如 C1 抑制蛋白、C3b 灭活因子、过敏毒素灭活因子、H 因子等。它们与不同的补体成分相互作用,使补体的激活与抑制处于平衡状态。

第三节　补体的生物学作用

补体是机体重要的免疫效应系统。补体系统活化后,可溶解靶细胞,其活化过程中产生的多种裂解产物还可发挥各种生物活性(见表 4-2)。

考点提示

补体的生物学活性

表 4-2　补体成分的生物学活性

补体成分	生物学活性	补体成分	生物学活性
C1~C9	溶解细胞作用	C2a,C4a	激肽样作用
C3b,C4b	调理吞噬作用	C3a,C4a,C5a	过敏毒素作用
C3b,C4b	免疫黏附作用	C3a,C5a,C5b67	趋化作用

一、溶解细胞作用

补体系统被激活后形成 MAC,镶嵌于靶细胞膜内,导致靶细胞溶解。补体的溶细胞作用不仅可以抗菌,还能溶解其他多种靶细胞,如病毒感染的细胞、红细胞、粒细胞、血小板、肿瘤细胞等。补体的参与,可显著增强抗体对病毒的中和作用。但补体也常引起病理性反应,如溶解自身组织细胞,导致自身免疫病的发生。

二、清除免疫复合物作用

补体的裂解产物 C3b、C4b 对抗原抗体复合物有很强的亲和力,可结合到免疫复合物上,对免疫复合物产生清除作用。

1. 调理吞噬作用　吞噬细胞表面有 C3b、C4b 受体,C3b、C4b 的一端能与吞噬细胞结合,另一端能与免疫复合物相结合,将两者连接起来,促进吞噬细胞对免疫复合物的吞噬作用。

2. 免疫黏附作用　免疫黏附作用是指补体被抗原抗体复合物激活后,可通过 3b 或 4b

受体黏附于红细胞或血小板表面,形成较大的聚合物,更易被吞噬细胞吞噬清除。

三、炎症介质作用

1. 激肽样作用   C2a、C4a 具有激肽样活性,能增强血管通透性,引起炎症性渗出和水肿。

2. 过敏毒素作用   C3a、C5a 可使肥大细胞和嗜碱性粒细胞脱颗粒,释放组胺等生物活性介质,引起毛细血管扩张、通透性增加等类似过敏反应的病理变化。

3. 趋化作用   C3a、C5a 和 C5b67 能吸引中性粒细胞和单核 - 巨噬细胞定向移动,向炎症部位聚集,发挥对病原体的吞噬作用,增强炎症反应。

四、免疫调节作用

补体可对免疫应答进行调节,如参与抗原的捕捉和提呈,促进免疫细胞的增殖分化,调节多种免疫细胞的效应等。如 NK 细胞结合 C3b 后,可增强对靶细胞的 ADCC 作用。

第四节   补体系统异常与疾病

编码补体的基因结构如果出现异常,可使补体蛋白产物缺乏,导致补体激活障碍,从而引发严重的病理后果。此外,补体系统的激活,也可导致某些免疫性疾病(如超敏反应或自身免疫病)的发生。

一、补体的遗传缺陷

C3 缺乏可导致严重的、甚至致死性的化脓性细菌感染。C2 与 C4 缺乏易发生系统性红斑狼疮(SLE)等自身免疫病。C1 抑制物缺陷可引起遗传性血管性水肿,是一种较为常见的补体缺陷病,为常染色体显性遗传,患者皮肤和黏膜水肿,严重的喉头水肿可导致窒息死亡。此外,I 因子或 H 因子缺乏的患者常伴有肾小球肾炎。补体受体缺陷,如红细胞表面 CR1 的表达减少可导致循环 IC 清除障碍,导致某些自身免疫性疾病的发生。

二、补体水平异常

1. 补体含量升高   多见于各种传染病、组织损伤、急性炎症和肿瘤病人,这些病人血清补体总量较正常人增高 2~3 倍,并有个别补体成分的升高,特别是 C4、C3 和 C9 的升高。但在病情危重时,总补体活性往往下降。

2. 补体含量降低有以下情况   ①补体被循环免疫复合物固定。如急性肾小球肾炎时 CH50、C3 下降;②补体合成减少。如严重肝脏疾病时 CH50、C3、C4 明显下降;③补体成分失活或消耗。如大面积烧伤,局部缺血时,机体释放各种蛋白水解酶,可裂解各种补体成分,引起补体水平下降。

三、补体与Ⅱ型、Ⅲ型超敏反应

补体系统的激活,还可引起病理性免疫应答,导致机体组织的损伤,这种免疫病理作用与Ⅱ型或Ⅲ型超敏反应的发生密切相关(详情见第十五章)。

本章小结

补体是存在于正常人和脊椎动物新鲜血清中的一组经活化后具有酶活性的球蛋白。补体的性质不稳定,56℃ 30 分钟即可被灭活。补体的激活途径有三条:经典途径、旁路途径和 MBL 途径。经典途径的激活物为抗原抗体复合物,C1~C9 全部参与反应;旁路途径的激活物为细菌脂多糖或肽聚糖,C3、C5~C9 以及 B 因子、D 因子和 P 因子参与反应;MBL 途径的激活由 MBL 或 C 反应蛋白启动,MASP、C2~C9 参与反应。补体激活后可发挥溶解细胞作用、调理吞噬作用、免疫粘附作用、炎症介质作用等。补体系统的异常表现为补体的遗传缺陷、补体水平异常。

(李 慧)

目标测试

A1 型题

1. 血浆中的补体大部分由如下细胞产生
   A. 肝细胞
   B. 巨噬细胞
   C. T 细胞
   D. B 细胞
   E. 中性粒细胞

2. 抗原抗体复合物激活补体时,抗体最先结合的补体组分是
   A. C1
   B. C1q
   C. C1r
   D. C1s
   E. C3

3. 补体经典途径的主要激活物是
   A. 免疫复合物
   B. 酵母多糖
   C. 细菌脂多糖
   D. 肽聚糖
   E. 凝聚的 IgA

4. 补体经典途径的激活顺序是
   A. C3 → C5 → C9
   B. C1 → C2 → C4 → C3 → C5 → C9
   C. C1 → C4 → C2 → C3 → C5 → C9
   D. C1 → C2 → C3 → C4 → C5 → C9
   E. C1 → C3 → C2 → C4 → C5 → C9

5. 下列不是补体系统生物活性的是
   A. 溶解细胞
   B. 中和与溶解病毒
   C. 炎症反应
   D. 免疫复合物的清除
   E. 促抗体的生成

6. 经过旁路途径激活补体系统的物质是
   A. IgG1
   B. 细菌脂多糖
   C. D 因子
   D. B 因子
   E. P 因子

7. 补体活化的经典途径开始于
   A. C1 的活化
   B. C2 的活化
   C. C3 的活化
   D. C4 的活化
   E. C5 的活化

8. 补体系统是
   A. 存在正常血清中,是一组对热稳定的组分

B. 正常血清中的单一组分,随抗原刺激增强而升高

C. 正常血清中的单一组分,可被抗原与抗体形成的复合物所活化

D. 由多种血清蛋白组成的系统,具有酶活性和自我调节作用

E. 正常血清中的单一组分,其含量很不稳定

9. 血清中含量最高的补体分子是

A. C1　　　　　　　　B. C2　　　　　　　　C. C3

D. C4　　　　　　　　E. C5

10. 下列反应与补体有关的是

A. 中和反应　　　　　B. 凝集反应　　　　　C. 沉淀反应

D. 溶细胞反应　　　　E. Ⅰ型超敏反应

第五章　诱导移植排斥反应的MHC

学习目标

1. 掌握：MHC和HLA的概念；HLA-Ⅰ类、Ⅱ类分子的基因组成。
2. 熟悉：HLA的分布、结构和功能。
3. 了解：HLA的医学意义。

案例

　　张先生，37岁，儿子小庆12岁。一天，小庆邀同学小文一同回家做作业。张先生发现小文长得很像自己，反而自己的儿子长得和自己不像。终于有一天，两对夫妻带着各自的儿子到了省人民医院亲子鉴定中心，对两个孩子的真正归属做了鉴定。鉴定结果肯定了张先生的猜测，小文才是自己的亲生骨肉。

　　请问：1. HLA基因在哪里？有什么遗传特点？为什么能作为亲子鉴定的依据？

　　　　　2. HLA抗原可分几类？各有什么特点和作用？

第一节　主要组织相容性复合体与主要组织相容性抗原

　　组织相容性是指器官或组织移植时供者与受者相互接受的程度。组织相容性抗原是代表个体特异性、可诱发移植排斥反应的抗原，它包括多种复杂的抗原系统，其中能引起强而迅速的排斥反应的抗原，称为主要组织相容性抗原（MHA）。人类的主要组织相容性抗原首先在白细胞表面被发现，故命名为人类白细胞抗原（HLA），其编码基因是一群紧密连锁、高度多态性的基因群，称为主要组织相容性复合体（MHC），人类的MHC又称HLA复合体，其编码产物是HLA分子（或HLA抗原）。

　　MHC这一系统的主要功能并非专主移植排斥，而是提呈抗原肽，从而激活T淋巴细胞，启动适应性免疫应答。此外，机体控制免疫应答与调节的基因（Ir基因）也存在于MHC内。

> **考点提示**
>
> MHC、MHA和HLA的概念

一、MHC复合体的基因组成

　　MHC主要位于人类第6号染色体的短臂上，是迄今已知的人体最复杂的基因体系。组成MHC的基因分为Ⅰ类、Ⅱ类和Ⅲ类基因（图5-1）。

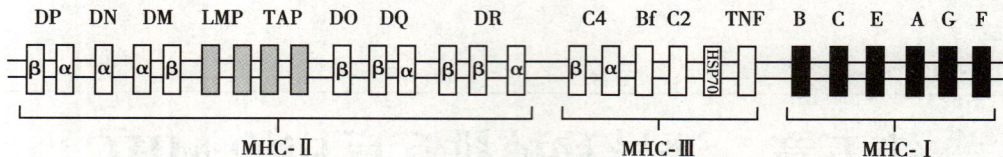

图 5-1　MHC 基因结构示意图

经典的 MHC-Ⅰ类基因在远离着丝点的一端,包括 HLA-B、C、A,编码 HLA-Ⅰ类抗原(B、C 和 A);近着丝点一端的是 MHC-Ⅱ类基因区,包括 DP、DQ 和 DR 三个亚区,编码 MHC-Ⅱ类抗原(DP、DQ 和 DR 等);MHC-Ⅲ类基因区位于 MHC 的中部,主要编码 C2、C4、B 因子等补体成分、肿瘤坏死因子(TNF)和热休克蛋白 70 等。

> **考点提示**
> MHC 的基因组成、功能

二、遗传特点

1. 多态性现象　MHC 是人体多态性最丰富的基因系统,同时,MHC 中每一对等位基因均为共显性,都可编码相应的抗原,从而大大增加了人群中 HLA 表型的多样性。因此,除同卵双生者外,人群中的无关个体间 HLA 型别完全相同的可能性极小。

2. 单元型遗传　在遗传过程中,MHC 作为一个完整的遗传单位由亲代传给子代。这一单元型遗传特点可应用于器官移植中供者的选择以及法医的亲子鉴定。

3. 连锁不平衡　MHC 不同基因座位中的各等位基因在人群中以一定频率出现。由于不同的 MHC 等位基因编码的产物可提呈结构不同的抗原肽,从而诱导特异性和强度不同的免疫应答,因此,MHC 的高度多态性使机体能适应多变的环境和病原体的侵袭。

第二节　MHC 的结构、分布与功能

一、MHC 的分子结构

人类的 HLA 复合体的基因群编码的产物为跨膜糖蛋白,又称 HLA 分子(图 5-2)。

(一)MHC-Ⅰ类分子

MHC-Ⅰ类分子是由非共价键连接的二条多肽链组成的异二聚体。其中一条是由 MHC 基因编码的 α 链或称重链,另一条是人第 15 对染色体相应基因编码的 β 链或称轻链。Ⅰ类分子(或抗原)可分为四个区:①肽结合区:是抗原肽结合部位,呈深槽状;②Ig 样区:包括 α 链的 α3 片段和 β 链。其中 α3 是与 Tc 细胞表面 CD8 分子结合的部位、β 链可维持分子的天然构型;③跨膜区:将Ⅰ类分子锚定在细胞膜上;④胞浆区:参与信号传递,调节Ⅰ类分子与其它成分间的相互作用。

(二)MHC-Ⅱ类分子

MHC-Ⅱ类分子由二条多肽链(α、β)组成,可分为四个区:①肽结合区:是 T 细胞抗原受体的识别部位,具有多态性,使其与多肽抗原的结合具有特异性;②Ig 样区:是与 Th 细胞表面的 CD4 分子结合的部位;③跨膜区;④胞浆区:与Ⅰ类分子相应区域结构相似。

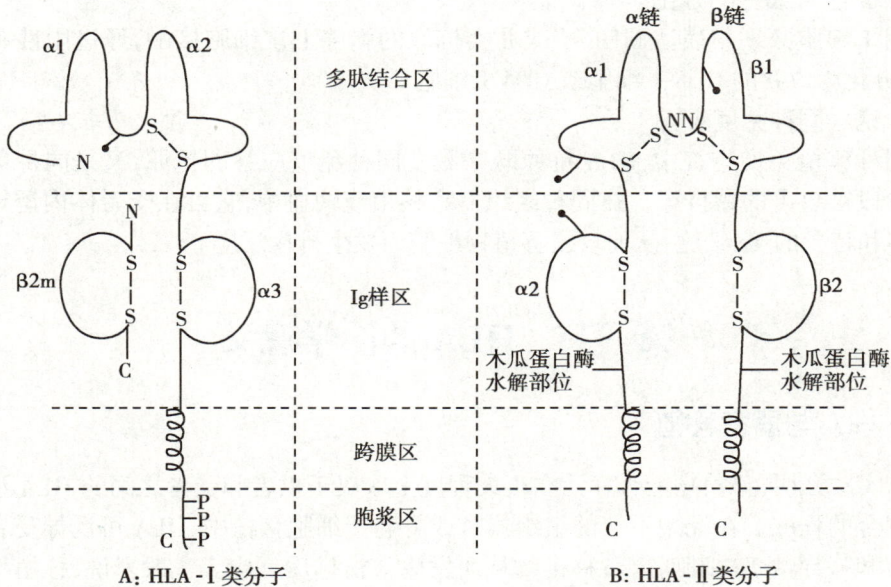

图 5-2　HLA 分子结构示意图

二、MHC 的分布

1. MHC-Ⅰ类分子　分布于所有有核细胞,包括血小板和网织红细胞表面,外周血白细胞和淋巴结、脾细胞所含Ⅰ类抗原量最多。除某些特殊情况外,成熟红细胞、神经细胞等一般不表达Ⅰ类分子(或抗原)。

2. MHC-Ⅱ类分子　仅分布在某些特定的免疫细胞,如抗原呈递细胞(B 细胞、单核巨噬细胞,树突状细胞等)、活化的 T 细胞表面。内皮细胞和胸腺上皮细胞也有少量表达。

3. MHC-Ⅲ类分子　包含几种补体成分,均为血清分布。

三、MHC 的功能

(一) 参与抗原的处理和提呈,启动免疫应答

外源性抗原在 APC 内被降解成抗原肽后,与 MHC-Ⅱ类分子结合成稳定的复合物,运送并表达于 APC 表面,提呈给 $CD4^+T$ 细胞;而内源性抗原,如病毒蛋白、肿瘤抗原等,则在靶细胞中分解为抗原肽,与新合成的 MHC-Ⅰ分子结合成复合物,移行并表达于靶细胞表面,提呈给 $CD8^+T$ 细胞。

(二) 通过 MHC 限制性,调控免疫应答

各种免疫细胞间,如 Tc 与靶细胞,Mφ-T_H,T_H-B 间相互作用时,在识别细胞表面抗原决定簇的同时,还须识别细胞上的 MHC 分子,此现象称为 MHC 限制性。它制约免疫细胞间的相互作用,如巨噬细胞(Mφ)在提呈抗原时,与 T_H 细胞间的相互作用要受 MHC-Ⅱ类抗原的约束;T_C 细胞在杀伤靶细胞时,与靶细胞间的相互作用受 MHC-Ⅰ类分子的约束。

(三) 通过 Ir 基因,参与对免疫应答的遗传控制

MHC-Ⅱ类基因区的 Ir 基因为控制免疫应答的基因。其编码产物不同,使个体对特定抗原的免疫应答能力各异。

（四）参与 T 细胞的分化

早期 T 细胞必须与表达 MHC-Ⅰ或Ⅱ类抗原的胸腺上皮细胞接触，经过阳性和阴性选择，才能分化为成熟的 CD8⁺T 细胞或 CD4⁺T 细胞。

（五）诱导同种免疫应答

在同种移植免疫应答中，HLA 抗原既是激发同种免疫应答的抗原，又是同种免疫应答中效应阶段被攻击的靶抗原。在同种组织器官移植或输血中，它可在受者体内诱导产生相应的抗体和特异的 Tc 细胞，从而攻击移植物细胞而发生排斥反应。

第三节　HLA 的医学意义

一、HLA 与器官移植

临床实践证明，移植物能否存活在很大程度上取决于供者和受者之间的 HLA 型别是否相合及相合的程度。在配型不符的组织器官或骨髓干细胞移植中，HLA 可诱导受者产生相应的抗体和特异性 Tc 细胞，攻击移植物从而发生移植排斥反应。一般来说，移植物的存活率由高到低排列依次为：同卵双生 > 同胞 > 亲属 > 无血缘关系者。

二、HLA 与疾病关联

HLA 与某些免疫性疾病存在相关性。如强直性脊柱炎患者中 HLA-B27 抗原的阳性率高达 58%~97%，而健康的对照人群中仅为 1%~8%。迄今已发现几百种疾病与 HLA 有关联，多属自身免疫病。

> 💡 **考点提示**
>
> HLA 的医学意义

三、HLA 表达异常

（一）HLA-Ⅰ类抗原表达异常

在许多人类肿瘤的研究中发现，MHC-Ⅰ类抗原表达减弱甚至缺失，这样将使肿瘤细胞不能被 Tc 识别并攻击，导致肿瘤细胞逃避免疫作用。

（二）HLA-Ⅱ类抗原表达异常

由于感染等因素的影响，某些细胞可异常表达 HLA-Ⅱ类抗原，导致自身免疫病，如 graves 病患者的甲状腺上皮细胞、Ⅰ型糖尿病患者的胰岛 β 细胞等均发现 HLA-Ⅱ抗原异常表达。一旦靶细胞异常表达 HLA-Ⅱ类抗原，HLA-Ⅱ类抗原就可能以某种特异性方式把自身抗原呈递给自身反应性 T 细胞，从而启动自身免疫反应。

四、HLA 与亲子鉴定和法医学

由于 HLA 复合体的高度多态性，在无关个体间 HLA 表型完全相同的机会几乎为零，故 HLA 复合体被看作是伴随个体终生的特异性遗传标记。法医可通过检测 HLA 基因型及表型来进行个体识别。此外，由于 HLA 复合体具有高度多态性以及亲代与子代间单元型遗传的特点，HLA 分型还成为鉴定亲子关系的重要手段。

本章小结

人类白细胞抗原(HLA)是 MHC 的编码产物,分Ⅰ、Ⅱ、Ⅲ类抗原。HLA-Ⅰ类抗原包括 HLA-A、B、C 抗原,分布于所有有核细胞及血小板表面;HLA-Ⅱ类抗原包括 HLA-DP、DQ、DR 抗原,主要表达在 B 淋巴细胞、巨噬细胞和其他抗原递呈细胞上。HLA 参与抗原的处理和提呈,表现出 MHC 的限制性。移植物能否存活取决于供者和受者间的 HLA 型别相合的程度;HLA 与某些自身免疫性疾病如强直性脊柱炎等可能存在相关性;还可用于法医学上的个体识别和亲子鉴定。

(李 慧)

目标测试

A1 型题

1. 下列缩写代表主要组织相容性抗原的是
   A. MHC　　　　　　　　B. MHA　　　　　　　　C. MHS
   D. HLA　　　　　　　　E. MPC

2. HLA 基因复合体主要位于人类的
   A. 第三对染色体的短臂上　　B. 第四对染色体的短臂上
   C. 第五对染色体的短臂上　　D. 第六对染色体的短臂上
   E. 第七对染色体的短臂上

3. 关于 HLA 错误的是
   A. 是目前已知最复杂的人类基因系统
   B. 由 400 万碱基组成
   C. 传统上分为Ⅰ、Ⅱ、Ⅲ类基因
   D. Ⅰ类包括经典的 HLA-A、B、C、D
   E. Ⅱ类包括经典的 HLA-DP、DQ、DR

4. HLA-Ⅱ类分子经典的基因是
   A. HLA-A、B、C　　　　B. HLA-DQ　　　　　　C. HLA-DR
   D. HLA-DP　　　　　　E. HLA-DP、DQ、DR

5. 与强直性脊椎炎相关的 HLA 是
   A. B7　　　　　　　　　B. B27　　　　　　　　C. B48
   D. B51　　　　　　　　E. B52

第六章 辨别自己与非己——免疫应答

学习目标

1. 掌握:免疫应答的概念、适应性免疫应答的基本过程、T/B细胞的免疫活化与功能、细胞免疫与体液免疫的应答效应。
2. 熟悉:参与固有性免疫应答的物质及其作用、固有性免疫应答与适应性免疫应答的应答特点、抗体产生的一般规律及意义。
3. 了解:免疫调节和免疫耐受的机制和意义。

案例

根据小儿计划免疫程序,需接种乙肝疫苗、卡介苗、脊髓灰质炎疫苗、百白破三联疫苗、麻疹疫苗2~3次。

请问:1. 为什么接种疫苗以后会产生免疫力?

　　　2. 这种免疫力是如何形成的?有哪些类型?

第一节 概　　述

一、免疫应答的概念

免疫应答是指机体受抗原刺激后,免疫系统对抗原进行识别和清除所发生的一系列免疫反应过程。其生物学意义是及时清除体内抗原性异物,维持内环境的相对稳定,但在某些情况下,也可造成免疫病理损伤,引起自身免疫病、超敏反应等免疫性疾病。

二、免疫应答的类型

免疫应答按照反应中起主要作用的免疫活性细胞类型及效应的不同,可分为体液免疫应答和细胞免疫应答;按照反应发生时与抗原接触时间与次数的不同,分为初次应答和再次应答;按照反应结果的不同,分为正免疫应答和负免疫应答;按照反应对机体影响程度的不同,分为正常免疫应答和超敏反应;按照反应作用方式的不同,分为固有免疫应答和适应性免疫应答。

第二节 固有免疫应答

固有免疫应答是指机体屏障结构、固有免疫细胞和分子在识别抗原性异物后,迅速活化,产生非特异性免疫效应的过程,也称非特异性免疫或先天性免疫。固有免疫应答是生物体在长期种系发育和进化过程中逐渐形成的天然免疫机能,也是机体的第一道防御机制。其作用特点:①生来就有,受遗传控制,可稳定传给下一代;②没有明显的个体差异,但有种的差异;③无特异性,对所有的抗原性异物均有一定的免疫作用。

一、参与固有免疫应答的物质

固有免疫应答的物质主要有组织屏障、固有免疫细胞和固有免疫分子。

(一) 组织屏障

1. 皮肤黏膜及其附属成分的屏障

(1) 物理屏障 在正常情况下,致密上皮细胞组成的皮肤和黏膜组织具有机械阻挡作用,可有效阻止病原体侵入机体。黏膜上皮细胞的迅速更新、呼吸道黏膜上皮细胞纤毛的定向摆动及其表面分泌液的冲洗作用,均有助于清除粘膜表面的病原体。

(2) 化学屏障 皮肤和黏膜表面分泌物中含多种杀菌、抑菌物质。包括汗腺分泌的乳酸,皮脂腺分泌的不饱和脂肪酸,胃液中的胃酸及唾液、泪液、呼吸道、消化道和泌尿生殖道黏液中的溶菌酶、抗菌肽和乳铁蛋白等。

(3) 生物屏障 寄居在皮肤黏膜表面的正常菌群,可通过与病原体竞争结合上皮细胞、竞争吸收营养物质和分泌某些杀菌、抑菌物质等方式抵御病原体的感染。如肠道中的大肠埃希菌产生的细菌素可抑制和杀死某些病原菌;但长期滥用广谱抗生素可导致菌群失调,导致耐药菌、真菌等大量生长繁殖引起二重感染。

2. 血脑屏障 由软脑膜、脉络丛的毛细血管壁和包在壁外的星形胶质细胞形成的胶质膜构成,其组织结构致密,能阻挡血液中的病原体和其他大分子物质进入脑组织及脑室,从而对中枢神经系统产生保护作用。婴幼儿血脑屏障发育尚未完善,故易发生中枢神经系统感染。

3. 血胎屏障 由母体子宫内膜的基蜕膜、胎儿的叶状绒毛膜滋养层细胞和部分羊膜构成。此屏障不妨碍母子间营养物质的交换,正常情况下却可防止母体内病原体和有害物质进入胎儿体内,从而保护胎儿免遭感染,使之正常发育。妊娠早期(3 个月内)血胎屏障发育尚未完善,此时孕妇若感染风疹病毒、梅毒螺旋体和 HIV 等病原生物,可导致胎儿畸形、流产或死胎等。

(二) 固有免疫细胞

固有免疫细胞主要包括单核 / 巨噬细胞、中性粒细胞、树突状细胞、NK 细胞、固有样淋巴细胞等,其主要作用见表 6-1。

(三) 固有免疫分子

固有体液免疫分子主要包括补体系统、细胞因子、急性期蛋白、抗菌肽和具有抗菌作用的酶类物质。补体系统是参与固有免疫应答的最重要的免疫效应分子。主要固有免疫分子及其作用见表 6-2。

考点提示

固有免疫系统的组成及其作用

表6-1 固有免疫细胞及其主要作用

名称		特点及主要作用
吞噬细胞	单核/巨噬细胞	具有很强的变形运动和吞噬杀伤、清除病原体等抗原性异物的能力,在机体早期抗感染免疫过程中发挥重要作用:①杀伤清除病原体;②杀伤胞内寄生菌和肿瘤等靶细胞;③参与炎症反应;④加工提呈抗原启动适应性免疫应答;⑤免疫调节作用
	中性粒细胞	具有很强的趋化和吞噬能力,可吞噬杀伤病原体;也可通过调理作用或ADCC作用使其吞噬杀伤能力显著增强或使某些病原体感染的组织细胞裂解破坏
树突状细胞		为功能最强的抗原提呈细胞,通过有效提呈抗原,激活初始T细胞启动适应性免疫应答;在机体抗病毒固有免疫应答中发挥重要作用
自然杀伤细胞(NK细胞)		是一类无MHC限制,不依赖抗体、对靶细胞具有直接杀伤作用的淋巴细胞:①直接杀伤或通过ADCC作用杀伤某些肿瘤和病毒感染的靶细胞,是体内抗癌活性最强的细胞;②活化的NK细胞可合成和分泌多种细胞因子,发挥调节免疫作用等
γδT细胞		是一类执行固有免疫功能的特殊T细胞。主要分布皮肤和黏膜组织,是局部抗感染、抗肿瘤免疫的主要效应细胞。活化后γδT细胞分泌多种细胞因子参与免疫调节
NKT细胞		是一群细胞表面既有T细胞受体TCR,又有NK细胞受体的特殊T细胞亚群。主要分布于肝、骨髓和胸腺,①具有NK细胞样细胞毒活性,能非特异性杀伤肿瘤、病毒或胞内寄生菌感染的靶细胞;②能分泌IL-4、IFN-γ等细胞因子参与免疫调节和介导炎症反应

表6-2 固有免疫分子及其主要作用

名称		特点及主要作用
补体系统		是参与固有免疫应答的重要免疫效应分子,在感染早期可通过旁路途径和MBL途径激活并产生各种裂解产物:①C_{3b}、C_{4b}具有调理作用和免疫黏附作用,可促进吞噬细胞对病原体和抗原-抗体复合物清除;②C_{3a}、C_{5a}具有趋化作用,可吸引中性粒细胞到达感染部位,并使之活化发挥抗感染免疫作用
细胞因子		是参与固有免疫应答和适应性免疫应答的重要效应和调节分子(详见第二章)
其他抗菌物质	抗菌肽	是可被诱导产生的一类能够杀伤多种细菌和某些真菌、病毒、原虫或肿瘤细胞的小分子碱性多肽,能使病原体裂解,也能诱导病原体产生自溶酶、干扰病毒DNA或蛋白质合成
	溶菌酶	是体液、外分泌液和吞噬细胞溶酶体中的一种不耐热碱性蛋白质,能破坏G^+菌细胞壁肽聚糖,导致细菌裂解死亡。G^-菌对溶菌酶不敏感,但在特异性抗体和补体存在条件下也可被溶菌酶裂解破坏
	乙型溶素	是血浆中的一种对热较稳定的碱性多肽,在血浆凝固时由血小板释放,故血清中浓度显著高于血浆水平。乙型溶素可作用于G^+菌细胞膜,产生非酶性破坏效应,但对G^-菌无效
	防御素	是一类富含精氨酸耐受蛋白酶的小分子多肽,能够快速广谱杀灭病原微生物(细菌、真菌和某些有包膜病毒),并有抗肿瘤活性和免疫调节作用。作为一种新型生物活性肽,未来有望替代抗生素发挥广谱高效的抗菌作用

二、固有免疫的应答特点

（一）抗原识别特点

固有免疫细胞不表达特异性抗原识别受体,而是通过模式识别受体或有限多样性抗原识别受体,对病原体及其感染细胞、衰老损伤或癌变细胞表面某些共有特定表位分子的识别结合而被激活,产生非特异性的抗感染、抗肿瘤等免疫应答。同时参与适应性免疫应答的启动和效应过程。

（二）免疫效应特点

在趋化因子或炎症介质的作用下,固有免疫细胞可通过趋化募集,即"集中优势兵力"的方式,免疫作用迅速、广泛。而不是通过克隆扩增、分化为效应细胞后产生免疫效应。

（三）免疫记忆特点

固有免疫细胞寿命较短,在固有免疫应答中不产生记忆细胞,因此固有免疫应答维持时间短,也不会发生再次应答。

三、固有免疫应答对适应性免疫应答的影响

（一）启动适应性免疫应答

树突状细胞是体内唯一能启动初始 T 细胞活化的抗原提呈细胞,吞噬细胞在发挥吞噬功能的同时也加工提呈抗原,两者都参与适应性免疫应答的启动。

（二）影响适应性免疫应答的类型

固有免疫细胞通过识别不同种类的病原体,产生不同的细胞因子,而影响适应性免疫应答的类型。如抗原提呈细胞接受抗原刺激后,产生 IL-2 为主的细胞因子,则诱导 Th1 分化成熟,产生细胞免疫应答;产生 IL-4 为主的细胞因子,则诱导 Th2 分化成熟,产生体液免疫应答。

（三）协助适应性免疫应答产物发挥免疫效应

如适应性免疫应答产生的抗体、细胞因子等,需要借助吞噬细胞、NK 细胞和补体等,通过调理吞噬、ADCC、补体溶菌等机制发挥免疫效应,所有固有免疫应答参与适应性免疫应答的全过程。

第三节 适应性免疫应答

一、概述

（一）概念

适应性免疫应答是指机体出生后接受抗原性异物刺激,自身活化、增殖、分化产生特异性免疫效应的过程或被动接受抗体等免疫物质所获得的特异性免疫机能,又称特异性免疫应答或获得性免疫应答。包括 T 细胞介导的细胞免疫应答和 B 细胞介导的体液免疫应答。其作用特点:①后天获得,不能遗传;②有明显的个体差异;③作用有特异性。

（二）适应性免疫应答的基本过程

外周免疫器官是成熟免疫细胞定居、增殖、接受抗原刺激产生适应性免疫应答的主要场所。T/B 淋巴细胞介导适应性免疫应答的产生,其过程包括对抗原的识别、处理、信息传递,

淋巴细胞被激活、增殖、分化为效应细胞,并产生效应分子,发挥免疫效应。整个过程可分为以下三个阶段(见图 6-1)。

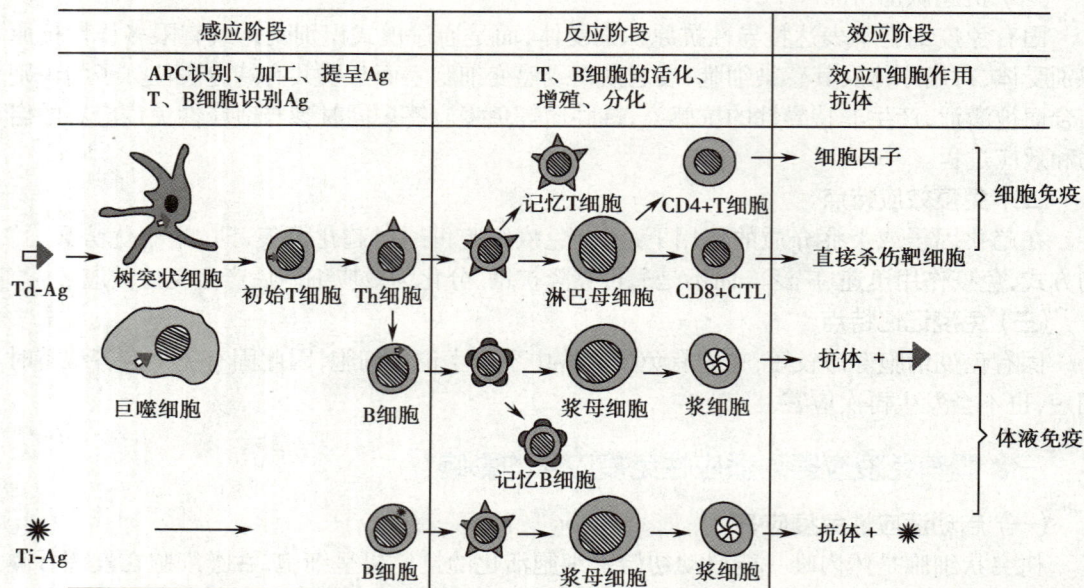

图 6-1　免疫应答的基本过程示意图

1. 感应阶段　为抗原提呈细胞(APC)对抗原的摄取、处理、递呈及免疫活性细胞识别并接受抗原刺激的阶段。APC 摄取抗原后,在细胞内将抗原加工处理成抗原肽,抗原肽与细胞内的 MHC 分子结合成复合物,在 APC 细胞的表面表达,供 T/B 淋巴细胞受体识别。Th 细胞需要双识别才能接受抗原刺激:先是 T 细胞通过其表面的 CD4 或 CD8 识别 APC 膜上的 MHC-Ⅱ 或 Ⅰ 类分子,然后 T 细胞的 TCR 才能识别 MHC-Ⅱ 或 Ⅰ 类分子上的抗原肽,即 MHC 限制性。B 细胞通过 BCR 特异性识别并结合抗原。

2. 反应阶段　为 T/B 淋巴细胞接受抗原刺激后活化、增殖和分化的阶段。T/B 细胞特异性识别抗原后,在多种细胞间黏附分子和细胞因子协同作用下,活化、增殖、分化效应 T 细胞(包括 CD4$^+$ 的效应 Th1、Th2 细胞和 CD8$^+$ 的效应 CTL)或浆细胞,并分泌免疫效应分子。同时部分接受抗原激活的 T、B 细胞可终止分化,转化为记忆细胞,长期生存。当再次接触相同抗原时,记忆细胞可迅速分化为免疫效应细胞,产生免疫效应。

3. 效应阶段　包括浆细胞分泌抗体发挥体液免疫作用和效应 T 细胞直接杀伤靶细胞或释放细胞因子发挥细胞免疫作用。

考点提示

细胞免疫、体液免疫的概念、免疫应答的场所及其基本过程

(三) 适应性免疫的应答特点

1. 特异性　适应性免疫应答具有高度特异性,只能针对刺激机体免疫系统发生免疫应答的抗原物质产生免疫效应,而不能对其他抗原产生免疫反应。

2. 记忆性　免疫系统对抗原的刺激具有记忆性,较长时间后,当同一抗原物质再次进入机体时,机体的免疫系统可迅速产生免疫效应。这种记忆性可维持很久。

3. 放大性 机体的免疫系统对抗原的刺激所发生的免疫应答在一定条件下可以扩大，少量的抗原进入即可引起全身性的免疫应答。

4. MHC 限制性 T 细胞受体在识别 APC、靶细胞与 MHC 分子结合的抗原肽时，也要同时识别提呈抗原的 MHC 分子，只有在 MHC-Ⅱ类分子与 CD4$^+$ 分子、MHC-Ⅰ类分子与 CD8$^+$ 分子相匹配的情况下，APC 提呈抗原才能完成，这称之为 MHC 限制性。

二、T 细胞介导的细胞免疫应答

（一）T 细胞对抗原的识别

T 细胞通过 TCR 识别 APC 或靶细胞表面 MHC 分子所提呈的抗原肽表位。CD4$^+$T 细胞识别 MHC-Ⅱ类分子提呈的外源性抗原，CD8$^+$T 细胞识别 MHC-Ⅰ类分子提呈的内源性抗原。

（二）T 细胞的活化、增殖与分化

T 细胞的完全活化有赖于双信号和细胞因子的作用，也是 T 细胞继续增殖和分化的基础。

1. T 细胞活化的双信号 T 细胞表面的 TCR-CD3 复合受体特异性识别结合在 APC 表面 MHC- 抗原肽后通过 CD3 分子的胞内段传入第一信号，又称抗原特异性信号，使得 T 细胞初步活化。T 细胞与 APC 表面多对共刺激分子（CD28-B7、CD2-CD58 等）相互作用产生 T 细胞活化的第二信号，又称协同共刺激信号，导致 T 细胞完全活化。若无足够的共刺激分子的信号传入，T 细胞不能活化即形成免疫耐受。

2. 细胞因子促进 T 细胞增殖和分化 T 细胞接受双活化信号刺激后，通过信号转到启动有关基因转录，表达和分泌多种细胞因子。在双信号和细胞因子的作用下，活化的 T 细胞发生增殖，其中 IL-2 是最重要的促增殖因子。扩增的 T 细胞，进一步在不同细胞因子的作用下分化成为效应性 T 细胞：CD4$^+$Th 细胞、CD8$^+$CTL 细胞和记忆性 T 细胞。

（三）T 细胞的免疫功能

1. CD4$^+$Th 细胞的免疫功能

（1）Th1 细胞：一是通过直接接触诱导 CTL 分化；二是通过释放的细胞因子募集和活化单核 / 巨噬细胞和淋巴细胞，发挥细胞免疫效应，引起为单核细胞浸润为主的炎症反应或迟发型炎症反应。故 Th1 细胞又称为炎性 T 细胞。

（2）Th2 细胞：通过分泌 IL-4、IL-5、IL-6、IL-9、IL-10 及 IL-13 等细胞因子促进 B 细胞的增殖与分化，协助体液免疫应答。

活化 T 细胞产生的主要细胞因子见表 6-3。

表 6-3 活化 T 细胞产生部分细胞因子及其作用

Th1 细胞产生的细胞因子		Th2 细胞产生的细胞因子	
种类	生物学活性	种类	生活学活性
IFN-γ	激活、增强 Mφ 吞噬杀伤功能；增强 MHC-Ⅰ/Ⅱ类分子表达，提高抗原递呈能力；促进 Th1 细胞分化，抑制 Th2 细胞的分化，促进 CTL 的成熟和杀伤性；促进 NK 细胞的杀伤活性；促进 IgG 的生成，抑制 B 细胞合成 IgE	IL-4、IL-5、IL-6、IL-9、IL-10 及 IL-13 等	可促进 B 细胞的增殖、分化、抗体的生成，故 Th2 细胞的主要作用是增强 B 细胞介导的体液免疫应答

续表

Th1 细胞产生的细胞因子		Th2 细胞产生的细胞因子	
种类	生物学活性	种类	生活学活性
IL-2	促进活化 T 细胞的增殖、分化和细胞因子产生；促进 CTL 增殖和杀伤活性；促进 B 细胞的增殖、分化和抗体分泌；活化 NK、Mφ，促进其杀伤活性；诱导 LAK 和 TIL 的抗瘤活性	IL-4、IL-5	可诱导 IgE 的生成和嗜酸性粒细胞的活化，故 Th2 细胞在变态反应及抗寄生虫感染中发挥重要作用
GM-CSF	促进骨髓造血干细胞的增殖和分化；活化粒细胞和单核 - 巨噬细胞的功能		
TNF-β（LT）	杀伤靶细胞和炎症作用；抗病毒作用；激活中性粒细胞、Mφ，释放 IL-1、IL-6、IL-8 等		

许多疾病的发生和结局与 Th1 细胞 / Th2 细胞失衡有关。例如，类风湿关节炎和多发性硬化症与 Th1 细胞因子分泌过多有关，而特应性皮炎和支气管哮喘与 Th2 细胞因子分泌过多有关。

2. CD8$^+$CTL 细胞的免疫功能　CTL 主要功能是特异性直接杀伤靶细胞。主要通过两种机制发挥细胞毒作用：一是分泌穿孔素、颗粒酶、颗粒溶解素及 LT 等物质直接杀伤靶细胞；二是通过高表达的 FasL 与靶细胞表面的 Fas 结合，诱发一系列酶促反应，启动细胞"自杀"信号，导致靶细胞凋亡。CTL 在杀伤靶细胞的过程中自身不受伤害，可连续杀伤多个靶细胞。

（四）细胞免疫的应答特点

反应迟缓：一般需要 1~3 天；反应多局限于抗原所在部位；常伴有迟发型超敏反应；反应局部以单核细胞、巨噬细胞和淋巴细胞浸润为主。

（五）细胞免疫的应答效应

1. 抗感染作用　细胞免疫主要针对胞内寄生菌（如结核分枝杆菌、伤寒沙门菌、麻风分枝杆菌等）、胞内病毒、真菌及某些寄生虫感染发挥作用。

考点提示
细胞免疫的生物学效应

2. 抗肿瘤作用　CTL 细胞可直接杀伤带有相应抗原的肿瘤细胞，细胞免疫过程中产生的某些细胞因子（如 TNF、IFN）在抗肿瘤免疫中也具有一定的作用。

3. 免疫损伤　细胞免疫亦可导致迟发型超敏反应、移植排斥反应及某些自身免疫性疾病等。

三、B 细胞介导的体液免疫应答

B 细胞接受相应的抗原刺激后，活化、增殖并最终分化为浆细胞，产生特异性抗体进入体液，发挥免疫效应，此过程也称为体液免疫应答。B 细胞介导的适应性免疫应答依据抗原的不同可分为对 T 细胞依赖抗原（TD-Ag）的免疫应答和对 T 细胞非依赖抗原（TI-Ag）的免疫应答。在应答过程中，前者需要 Th 细胞的辅助，后者不需要。

（一）B 细胞对 TD 抗原的识别与应答

B 细胞对 TD 抗原的免疫应答，必须在 Th2 细胞和其产生的细胞因子辅助下，接受抗原刺激,活化、增殖、分化为浆细胞,再产生抗体发挥体液免疫效应。

1. CD4+T 细胞对 TD 抗原的识别与活化

TD 抗原进入机体后,经 APC 摄取、加工、处理后,以抗原肽-MHC Ⅱ分子复合物的形式,被 Th2 细胞的 TCR 和 CD4 分子识别(双识别)而活化。活化的 Th2 细胞通过分泌 IL-4、IL-5、IL-6、IL-9、IL-10 及 IL-13 等细胞因子促进 B 细胞的增殖与分化。

2. B 细胞对 TD 抗原的识别与活化

(1) B 细胞借助表面的抗原受体(BCR-CD19/CD21/CD81 复合物)特异性结合识别抗原。BCR 识别抗原的特点是:①可直接识别抗原分子表面的 B 细胞表位,不需 APC 的加工处理,故识别抗原不受 MHC 限制:②除识别蛋白质抗原外,还可识别多糖、脂类及核酸类抗原。

(2) 双信号刺激使 B 细胞的活化、增殖与分化。活化的第一信号为 B 细胞通过抗原受体与抗原特异性结合,产生的识别抗原信号,第二活化信号也是协调刺激信号,主要由多对黏附分子相互识别与结合产生,最重要是 B 细胞表面的 CD40 与活化的 CD4+T 细胞表面 CD40L 的结合,形成的 CD40-CD40L 在 B 细胞活化、针对 TD 抗原的抗体产生、Ig 类型转换、记忆 B 细胞和生发中心的产生、诱导静止期 B 细胞的活化、阻断 B 细胞的凋亡等诸方面发挥重要作用(见图 6-2)。

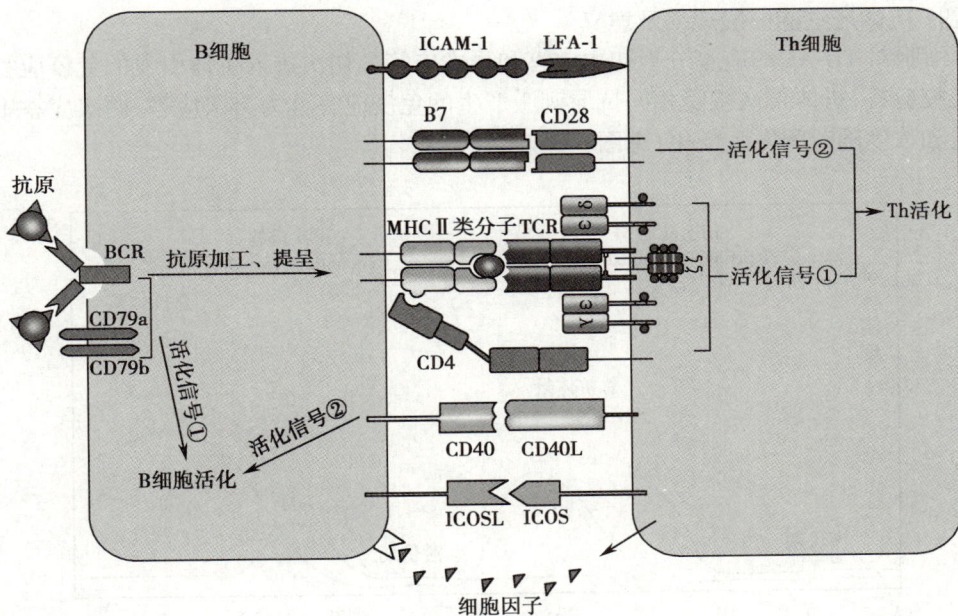

图 6-2　B 细胞与 Th 细胞间相互作用示意图

3. 活化的 B 细胞分化形成浆细胞,产生抗体

活化的 B 细胞表达多种细胞因子受体,在 Th2 细胞分泌的细胞因子(如 IL-4、IL-5、IL-6、IL-9、IL-10 及 IL-13 等)作用下,大量增殖,并分化为浆细胞,浆细胞合成分泌抗体,发挥体液免疫效应。在 B 细胞的分化过程中,部分 B 细胞转化为记忆性 B 细胞(Bm)。当再次接受相同抗原刺激时,可迅速活化、增殖、分化为浆细胞,产生抗体,发挥再次免疫应答效应。

(二) B 细胞对 TI 抗原的识别与应答

TI-Ag(如细菌的脂多糖、荚膜多糖、聚合鞭毛素等)可以直接与 B 细胞膜表面的 BCR 结合,较强的刺激信号导致 B 细胞活化、增殖、分化为浆细胞,产生抗体发挥免疫效应。

与 TD-Ag 相比,TI-Ag 刺激机体产生的体液免疫应答具有下列三个特点:①TI-Ag 能直接刺激 B 细胞活化,不需要 APC 加工处理,不需要 Th 细胞的辅助。②在免疫应答的过程中不产生记忆 B 细胞,因此 TI-Ag 激发的体液免疫应答没有再次应答。③TI 抗原只能诱导 B 细胞产生 IgM 类抗体,但其比 TD 抗原的应答出现早,在感染早期发挥重要作用。

(三)体液免疫的应答效应

B 细胞介导的体液免疫应答最终可通过其效应分子 - 抗体发挥免疫效应作用。

> **考点提示**
> 体液免疫的生物学效用

1. **中和作用** 抗毒素与外毒素结合后能中和其毒性;针对病毒产生的中和抗体与相应病毒结合,阻断病毒进入细胞,中和病毒感染性。

2. **调理作用** 抗体与相应抗原结合后,以其 Fc 段与吞噬细胞的 Fc 受体结合,增强吞噬细胞的吞噬作用,促进对抗原性异物的清除。

3. **激活补体** 抗体与抗原特异性结合后,启动补体激活的经典途径,引起溶菌杀菌细胞毒效应。

4. 介导 ADCC 作用,杀伤肿瘤细胞及病毒感染的靶细胞。

5. 参与 Ⅰ、Ⅱ、Ⅲ型超敏反应

(四)抗体产生的一般规律及意义

B 细胞对 TD-Ag 的应答分为初次应答和再次应答。初次进入机体引发的免疫应答称为初次免疫应答,机体再次接受相同抗原刺激产生的免疫应答称为再次应答,两次应答中抗体的性质和浓度随时间发生变化(见图 6-3)。

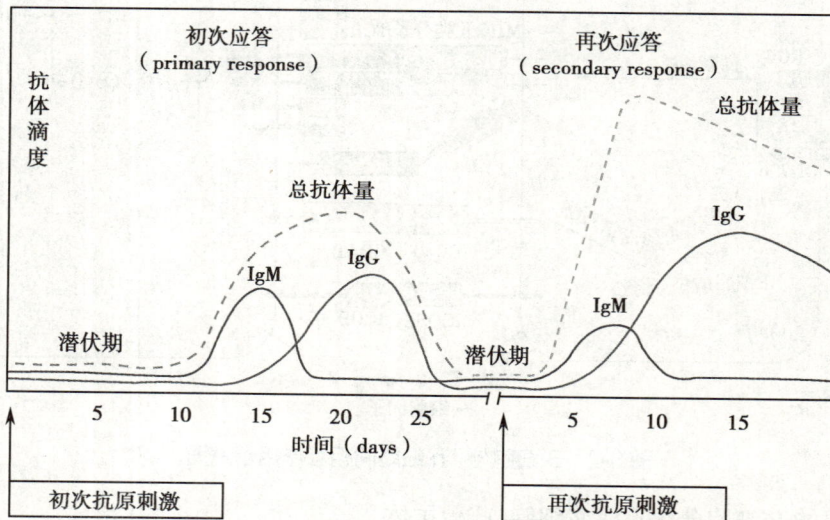

图 6-3 抗体产生一般规律示意图

1. **初次应答** TD-Ag 首次进入机体,需经过一定的潜伏期,一般为 1~2 周,才在血液中出现特异性抗体,2~3 周达到高峰,潜伏期长短与抗原性质有关。初次应答抗体产生有以下特点:①潜伏期长。②产生的抗体浓度低。③抗体在体内持续时间短。④抗体与抗原的亲和力低,抗体以 IgM 为主。

2. 再次应答 也称回忆反应,相同抗原再次进入机体后,免疫系统可迅速、高效地产生特异性应答。再次应答的细胞学基础是在初次应答的过程中形成了记忆 B 细胞,由于记忆 B 细胞经历了增殖、突变、选择等,与抗原有较高的亲和力。再次应答的特点是:①潜伏期短,一般为 1~3 天,血液中即出现抗体。②产生的抗体浓度高。③抗体在体内持续时间长。④抗体与抗原的亲和力高,抗体以 IgG 为主。(见表 6-4)

表6-4 初次应答与再次应答的比较

区别	初次应答	再次应答
潜伏期	长(1~2 周)	短(1~2 天)
抗体类型	以 IgM 为主	以 IgG 为主
抗体效价	低	高
抗体维持时间	短	长
抗体亲和力	弱	强

3. 医学意义

掌握抗体产生的一般规律,在医学实践中具有重要的指导作用:①疫苗接种或制备免疫血清,应采用再次或多次加强免疫,以产生高浓度、高亲和力的抗体,获得良好的免疫效果。②在免疫应答中,IgM

> **考点提示**
> 初次应答、再次应答的特点及意义

产生早、消失快,因此临床上检测特异性 IgM 作为病原微生物早期感染的诊断指标。③在检测特异性抗体的量作为某种病原微生物感染的辅助诊断时,要在疾病的早期和恢复期,抽取病人的双份血液标本做抗体检查,一般抗体滴度增长 4 倍有诊断意义。

第四节 免疫调节

免疫调节是指机体在遗传基因的调控下,免疫细胞、免疫分子、神经内分泌系统共同参与,使免疫应答强度适宜,维持机体内环境稳定的过程。免疫调节与免疫应答是同步进行的。免疫调节过程中,任何一个环节失误,均会对机体产生不利影响,导致自身免疫病、超敏反应、恶性肿瘤等疾病的发生。

一、基因水平的调控

机体的免疫调节受多种多种基因(包括 TCR/BCR 基因、MHC、细胞因子基因、黏附分子基因等)的调控,其中最重要有两类:①编码抗原受体的 TCR/BCR 基因,这是免疫系统识别"自己"与"非己"的手段,也是决定免疫应答特异性与可反应性的物质基础,使机体获得了针对周围环境几乎所有抗原发生免疫应答的能力。其遗传基础由淋巴细胞发育成熟过程中 TCR/BCR 胚系基因片段发生不同重排和组合而决定。②编码控制免疫应答分子的 MHC 基因,包括控制免疫细胞相互作用的基因和控制机体对特定抗原发生免疫应答能力的基因等。MHC 的表达及其表达产物的作用十分重要,因为多种免疫细胞对抗原的识别过程均有 MHC 限制性,及双重识别;同时 MHC 在整个人群中呈高度的多态性,使不同个体有不同的免疫应答能力,也就有不同的疾病易感性。

二、分子水平的调控

（一）抗原的调节

抗原的性质、剂量、进入体内的途径等不同环节,都会直接调节特异性免疫应答。结构相似的抗原有相互干扰特异性抗体应答的能力。随着抗原浓度的减少及消失,相应免疫应答的总体幅度也逐渐下降。

（二）抗体的调节

抗体与抗原结合,加速了抗原的清除,从而降低了抗原浓度;特异性抗体诱导产生抗独特性抗体,这些抗独特性抗体能识别结合 B 细胞抗原受体（BCR）,阻断了抗原与 B 细胞的结合,从而终止 B 细胞的应答。

（三）补体的调节

补体成分主要通过补体激活的调控机制及与细胞表面的补体受体结合这两种方式调节免疫应答。

（四）细胞因子的调控

在免疫应答的不同阶段,均有多种不同的细胞因子参与,各种细胞因子之间及细胞因子与免疫细胞之间通过促进或抑制作用来发挥免疫调节作用。

三、细胞水平的调节

（一）T 细胞的调节

Th 细胞根据分泌的细胞因子不同而分为 Th1 和 Th2 两类,它们在免疫应答的调节中起不同的作用:Th1 细胞分泌的 IFN-γ 和 IL-2 等,与 T_{DTH} 细胞和 CTL 细胞的增殖、分化、成熟有关,促进细胞介导的免疫应答和炎症反应。Th2 细胞产生 IL-4、IL-5、IL-6、IL-10 和 IL-13 等,促进 B 细胞的增殖、分化、产生抗体,增强抗体介导的体液免疫应答。所以 Th1 细胞占优势时,可抑制体液免疫应答;而 Th2 细胞占优势时,则可抑制细胞免疫应答。另外,效应 $CD4^+Th$ 细胞还能活化 Mφ、NK 细胞,增强其吞噬、杀伤功能。CTL 具有特异性直接杀伤靶细胞和抑制免疫应答的双重作用。

（二）B 细胞的调节

B 细胞既是体液免疫应答的效应细胞、又是抗原递呈细胞,其参与免疫调节的作用主要是:①递呈抗原,促进 T 细胞活化;②激活的 B 细胞分泌细胞因子,调节免疫应答;③转化形成浆细胞产生分泌抗体,调节免疫应答。另外还可通过细胞因子调节自身 B 细胞或其他 B 细胞的增殖、分化或调节 B 细胞的凋亡。

另外,APC、NK 也参与机体的免疫调节作用。

四、神经 - 内分泌 - 免疫网络的调节

（一）神经、内分泌系统与免疫系统之间的调节

神经、内分泌系统主要通过释放神经递质、分泌激素对免疫系统进行调节。几乎所有的免疫细胞上都有不同的神经递质和激素的受体,不同的激素和递质作用于不同的细胞发挥不同的免疫调节作用。如生长素、甲状腺素等能增强免疫功能,而糖皮质激素、性激素等可抑制免疫功能。同时免疫系统也产生类似神经递质或激素的可溶性分子或细胞因子,反作用于神经 - 内分泌系统,他们彼此互相影响构成对免疫调节的一个完整网络,使机体各方面

的功能活性维持在相对稳定状态。如果人的神经 - 内分泌系统功能失调,会导致免疫功能下降或异常,发生感染、肿瘤、免疫性疾病。

(二) 独特型网络调节

Jerne 的独特型网络学说(图 6-4)认为免疫系统的各个细胞克隆通过自我识别,相互刺激或相互制约,构成一个动态平衡的网络结构,对免疫应答进行自我调节。独特型即分布在 Ig 和 TCR 分子可变区内的"个体"抗原特异性。当抗原进入机体被相应的 B 细胞克隆(克隆 1)识别而产生特异性抗体(Ab1),体内另一 B 细胞克隆(克隆 2)可产生针对 Ab1 独特型的抗体(Ab2)。Ab2 的独特型又可诱导第三个 B 细胞克隆(克隆 3)产生抗抗独特型抗体(Ab3)。Ab2 可与 B 细胞克隆 1 结合并抑制 Ab1 的产生,从而抑制由抗原诱导的免疫应答;同样,Ab3 又可抑制 B 细胞克隆 2 产生 Ab2。独特型 - 抗独特型相互之间的一系列连锁反应,各细胞克隆之间互相制约,使免疫应答得到适当控制,调节在一定的水平。

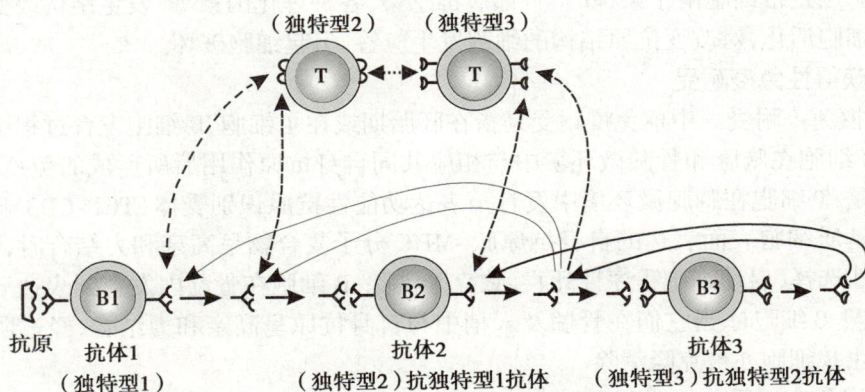

图 6-4 独特型网络作用示意图

第五节 免疫耐受

免疫耐受是指机体免疫系统接触某种抗原后所表现的特异性免疫无应答状态。按照免疫耐受形成的特点,可分为天然免疫耐受(固有免疫耐受)和获得性免疫耐受(适应性免疫耐受);按照免疫耐受的程度,又可分为完全耐受和不完全耐受。

一、免疫耐受诱发的条件

(一) 抗原因素

抗原种类、性质、剂量和注射途径均影响免疫耐受的形成。一般来说,抗原的异源性远、分子结构差异大,则免疫原性强,反之,免疫原性弱,易诱导免疫耐受;分子量大、颗粒性及蛋白质聚合物的免疫原性强,而分子量小、可溶性、非聚合的单体蛋白则易导致免疫耐受;TI 抗原在高剂量时才诱导 B 细胞耐受,TD 抗原在高剂量或低剂量均可诱导耐受;抗原注入途径引起免疫耐受的顺序为:静脉注射 > 口服 > 腹腔注射 > 皮下 > 肌肉注射。另外,抗原存在持续时间是维持免疫耐受状态的重要条件。

(二) 机体因素

影响免疫耐受的机体因素主要有遗传因素、年龄、免疫系统的发育程度以及机体的免疫功能状况。一般机体免疫系统发育越成熟,诱导耐受性的难度越大,胚胎期、新生期的免疫系统接触抗原后,极易导致终生或长期的耐受性,这主要与免疫系统发育未成熟有关。不同种属、品系的动物,免疫耐受的难易有明显差异。若使用免疫抑制剂或抗淋巴细胞抗体使机体免疫功能处于暂时抑制状态,再用耐受原诱导,则较易形成免疫耐受。

二、免疫耐受发生的机制

(一) 天然免疫耐受

1. 缺乏识别自身抗原的受体。如吞噬细胞表面表达的多糖受体(如甘露糖受体)不识别正常细胞(无相应多糖,或被唾液酸等遮盖)表面的自身抗原,使自身抗原处于被忽视的状态。

2. 某些细胞表面,存在抑制性受体或抑制性结构。如 NK 细胞表面存在的 KIR,识别正常细胞表面的 MHC-Ⅰ 类分子,活化并传递抑制性信号到细胞内,致使 NK 细胞不破坏正常自身细胞。当正常细胞由于某种因素(如病毒感染,各种理化因素等)发生结构改变时,可致上述二种细胞活化,对改变抗原结构的细胞发生应答,引起细胞破坏。

(二) 获得性免疫耐受

1. 中枢免疫耐受 中枢免疫耐受是指在胚胎期或在 T 细胞、B 细胞发育过程中,不成熟 T 细胞、B 细胞在胸腺和骨髓微环境中与相应共同自身抗原作用后所形成的免疫耐受。其形成机制是:T 细胞在胸腺微环境中发育至表达功能性抗原识别受体(TCR-CD3)阶段,TCR 与微环境基质细胞表面表达的自身抗原肽 -MHC 分子复合物呈高亲和力结合时,引发阳性选择或阴性选择,启动细胞程序性死亡,致克隆消除;B 细胞在骨髓内发育到表达 mIgM-Igα/Igβ 的未成熟 B 细胞时,当它们在骨髓及末梢中与自身抗原呈高亲和力结合,经过阴性选择、自身反应性 B 细胞亦被克隆消除。

2. 外周免疫耐受 外周免疫耐受是指在外周免疫器官,T 细胞、B 细胞对内源性或外源性抗原刺激产生的特异性免疫不应答。其主要形成机制是:①克隆清除及免疫忽视:在体内外周器官中表达的组织特异性抗原并不在胸腺或骨髓中表达,这部分自身抗原形成耐受有两种情况:一是组织特异自身抗原浓度高者,T 细胞克隆的 TCR 对这类抗原具有高亲和力,经 APC 提呈诱发免疫应答,将此类 T 细胞清除,称克隆清除。二是 T 细胞克隆的 TCR 对组织特异自身抗原的亲和力低,或这类自身抗原浓度很低,经 APC 提呈,在正常情况下,不引起自身免疫病的发生,称为免疫忽视。②抑制性细胞的作用:具有抑制作用的 Ts 细胞通过产生和分泌 TGF-β,抑制 Th 及 CTL 功能,阻断 B 细胞分化,而抑制免疫应答。③解剖位置与免疫细胞隔离:机体的某些组织(脑、眼的前房、胎盘等)由于生理屏障和局部产生的抑制性细胞因子,在生理条件下不引发免疫应答。

三、免疫耐受的临床意义

免疫耐受的维持、诱导和破坏影响着机体内环境的稳定和许多临床疾病的发生、发展与转归。人工诱导和维持免疫耐受性可用来防治超敏性疾病、自身免疫性疾病以及移植物的排斥反应。在某些感染性疾病以及肿瘤生长过程中,设法解除免疫耐受、激发免疫应答将有利于对病原体的清除及肿瘤的控制。

(一) 维护自身稳定

免疫耐受是免疫系统对正常机体组织成分不产生应答的一种表现,有助于维护内环境的稳定。

（二）防止移植排斥反应

建立有效的移植免疫耐受,是防止移植器官排斥反应、延长移植物存活时间的重要策略。

（三）控制自身免疫病

自身免疫病的发生就是由于机体自身耐受终止或破坏所致,所以提高机体对自身成分的耐受和去除导致免疫耐受破坏的因素是防治自身免疫病的根本办法。

（四）防治超敏反应

通过 B 克隆清除或主动抑制,有可能诱导 I 型超敏反应患者对过敏原的耐受,从而防治 I 型超敏反应性疾病。

（五）打破对肿瘤的免疫耐受

肿瘤发生就是机体对肿瘤抗原产生"耐受"的结果,诱导肿瘤特异性淋巴细胞活化,可产生有效的抗肿瘤免疫应答。

本章小结

免疫应答是指机体受抗原刺激后,免疫系统对抗原进行识别和清除所发生的一系列免疫反应过程。机体免疫系统在抗原物质侵入机体后,首先启动固有免疫应答,如果不能清除该抗原,则启动适应性免疫应答。适应性免疫应答分为体液免疫应答和细胞免疫应答。免疫应答的基本过程分为感应、反应、效应三个阶段。效应性 T 细胞通过产生细胞因子和细胞毒作用,发挥细胞免疫功能;B 细胞分化为浆细胞,合成分泌抗体,发挥体液免疫功能。通过免疫应答的调节维护内环境的稳定。建立免疫耐受可以防治超敏反应、移植排斥、自身免疫病。

（孙荣华）

目标测试

A1 型题

1. 下列哪个不是初次免疫应答时产生抗体的特点是
   A. 以 IgM 为主　　　B. 维持时间短　　　C. 潜伏期长
   D. 抗体效价低　　　E. 亲和力高
2. 再次免疫应答时产生抗体的特点是
   A. 亲和力低　　　B. 潜伏期长　　　C. 抗体效价高
   D. 维持时间短　　　E. 以 IgM 为主
3. 免疫应答的过程不包括
   A. B 细胞在骨髓内的分化成熟
   B. APC 对抗原的处理和提呈
   C. T 细胞对抗原的特异性识别
   D. T、B 细胞的活化、增殖
   E. 效应细胞和效应分子的产生和作用
4. 既具有抗原提呈作用又具有杀菌作用的细胞
   A. T 细胞　　　B. 中性粒细胞　　　C. 巨噬细胞
   D. 树突状细胞　　　E. B 细胞

5. 免疫应答过程不包括

   A. B 细胞对抗原的特异性识别

   B. 巨噬细胞对抗原的活化、增殖和分化

   C. T 细胞在胸腺内分化、成熟

   D. 效应细胞和效应分子的产生和作用

   E. T 细胞和 B 细胞的活化、增殖和分化

6. 下列哪一种生理功能不属于体液免疫的生物学效能?

   A. 毒素中和作用　　　　　　B. 诱导溶菌作用　　　　　C. 介导 ADCC

   D. 抗肿瘤效应　　　　　　　E. 吞噬调理作用

7. 固有免疫包括

   A. NK 细胞的杀伤作用　　　　　　B. 吞噬细胞的吞噬作用

   C. 血脑屏障　　　　　　　　　　　D. 补体

   E. 以上都是

8. 发生免疫应答的主要部位在

   A. 免疫细胞　　　　　　　　B. 周围免疫器官　　　　　C. 中枢免疫器官

   D. 免疫分子　　　　　　　　E. MHC 基因产物

第七章　矛盾的交织——抗原抗体反应

学习目标

1. 掌握：抗原抗体反应的特点、影响抗原抗体反应的因素。
2. 熟悉：抗原抗体反应的原理。
3. 了解：抗原抗体反应的类型及其应用。

　　抗原抗体反应是指抗原与相应抗体在体内或在体外所发生的特异性结合反应。体内反应可介导吞噬、溶菌、杀菌、中和毒素等作用；体外反应则根据抗原的物理性状、抗体的类型及参与反应的介质（例如电解质、补体、固相载体等）不同，可出现凝集反应、沉淀反应、补体参与的反应及中和反应等各种不同的反应类型。因抗体主要存在于血清中，在抗原或抗体的检测中多采用血清作试验，所以体外抗原抗体反应亦称为血清反应。

案例

　　抗原抗体反应往往给人们带来出其不意的效果，早在 1896 年，Widal 就利用伤寒病人的血清与伤寒杆菌发生特异性凝集的现象，有效地诊断伤寒病。至 1900 年 Landsteriner 在特异性血凝现象的基础上发现了人类血型，并于 1930 年获得了诺贝尔医学奖。

　　请问：1. 什么是抗原抗体反应？为什么抗原抗体反应可以诊断疾病，鉴定血型？
　　　　　2. 抗原抗体有哪些类型？会出现哪些反应？

第一节　抗原抗体反应的原理

　　抗体能特异性地识别相应的抗原并与之结合，这种特异性结合是基于两个分子间的结构互补性与亲和性。抗原抗体反应可在体内进行，也能在体外发生。

考点提示

　　抗原抗体的特异性结合的作用力中最大、最小的作用力

一、抗原抗体的结合力

　　抗原抗体间有四种分子间引力参与并促进相互特异性结合。

　　1. 电荷引力（库仑引力或静电引力）　这是抗原抗体分子带有相反电荷的氨基和羧基基团之间相互吸引的力。

2. 范德华引力 这是原子与原子、分子与分子互相接近时发生的一种吸引力,实际上也是电荷引起的引力。这种作用力作用最小。

3. 氢键结合力 氢键是由分子中的氢原子和电负性大的原子如氮、氧等相互吸引而形成的。当具有亲水基团(例如—OH,—NH$_2$及—COOH)的抗体与相对应的抗原彼此接近时,可形成氢键桥梁,使抗原与抗体相互结合。氢键结合力较范登华引力强,并更具有特异性,因为它需要有供氢体和受氢体才能实现氢键结合。

4. 疏水作用 抗原抗体分子侧链上的非极性氨基酸(如亮氨酸、缬氨酸和苯丙氨酸)在水溶液中与水分子间不形成氢键。当抗原表位与抗体结合点靠近时,相互间正、负极性消失,由于静电引力形成的亲水层也立即失去,排斥了两者之间的水分子,从而促进抗原与抗体间的相互吸引而结合。这种疏水结合对于抗原抗体的结合是很重要的,提供的作用力最大。

二、抗原抗体的亲和性与亲和力

亲和性是指抗体分子上一个抗原结合点与一个相应抗原表位之间的结合强度,抗原抗体的亲和性取决于两者空间构型互补程度。亲和性用平衡常数 K 表示,K 值越大,亲和性越高,抗体与抗原结合越牢固。亲和力是指一个完整抗体分子的抗原结合部位与若干相应抗原表位之间的结合强度,亲和力与亲和性、抗体的结合价、抗原的有效抗原表位数目有关。

三、亲水胶体转化为疏水胶体

抗体是球蛋白,大多数抗原亦为蛋白质,它们溶解在水中皆为胶体溶液,不会发生自然沉淀。这种亲水胶体的形成机制是因蛋白质含有大量的氨基和羧基残基,这些残基在溶液中带有电荷,由于静电作用,在蛋白质分子周围出现了带相反电荷的电子云。如在 pH7.4 时,某蛋白质带负电荷,其周围出现极化的水分子和阳离子,这样就形成了水化层,再加上电荷的相斥,就保证了蛋白质不会自行聚合而产生沉淀。

抗原抗体的结合使电荷减少或消失,电子云也消失,蛋白质由亲水胶体转化为疏水胶体。此时,如再加入电解质,如 NaCl,则进一步使疏水胶体物相互靠拢,形成可见的抗原抗体复合物。

第二节 抗原抗体反应的特点

一、特异性

抗原抗体的结合实质上是抗原表位与抗体超变区中抗原结合点之间的结合。由于两者在化学结构和空间构型上呈互补关系,所以抗原与抗体的结合具有高度的特异性。这种特异性如同钥匙和锁的关系。例如白喉抗毒素只能与相应的外毒素结合,而不能与破伤风外毒素结合。但较大分子的蛋白质常含有多种抗原表位。如果两种不同的抗原分子上有相同的抗原表位,或抗原、抗体间构型部分相同,皆可出现交叉反应。

考点提示

抗原抗体反应的四大特点

二、比例性

在抗原抗体特异性反应时,生成结合物的量与反应物的浓度有关。无论在一定量的抗体中加入不同量的抗原或在一定量的抗原中加入不同量的抗体,均可发现只有在两者分子比例合适时才出生现最强的反应。以沉淀反应为例,若向一排试管中加入一定量的抗体,然后依次向各管中加入递增量的相应可溶性抗原,根据所形成的沉淀物及抗原抗体的比例关系可绘制出反应曲线(图7-1)。从图中可见,曲线的高峰部分是抗原抗体分子比例合适的范围,称为抗原抗体反应的等价带。在此范围内,抗原抗体充分结合,沉淀物形成快而多。其中有一管反应最快,沉淀物形成最多,上清液中几乎无游离抗原或抗体存在,表明抗原与抗体浓度的比例最为合适,称为最适比。在等价带前后分别为抗体过剩和抗原过剩则无沉淀物形成,这种现象称为带现象。出现在抗体过剩带时,称为前带,出现在抗原过剩时,称为后带。

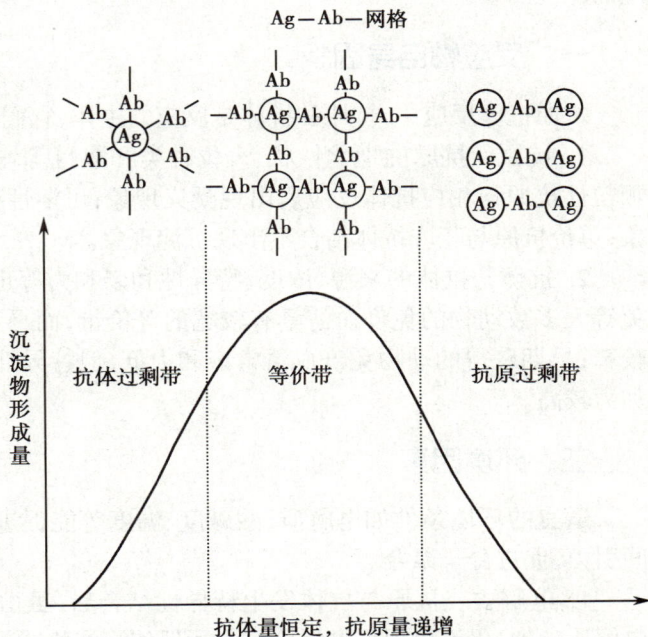

图 7-1 沉淀反应中沉淀量与抗原抗体的比例关系
Ag:抗原;Ab:抗体

三、可逆性

可逆性是指抗原与相应的抗体结合成复合物后,在一定条件下又可解离为游离抗原和抗体的特性。抗原抗体复合物解离取决于两方面的因素,一是抗体对相应抗原的亲和力;二是环境因素对复合物的影响。高亲和性抗体的抗原结合点与抗原表位的空间构型上非常适合,两者结合牢固,不容易解离。反之,低亲和性抗体与抗原形成的复合物较易解离。解离后的抗原或抗体均能保持未结合前的结构、活性及特异性。在环境因素中,凡是减弱或消除抗原抗体亲和力的因素都会使逆向反应加快,复合物解离增加。免疫技术中的亲和层析就是以此为根据来纯化抗原或抗体。

四、阶段性

抗原抗体反应分为两个阶段,第一阶段是抗原与抗体特异性结合阶段,其特点是反应快,可在数秒至数分钟内完成,一般不能为肉眼所见;第二阶段为反应可见阶段,根据参加反应的抗原的物理性状的不同,可出现凝集、沉淀和细胞溶解等现象。反应可见阶段所需时间较长,数分钟、数小时到数日不等,且受电解质、温度和酸碱度等因素的影响。

第三节　影响抗原抗体反应的因素

影响抗原抗体反应的因素较多,一方面是抗原、抗体反应物的自身因素,另一方面是反应的环境因素。

一、反应物自身因素

抗原抗体反应中,抗原和抗体是反应的主体,它们的自身特性直接影响抗原抗体反应。

1. 抗原　抗原的理化性状、表位种类和数目等均可影响抗原抗体反应的结果。例如,颗粒性抗原与相应抗体反应后出现凝集现象;可溶性抗原与相应的抗体反应后出现沉淀现象;单价抗原与相应抗体结合不出现沉淀现象。

2. 抗体　抗体的来源、浓度、特异性和亲和力等也可影响抗原抗体反应结果。例如,家兔等大多数动物的免疫血清具有较宽的等价带,而马和人等许多大动物的免疫血清等价带较窄;早期获得的动物免疫血清常亲和力低,但特异性较好,而后期获得的免疫血清一般亲和力较高。

二、环境因素

适宜的环境条件如电解质、酸碱度、温度等能促进抗原抗体分子的紧密接触,增强分子间引力,促进分子聚合。

1. 电解质　抗原与抗体发生特异性结合后,虽由亲水胶体变为疏水胶体,若溶液中无电解质参加,仍不出现可见反应。为了促使沉淀物或凝集物的形成,常用0.85%氯化钠或各种缓冲液作为抗原及抗体的稀释液。由于氯化钠在水溶液中解离成Na^+和Cl^-,可分别中和胶体粒子上的电荷,使胶体粒子的电势下降。当电势降至临界电势(12~15mV)以下时,则能促使抗原抗体复合物从溶液中析出,形成可见的沉淀物或凝集物。

2. 酸碱度　抗原抗体反应必须在合适的pH环境中进行。蛋白质具有两性电离性质,因此每种蛋白质都有固定的等电点。抗原抗体反应一般在pH为6~8进行。pH过高或过低都将影响抗原与抗体的理化性质,例如pH达到或接近抗原的等电点时,即使无相应抗体存在,也会引起颗粒性抗原非特异性的凝集,造成假阳性反应。

3. 温度　在一定范围内,温度升高可加速分子运动,抗原与抗体碰撞机会增多,使反应加速。但若温度高于56℃时,可导致已结合的抗原抗体再解离,甚至变性或破坏;在40℃时,结合速度慢,但结合牢固,更易于观察。常用的抗原抗体反应温度为37℃。每种试验都有其独特的最适反应温度,例如冷凝集素在4℃左右与红细胞结合最好,20℃以上反而解离。

此外,适当振荡也可促进抗原抗体分子的接触,加速反应。

第四节　抗原抗体反应的类型

根据抗原和抗体性质的不同和反应条件的差别,抗原抗体反应出现的现象不同,以及反应时参与的条件不同,可将抗原抗体反应分为凝集反应、沉淀反应、补体参与的反应、中和反应、标记免疫反应五种类型(表7-1)。利用这些类型的抗原抗体反应建立了各种免疫学技术,在医学检验中广泛用于抗原和抗体的检测。为了提高反应的敏感性和特异性,便发展了一些新的试验类型,如酶标技术、荧光标记技术等。

表 7-1 抗原抗体反应的类型

反应类型	实验技术	检测方法
凝集反应	直接凝集反应	肉眼或显微镜观察凝集现象
	间接凝集反应	同上
	抗球蛋白试验	同上
沉淀反应	液相沉淀反应	观察沉淀,检测浊度
	凝胶内沉淀反应	观察扫描沉淀线或沉淀环
	免疫电泳技术	观察沉淀峰、沉淀弧等
补体参与的反应	补体溶血试验	观察测定溶血现象
	补体结合试验	同上
中和反应	病毒中和试验	检测病毒感染性
	毒素中和试验	检测外毒素毒性
标记免疫反应	放射免疫技术	检测放射性强度
	酶标记免疫技术	检测酶底物显色
	荧光免疫技术	检测荧光现象
	化学发光技术	检测发光强度
	金标免疫技术	检测金颗粒沉淀

本章小结

　　抗原抗体反应指抗原与相应的抗体之间所发生的特异性结合反应,这种特异性结合取决于抗原表位与抗体超变区结构的互补性与亲和性。抗原抗体之间的结合力参与并促进抗原与相应抗体结合形成抗原抗体复合物,由亲水胶体转化为疏水胶体。抗原抗体之间的结合力涉及静电引力、范德华引力、氢键和疏水作用力,其中范德华力作用最小;疏水作用力最大。抗原抗体反应具有特异性、比例性、可逆性和阶段性等特点。抗原抗体反应的类型包括凝集反应、沉淀反应、补体参与的反应、中和反应和标记免疫反应。

(李 娟)

目标测试

A 型题

1. 抗原抗体的反应特点不包括
　　A. 特异性　　　　　B. 比例性　　　　　C. 可逆性
　　D. 多价性　　　　　E. 电离性

2. 抗原抗体反应中,前带现象是指
　　A. 抗原过剩　　　　B. 抗体过剩　　　　C. pH 的变化而引起
　　D. 温度的变化而引起　　E. 离子强度的变化而引起

3. 影响抗原抗体反应的因素有

    A. 温度   B. 电解质   C. pH

    D. 适当振摇   E. 以上全是

4. 抗原抗体结合力中作用最大的是

    A. 静电引力   B. 范德华引力   C. 氢键结合力

    D. 疏水作用力   E. 分子间结合力

5. 利用抗原抗体反应的可逆性原理设计的免疫学技术是

    A. 酶免疫技术   B. 放射免疫技术   C. 金免疫技术

    D. 荧光免疫技术   E. 亲和层析技术

6. 平衡常数 K 是表示抗原体反应的

    A. 特异性   B. 亲和性   C. 比例性

    D. 可逆性   E. 非特异性

第八章　磨砺以须、枕戈待旦——
免疫原和抗血清的制备

📖 **学习目标**

1. 掌握:免疫原和抗血清的制备方法特点。
2. 熟悉:单克隆抗体制备的基本原理。
3. 了解:单克隆抗体的应用。

　　抗原和抗体是免疫学检验的两大重要因素,也是整个免疫反应的基本条件。抗原的纯化是制备特异性抗体的先决条件,制得的抗体又可用于纯化抗原和检测抗原。常用的抗体有单克隆和多克隆两类。

　　单克隆抗体用杂交瘤技术制备,多克隆抗体存在于免疫动物抗血清中。近年来又出现了基因工程抗体(单链抗体)。

案例

　　1975 年英国科学家 Cesar Milstein 和德国科学家 Georges Kohler,将 B 淋巴细胞产生抗体的基因转移到肿瘤细胞内,成功获得世界上第一株能稳定分泌单一抗体的杂交瘤细胞株,由此获得了高度专一的特异性抗体,这是现代免疫学的一次技术革命,极大满足了现代生物医学基础研究与临床诊治迫切需要。由此他们获得 1984 年诺贝尔医学奖。

　　请问:1. 为什么制备出一种抗体就能获得诺贝尔医学奖?
　　　　　2. 如何进行抗原、抗血清和单克隆抗体的制备? 单克隆抗体在医学上有何应用?

第一节　免疫原的制备

　　免疫原是诱导机体产生抗体、并能与抗体发生反应的物质。而且作为诊断试剂的抗原也必须是单一特异性的,即纯化的抗原。自然界众多的物质皆可成为免疫原,但绝少是单一成分(除非是合成的基因工程制备的),所以必须将某个抗原从复杂的组分中提取出单一的成分。下面介绍有代表性的免疫原制备方法。

一、颗粒性抗原的制备

天然颗粒性抗原主要是指细胞抗原、细菌抗原和寄生虫抗原等。

1. 绵羊红细胞抗原的制备　最常用的细胞抗原为制备溶血素用的绵羊红细胞。这种抗原制备比较简单,采集新鲜绵羊红细胞,以无菌盐水洗涤 3 次(2000r/min 离心 10min),最后配成 10^6/ml 浓度的细胞悬液,即可应用。

2. 细菌抗原多用液体或固体的细菌培养物经集菌后处理。H 抗原用有动力的菌株,菌液用 0.3%~0.5% 甲醛处理,而 O 抗原则需要 100℃加温 2~2.5h 后应用。Vi 抗原则应在杀菌后再加 0.5%~1% 氯化钙溶液。

二、可溶性抗原的制备和纯化

蛋白质、糖蛋白、脂蛋白、细菌毒素、酶、补体等皆为良好的可溶抗原。但因这些蛋白质多为复杂的蛋白组分,免疫前需进行纯化。蛋白质纯化方法在生物化学技术中已有详述,本章主要介绍免疫化学纯化方法。

(一)组织和细胞可溶性抗原的粗提

免疫原多来源于人类及动物的组织或细胞,这些材料在取得可溶性蛋白质之前,必须先进行处理,以适合于进一步纯化。

1. 组织匀浆的制备　组织细胞抗原制备所用的组织必须是新鲜的或低温(<-40℃)保存的。处理好的组织用 0.05/NaN$_3$ 生理盐水洗去血迹及污染物。将洗净的组织剪成小块,进行粉碎。组织匀浆通过 2000~3000r/min 离心 10min 后分成两个部分:沉淀物含有大量的组织细胞和碎片;上清液作为提取可溶性抗原的材料,提取前还要通过 1000~2000r/min,20~30min 的高速离心,以除去微小的细胞碎片,此时上清液应澄清。

2. 细胞破碎　细胞抗原一般分为三个组分:膜蛋白抗原、细胞浆抗原(主要为细胞器)和细胞核及核膜抗原。三种抗原的制备皆需将细胞破碎,方法有如下几种。

(1)反复冻融法:将待破碎的细胞(有时为整块组织)置 -20℃冰箱内冻结,然后缓慢地融化。如此反复 2 次,大部分组织细胞及细胞内的颗粒可被融破。

> **考点提示**
>
> 颗粒性抗原的制备及细胞破碎的方法

(2)冷热交替法:在细菌或病毒中提取蛋白质及核酸时可用此法。操作时,将材料投入沸水浴中,90℃左右维持数分钟,立即置于冰浴中使之迅速冷却,绝大部分细胞被破坏。

(3)超声破碎法:对微生物和组织细胞多用此法。处理效果与样品浓度和使用频率有关。一般组织细胞皆易破碎,而细菌,尤其是真菌的厚膜孢子则较难打破。超声波所使用的频率从 1~20kHz 不等。同样要间歇进行,因长时间超声也会产热,易导致抗原破坏。一次超声 1~2min,总时间为 10~15min。

(4)自溶法:利用组织和微生物的自身酶系,在一定的 pH 和温度下,使其细胞裂解。自溶的温度,对动物组织细胞常选 0~4℃,而对微生物常选室温。自溶时常需加入少量防腐剂,如甲苯或氯仿等,NaN$_3$ 不宜使用,因其能抑制酶的活力。

(5) 溶菌酶处理法：在碱性条件下（pH8.0），溶菌酶可专一破坏细菌细胞壁，适用于多种微生物。除溶菌酶外，蜗牛酶、纤维素酶等也可用于消化细菌和组织细胞。

(6) 表面活性剂处理法：常用的有十二烷基吡啶、支氧胆酸钠等。因效果较差，已少应用。

(二) 可溶性抗原的提取和纯化

1. 超速离心 是分离亚细胞及蛋白质大分子的最常用方法。根据抗原比重特点进行分离的方法，超速离心又分差速离心法和密度梯度离心法。差速离心法指低速与高速离心交替进行，用于分离大小差别较大的颗粒。梯度密度离心是利用各种颗粒在梯度介质中的沉降速度不同，使具有不同沉降速度的颗粒处于不同密度梯度内，达到彼此分离的目的。常用的密度梯度介质用甘油、蔗糖、氯化铯等。用超速离心或梯度离心分离和纯化抗原只是一种根据抗原的比重特点分离的方法，除个别成分外，极难将某一抗原成分分离出来。目前仅用于分离亚细胞及大分子抗原，如 IgM、C1q、甲状腺球蛋白等，以及一些比重较轻的抗原物质如载脂蛋白 A、B 等。对于大量的中、小分子量蛋白质，多不适宜用超速及梯度密度离心作为纯化手段。

2. 选择性沉淀法 采用各种沉淀剂或改变某些条件促使抗原成分沉淀，从而达到纯化的目的。

(1) 核酸去除法：从微生物或细胞提取蛋白质抗原时，其中常含有大量核酸成分。除去核酸可用提取沉淀剂，如氯化锰、硫酸鱼精蛋白或链霉素等。核糖核酸降解法较为简便，用 DNA 或 RNA 酶与提取液共同作用 30~60min（4℃），即可有效地除去核酸成分。

(2) 盐析沉淀法：这是最古老而又经典的蛋白质纯化分离动技术。由于方法简便、有效、不损害抗原活性等优点，至今仍被广泛应用。

(3) 有机溶剂沉淀法：有机溶剂以降低溶液的介电常数，从而增加蛋白质分子上不同电荷的引力，导致溶解度降低。另外，有机溶剂与水作用，能破坏蛋白质的水化膜，故蛋白质在一定浓度的有机溶剂中被沉淀析出。使用的有机溶剂多为乙醇和丙酮。高浓度的有机溶剂易引起蛋白质变性、失活、操作必须在低温下进行。Cohn（1942）低温酒精沉淀法可将血浆蛋白分为 5 个组分，IgG 属于 Cohn-3 组分。

(4) 聚合物沉淀法：常用的聚合物为聚乙二醇（PEG）及硫酸葡聚糖。水溶性聚合物沉淀蛋白质的机制尚不清楚，大致有如下解释：①聚合物与蛋白质形成共沉物；②聚合物与蛋白质之间发生水的重分配；③聚合物与蛋白质形成复合物。此法受许多因素影响，主要是 pH、离子强度、蛋白质浓度和 PEG 的分子量等。分子量为 2000~6000kD 的 PEG 皆适宜于做蛋白沉淀用。如若使用得当，效果甚为满意。一般认为，PEG 浓度在 3%~4% 时沉淀免疫复合物，6%~7% 可沉淀 IgM，8%~12% 可沉淀 IgG，12%~15% 可沉淀其他球蛋白，25% 可沉淀白蛋白。最突出的应用是用 3%~4% 的 PEG 沉淀免疫复合物，未结合的抗原和抗体留在溶液中。按此原理设计了快速测定法和循环免疫复合物测定法。

3. 层析法

(1) 凝胶过滤和离子交换层析

凝胶过滤又名分子筛层析，利用微孔凝胶，将不同分子量的成分分离。离子交换层析是利用一些带离子基团的纤维素或凝胶，吸附交换带相反电荷的蛋白质抗原，将蛋白质抗原按带电荷不同或量的差异分成不同的组分。这两种层析如能共同应用或者反复应用其中的一种，皆可将某一蛋白质从一复杂的组分中纯化出来。

(2) 亲和层析

亲和层析是利用生物大分子间的特异性和可逆性进行分离的技术。例如抗原和抗体、酶和酶抑制剂（或配体）、酶蛋白和辅酶、激素和受体等之间有一种特殊的亲和力，在一定条件下，它们能紧密地结合成复合物。如果将复合物的一方固定在不溶性载体上，则可从溶液中专一地分离和提纯另一方，亲和层析最常用的支持物是琼脂糖珠（Sepharose 2B、4B、6B）。

（三）纯化可溶性抗原的鉴定

纯化抗原的鉴定方法较多，常用的有聚丙烯酰胺凝胶电泳法、结晶法、免疫电泳法、免疫双扩散法等。事实上，仅用一种方法还无法作纯度鉴定，只有几种方法联合应用才较可靠。结晶法不是纯度的标准，因结晶中往往含有其它成分。电泳谱中呈现单一区带也不能排除在这条带中含有其他成分。有时虽出现几条带，也可能是同一物质的聚合体或降解物。

考点提示

选择性沉淀法、纯化可溶性抗原的鉴定

蛋白抗原的定量可用生化分析中的常用方法。根据测试抗原量的多少可用双缩脲法或酚试剂法。如果抗原极为宝贵，可用紫外光吸收法。

三、免疫佐剂

为了促进抗体产生，可在注射抗原的同时，加入一种辅助剂，这种辅助剂称为佐剂。佐剂本身可以有免疫原性，也可不具备免疫原性。常用的有免疫原性的佐剂有百日咳杆菌、革兰阴性杆菌的内毒素和抗酸杆菌（包括结核分枝杆菌和枯草分枝杆菌）等；非抗原性的佐剂有铝乳、磷酸钙、石蜡油、羊毛脂等。应用最多的是福氏（Freund）佐剂，是用石蜡油、羊毛脂和卡介苗混合而成。

福氏佐剂分为不完全佐剂（石蜡油＋羊毛脂）和完全佐剂（石蜡油＋羊毛脂＋卡介苗）。佐剂和抗原的比例为1∶1。由于佐剂是油剂，加入抗原后要充分混合成乳剂。混合的方法有2种，一为研磨法，二为搅拌混合法。研磨法用一乳钵（玻璃或玛瑙），先将佐剂加热倾入，待冷却后加入卡介苗（2~20mg/ml），再逐滴加入抗原，边滴边加速研磨，直至完全变为乳剂为止。另一种方法是用两个5ml注射器，在接针头处用一尼龙管连通，一个注射器内是佐剂，另一注射器内为抗原。装好后来回推注，经多次混合逐渐变为乳剂。本法优点是无菌操作，节省抗原或佐剂，用此注射器可直接注射；缺点是不易乳化完全。乳化完全与否的鉴定方法是将一滴乳剂滴入水中，如立即散开，则未乳化好，如不散开漂在水面则为乳化完全。

第二节 抗血清的制备

一、动物的选择

选择合适的动物进行免疫极为重要。选择时应考虑以下几个因素：①抗原与免疫动物的种属差异越远越好；亲缘关系太近不易产生抗体应答（如兔 - 大鼠之间，鸡 - 鸭之间）。②抗血清量的需要：大动物如马、骡等可获得大量血清（一头成年马反复采血可获得10 000ml以上的抗血清）；但有时抗体需要量不多，选用家兔或豚鼠即可。③抗血清的要求：抗血清可分为 R 型和 H 型。④抗原的选择：对蛋白质抗原，大部分动物皆适合，常用的是山羊和家兔。但是，在某些动物体内有类似的物质或其它原因，对这些动物免疫原性极差，如 IgE 对绵羊、胰岛素对家兔、多种酶类(如胃蛋白酶原等)对山羊等,免疫时皆不易出现抗体。这些物质有时可以用豚鼠(如胰岛素等)、火鸡、甚至猪、狗、猫等作试验免疫。⑤甾体激素免疫多用家兔;酶类免疫多用豚鼠。

> **知识链接**
>
> R 型抗血清是用家兔及其他动物免疫产生的抗体,抗原抗体反应比例合适范围较宽,适于作诊断试剂;H 型抗血清是用马等大动物免疫获得的抗体,抗原抗体反应比例合适范围较窄,一般用于免疫治疗。

二、免疫方法

1. 免疫原合适剂量的选定 应考虑抗原性强弱、分子量大小和免疫时间。抗原需要量多,时间间隔长,剂量可适当加大。大动物抗原剂量(以蛋白抗原为准)约 0.5~1mg/ 只,小动物约 0.1~0.6mg/ 只。

2. 免疫注射的途径 一般采用多点注射,一只动物注射总数约为 8~10 点,包括足掌及肘窝淋巴结周围,背部两侧、颌下、耳后等处皮内或皮下,皮内易引起细胞免疫反应,对提高抗体效价有利。但皮内注射较困难,特别是天冷时更难注入(因佐剂加入后粘度较大)。其他途径还有肌内、腹腔、静脉、脑内等,但较少应用。如抗原极为宝贵可采用淋巴结内微量注射法,抗原只需 10~100μg;方法是先用不完全佐剂作基础免疫(预免疫),10~15 天后可见肘窝处有肿大的淋巴结(有时在腹股沟处触及),用两手指固定好淋巴结,消毒后用微量注射器直接注射入抗原(一般不需要佐剂)。

3. 免疫间隔时间 特别是首次与第二次免疫之间尤为重要,一般以间隔 10~20 天为好。二次以后每次的间隔一般为 7~10 天。整个免疫的总次数多为 5~8 次。

三、动物采血法

动物免疫 3~5 天后,如抗血清鉴定合格(见下节),应在末次免疫后 5~7 天及时采血,否则抗体将会下降。因故未及时取血,则应补充免疫一次(肌肉、腹腔或静脉内注射,不加佐剂),过 5~7 天取血。

(一) 颈动脉放血法

这是最常用的方法,对家兔、山羊等动物皆可采用。在动物颈外侧切开皮肤,分离颈总动脉,插入动脉插管,将血液引入无菌的玻璃器皿。

(二) 心脏采血法

此法多用于豚鼠、大鼠、鸡等小动物。采血技术应熟练,穿刺不准容易导致动物急性死亡。

(三) 静脉多次采血法

家兔可用耳中央静脉,山羊可用颈静脉。这种放血法可隔日一次,有时可采集多量血液。如用耳静脉切开法,一只家兔可采百余毫升血液(用颈动脉放血最多可获 70~80ml,一般只有 50ml 左右)。用颈静脉采集羊血,一次可放 300ml,放血后立即回输 10% 葡萄糖盐水,三天后仍可采血 200~300ml。动物休息一周,再加强免疫一次,又可采血二次。如此,一只羊可获 1500~2000ml 血液。小鼠取血往往采取断尾或摘除眼球法,每鼠得血一般不超过 2ml。

四、抗血清的纯化、鉴定与保存

（一）抗血清中抗体的纯化

1. 亲和层析法　将交叉杂抗原交联到琼脂糖凝胶 4B（Sepharose4B）上，如除去抗白蛋白抗体，则交联上白蛋白或不含甲胎蛋白的血清，装柱后，将预吸收的抗体通过亲和层析柱，杂抗体吸附在柱上，流出液则是单价特异性抗体。

2. 离子交换层析法提取 IgG　常用的离子交换剂有 DEAE 纤维素或 QAE 纤维素，以 QAE-Sephadex 最为理想，DE22、32、52 也可应用。取 QAE-SephadexA25 或 A50 经酸处理并在 0.05mol/L，pH7.5~8.6 的磷酸盐缓冲液中平衡，将水分抽干，称湿重 1g 加于 10ml 血清中，在室温 30min 后，离心或过滤除去离子交换剂。上清液再如此处理一次，即获得较纯的 IgG，甚至不含其他杂蛋白。用该技术纯化 IgG 简便，不损坏抗体，既可小量提取，也可大量制备。

3. 硫酸盐析法　硫酸铵盐析须经过多次沉淀，三次提取后的 γ 球蛋白基本是 IgG 成分。盐析法粗提的 γ 球蛋白只能用于一般的实验，或作为大量提取 IgG 的粗提物。

（二）抗血清的鉴定

动物血采集后，立即分离出血清，此抗血清在保存或应用前，必须作效价和特异性鉴定。

1. 抗体特异性的鉴定　特异性鉴定采用特异性抗原及相似的抗原与待鉴定抗体进行双向免疫扩散试验。如果出现交叉反应，说明有杂抗体存在。

2. 抗血清效价的鉴定　测定抗血清效价有两种稀释方法：一是稀释抗血清，如 1/2、1/4、1/8、1/16 对倍稀释，分别与一个浓度的纯抗原反应；另一是稀释抗原，即把抗原作对倍稀释或按浓度（如 mg/ml）进行稀释，分别与不同浓度的抗血清进行双扩散试验。

3. 纯度的鉴定　可采用 SDA-PAGE、高效液相色谱、高压毛细管电泳等方法。

4. 亲和力鉴定　抗体的亲和力决定实验方法的灵敏度，其大小常以亲和常数 K 表示，一般采用平衡透析法、ELISA 或者放射免疫分析竞争结合试验等鉴定抗体的亲和力。

（三）抗血清的保存

抗血清保存有三种方法。第一种是 4℃保存，将抗血清除菌后，液体状态保存于普通冰箱，可以存放 3 个月到半年，效价高时，一年之内不会影响使用。保存时要加入 0.1%~0.2%NaN₃ 以防腐。如若加入半量的甘油则保存期可延长。第二种方法是低温保存，放在 −20℃~−40℃，一般保存 5 年效价不会有明显下降，但应防止反复冻融，反复冻融几次则效价明显降低。因此低温保存应用小包装，以备取出后在短期内用完。第三种方法是冰冻干燥，最后制品内水分不应高于 0.2%，封装后可以长期保存，一般在冰箱中 5~10 年内效价不会明显降低。

第三节　单克隆抗体的制备

单克隆抗体（McAb）指由单个 B 细胞杂交瘤细胞克隆产生的，针对某一抗原表位的单一特异性抗体。其特点是结构高度均一，性质纯、效价高、特异性强、血清交叉反应少或无。

一、杂交瘤技术的基本原理

杂交瘤抗体技术的基本原理是通过融合两种细胞而同时保持两者的主要特征。聚乙二醇（PEG1000~2000）是目前最常用的细胞融合剂。这两种细胞分别是经抗原免疫后能产生抗体的小鼠脾淋巴细胞与能在体外长期繁殖的小鼠骨髓瘤细胞。脾淋巴细胞的主要特征是它的抗体分泌功能和能够在次黄嘌呤(H)、氨甲蝶呤(A)和胸腺嘧啶核苷(T)(HAT培养基)选择培养基中生长(选

考点提示

杂交瘤技术的基本原理

择原理见后),小鼠骨髓瘤细胞则可在HAT培养基的培养条件下无限分裂、增殖,即所谓永生性。在选择培养基的作用下,只有B细胞与骨髓瘤细胞融合的杂交才具有持续增殖的能力,形成同时具备抗体分泌功能和保持细胞永生性两种特征的细胞克隆。

二、制备单克隆抗体的基本技术

(一)杂交瘤技术

制备单克隆抗体是复杂而费时的工作,整个技术流程如图8-1。

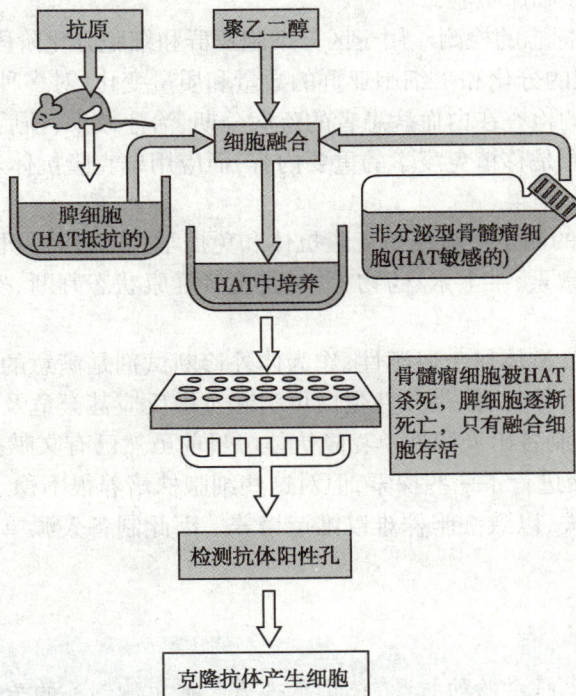

图8-1 杂交瘤技术制备单克隆抗体的流程

(二)单克隆抗体制备技术

尽早用获得的抗体阳性杂交瘤细胞株制备单克隆抗体,以避免多次传代引起染色体逐渐丢失而导致细胞抗体产生能力减弱甚至消失。大量制备单克隆抗体可用动物体内诱生法或体外培养法,体外培养法所产抗体量少,且需特殊仪器设备,较少采用,目前多用动物体内诱生法。常选用BALB/c小鼠或与BALB/c小鼠杂交的F1代小鼠为培养动物。将杂交瘤细胞接种于小鼠腹腔,可从小鼠腹水中得到高效价的单克隆抗体。

三、单克隆抗体在医学中的应用

单克隆抗体在生物学和医学研究领域中显示了极大的应用价值,是亲和层析中重要的

配体,是免疫组化中主要的抗体,是免疫检验中的新型试剂,是生物治疗的导向武器。

作为医学检验试剂,单克隆抗体可以充分发挥其优势。单克隆抗体的特异性强,可将抗原抗体反应的特异性大大提高,减少了可能的交叉反应,使试验结果可信度更大。单克隆抗体的均一性和生物活性单一性使抗原抗体反应结果便于质量控制,利于标准化和规范化。目前已有许多检验试剂盒用单抗制成,其主要用途如下:

1. 各类病原体感染的诊断　这是单克隆抗体应用最多的领域,已有大量的商品诊断试剂供选择。如用于诊断乙肝病毒、疱疹病毒、巨细胞病毒、EB 病毒和各种微生物感染的试剂等。单克隆抗体具有灵敏度高、特异性好的特点。尤其在鉴别菌种型及亚型、病毒的变异株以及寄生虫不同生活周期的抗原性等方面更具独特优势。

2. 肿瘤特异性抗原和肿瘤相关抗原的检测　用于肿瘤的诊断、分型及定位。尽管目前尚未制备出肿瘤特异性抗原的单克隆抗体,但对肿瘤相关抗原(例如甲胎蛋白和癌胚抗原)的单克隆抗体早已用于临床检验。

3. 淋巴细胞表面标志的检测　用于区分细胞亚群和细胞分化阶段。例如检测 CD 系列标志,有助于了解细胞的分化和 T 细胞亚群的数量和质量变化,对多种疾病诊断具有参考意义。对细胞表面抗原的检查在白血病患者的疾病分期、治疗效果、预后判断等方面也有指导作用。组织相容性抗原是移植免疫学的重要内容,而应用单克隆抗体对 HLA 进行位点检查与配型可得到更可信的结果。

4. 机体微量成分的测定　应用单克隆抗体和免疫学技术,可对机体的多种微量成分进行测定,如诸多酶类、激素、维生素、药物等;对受检者健康状态判断、疾病检出、指导诊断和治疗均具有实际意义。

上述应用的单克隆抗体属于鼠源性,作为体外诊断试剂是满意的。鼠源单克隆抗体如作为生物制剂应用于人体,则因是异性蛋白可引起过敏反应甚至危及生命。从临床治疗及预防疾病的要求,希望制备出人源性单克隆抗体。目前虽然已有文献报道,通过人 - 鼠细胞杂交及人 - 人细胞杂交进行了一些探索,但对这些细胞株培养很不稳定,融合细胞中人的染色体往往呈选择性丢失,以致细胞株难以维持培养。因此制备人源单克隆抗体是目前亟待解决的问题。

本章小结

免疫原是用于免疫动物的抗原,纯化免疫原是抗血清制备的关键。可溶性抗原制备包括组织细胞破碎、抗原提取和纯化以及抗原鉴定等步骤。细胞破碎主要采用冻融法、超声破碎法、酶处理法等。可溶性抗原提取和纯化主要采用超速离心法、选择性沉淀法、层析法、电泳法。佐剂是与抗原一起或先于抗原注入机体后可增强机体对该抗原的免疫应答或改变免疫应答类型的物质。常用的弗氏佐剂分为弗氏不完全佐剂和弗氏完全佐剂。抗血清是用抗原免疫动物后获得的含有特异性抗体的血清,又称免疫血清。

(李　娟)

目标测试

A 型题

1. 制备蛋白质抗原时破碎组织细胞最简便的方法为

    A. 反复冻融法　　　　　　B. 超声破碎法　　　　　C. 自溶法

    D. 表面活性剂处理法　　　E. 酶处理法

2. 分离亚细胞成分或大分子蛋白质最常用的方法为

    A. 超速离心法　　　　　　B. 高速离心法　　　　　C. 低速离心法

    D. 凝胶过滤法　　　　　　E. 选择性沉淀法

3. 亲和层析支持物最常用的是

    A. 聚丙烯酰胺　　　　　　B. Sepharose4B　　　　C. 硝酸纤维素

    D. 多孔玻璃球　　　　　　E. 琼脂粉

4. 沉淀免疫复合物所用 PEG6000 浓度为

    A. 3%~4%　　　　　　　　B. 6%~7%　　　　　　　C. 8%~12%

    D. 12%~15%　　　　　　　E. 25%

5. 动物采血应选择在

    A. 末次免疫后 10~15 天　　B. 末次免疫后 15~20 天

    C. 末次免疫后 3~5 天　　　D. 末次免疫后 5~7 天

    E. 末次免疫后 20~30 天

6. 能在 HAT 培养基生长繁殖的细胞是

    A. 小鼠脾细胞　　　　　　B. 小鼠骨髓瘤细胞　　　C. 饲养细胞

    D. 杂交瘤细胞　　　　　　E. 以上均可以

第九章　往事如烟——经典的免疫学试验

学习目标

1. 掌握:凝集反应和沉淀反应的特点;掌握沉淀反应的概念;免疫溶血试验及 CH50 测定的原理及意义。
2. 熟悉:凝集反应的类型及相应的应用;沉淀反应的类型及各类沉淀反应的原理;补体参与的反应试验类型、补体依赖的细胞毒试验的原理、旁路途径溶血活性测定。
3. 了解:间接血凝试验的应用;沉淀反应的应用;补体结合试验和免疫粘附试验的原理、补体活性测定的原理。

案例

　　临床免疫学技术的出现可追溯至 19 世纪,1896 年 Widal 发现在一定浓度的伤寒杆菌中加入伤寒患者的血清可使伤寒杆菌发生特异的凝集反应,由此发明了著名的肥达(Widal)反应,这是最早用于诊断病原微生物的凝集实验。1898 年 Kraus 又发现将细菌培养液与相应的抗血清混合后可发生肉眼可见的沉淀反应,于是免疫沉淀试验应运而生。1900 年 J.Bordet 发现了补体结合反应。这三种试验开启了经典的免疫试验时代。

　　请问:1. 什么是凝集反应? 什么是经典免疫试验?
　　　　　2. 凝集反应的常用方法有哪些?

第一节　凝　集　反　应

一、凝集反应的概述

　　颗粒性抗原(完整的病原微生物或红细胞等)与相应抗体结合,在有电解质存在的条件下,经过一定时间,出现肉眼可见的凝集小块称凝集反应。反应中的抗原称为凝集原,抗体称为凝集素。反应中形成的凝集物主要由抗原组成。

　　凝集反应的发生分两阶段:①抗原抗体的特异结合;②出现可见的颗粒凝集。在凝集反应中常采用固定抗原用量,稀释抗体,使抗原抗体比例适当,形成肉眼可见的凝集物,反应结果以抗体的稀释度判定效价。因 IgM 类抗体的凝集作用比 IgG 类抗体要大数百倍,所以 IgG 类抗体常出现不完全反应,即不可见的抗原抗体反应。这种抗体有时又称不完全抗体。不完全的含义是：可与抗原牢固结合，但因其分子量较小，不能起到由桥联作用而形成的可见凝集现象。

在免疫学技术中，凝集反应可分为直接凝集反应、间接凝集反应和抗球蛋白试验三大类。自身红细胞凝集试验和抗球蛋白试验是两种特殊的红细胞凝集反应。

二、直接凝集反应

细菌、螺旋体和红细胞等颗粒抗原，在适当电解质参与下可直接与相应抗体结合出现凝集，称为直接凝集反应。凝集反应中的抗原称为凝集原，抗体称为凝集素。常用的凝集试验有玻片法和试管法两种。

（一）玻片凝集试验

玻片凝集试验为定性试验方法，一般用已知抗体作为诊断血清、与受检颗粒抗原如菌液或红细胞悬液各加一滴在玻片上，混匀，数分钟后即可用肉眼观察凝集结果，出现颗粒凝集的为阳性反应。此法简便、快速，适用于从病人标本中分离得到的菌种的诊断或分型。玻片法还用于红细胞 ABO 血型的鉴定。

（二）试管凝集试验

试管凝集试验为半定量试验方法，在微生物学检验中常用已知细菌作为抗原液与一系列稀释的受检血清混合，保温后观察每管内抗原凝集程度，通常以产生明显凝集现象的最高稀释度作为血清中抗体的效价，亦称为滴度。在试验中，由于电解质浓度和 pH 不适当等原因，可引起抗原的非特异性凝集，出现假阳性反应，因此必须设不加抗体的稀释液作对照组。

临床上常用的直接试管凝集试验为肥达试验（Widal test）和外斐试验（Weil-Felix test）。在输血时也常用于受体和供体两者的红细胞和血清的交互配血试验。

三、间接凝集反应

将可溶性抗原（或抗体）先吸附于适当大小的颗粒性载体的表面，然后与相应抗体（或抗原）作用，在适宜的电解质存在的条件下，出现特异性凝集现象，称间接凝集反应或被动凝集反应。这种反应适用于各种抗体和可溶性抗原的检测，其敏感度高于沉淀反应，因此被广泛应用于临床检验。

（一）间接凝集反应的类型

根据致敏载体用的是抗原或抗体以及凝集反应的方式，间接凝集反应可分为 4 类：

1. 正向间接凝集反应　用致敏载体以检测标本中的相应抗体（图 9-1）。
2. 反向间接凝集反应　用异性抗体致敏载体以检测标本中的相应抗原（图 9-2）。

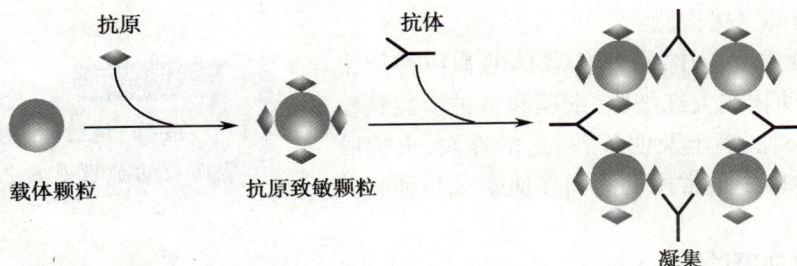

图 9-1 （正向）间接凝集反应原理示意图

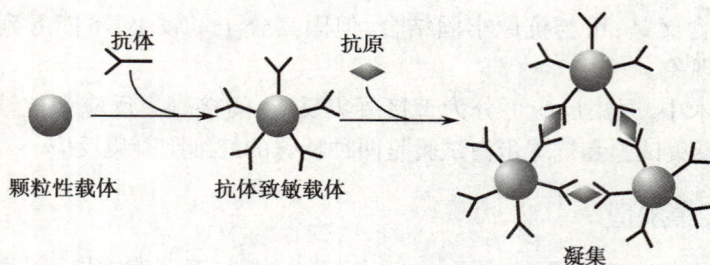

图 9-2 （反向）间接凝集反应原理示意图

3. 凝集抑制反应　试剂为抗原致敏的颗粒载体及相应的抗体,用于检测标本中是否存在与致敏抗原相同的抗原。检测方法为将标本先与抗体试剂作用,然后再加入致敏的载体,若出现凝集现象,说明标本中不存在相同抗原,抗体试剂未被结合,因此仍与载体上的抗原起作用。如标本中存在相同抗原,则凝集反应被抑制(图 9-3)。同理可用抗体致敏的载体及相应的抗原作为诊断试剂,以检测标本中的抗体,此时称反向间接凝集抑制反应。

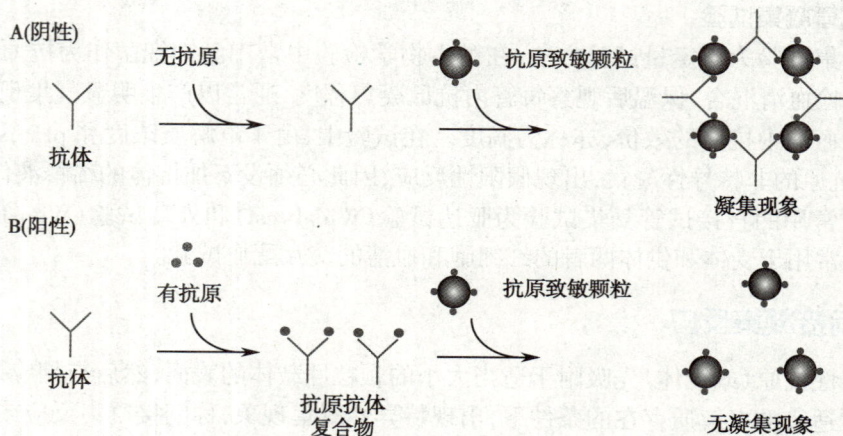

图 9-3　间接凝集抑制反应原理示意图

A:标本中不含抗原;B:标本中含抗原

4. 协同凝集反应　凝集反应与间接凝集反应的原理相类似,但所用载体既非天然的红细胞,也非人工合成的聚合物颗粒,而是一种金黄色葡萄球菌。它的菌体细胞壁中含有 A 蛋白(SPA)。SPA 具有与 IgG 的 Fc 段结合的特性,因此当这种葡萄球菌与 IgG 抗体连接时,就成为抗体致敏的颗粒载体。如与相应抗原接触,即出现反向间接凝集反应。协同凝集反应也适用于细菌的直接检测。

在间接凝集反应中,可用作载体的颗粒种类很多,常用的有动物或人红细胞、细菌和多种惰性颗粒如聚苯乙烯胶乳、皂土及明胶颗粒、活性炭、火棉胶等。在临床检验中最常用的为间接血凝试验和胶乳凝集试验。

考点提示

玻片、试管、间接、协同凝集反应的原理及应用

(二)间接血凝试验

血凝试验是红细胞凝集试验的简称。间接血凝试验是以红细胞作为载体的间接凝集试

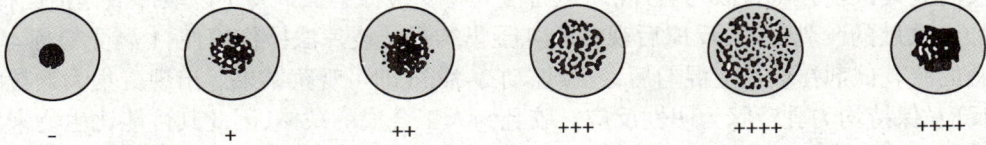

图 9-4   血凝反应强度示意图

－:红细胞沉积于孔底;＋:红细胞沉积于孔底,周围有散在少量凝集;＋＋:红细胞形成层凝集,面积较小,边缘较松散;＋＋＋:红细胞形成片层凝集,面积略多于 ＋＋;＋＋＋＋:红细胞形成片层凝集,均匀布满孔底,或边缘皱缩如花边状。

验,在临床检验中应用广泛,以下简述其操作过程。

可在微量滴定板或试管中进行,将标本倍比稀释,一般为 1∶64,同时设不含标本的稀释液对照孔。在含稀释标本 1 滴的板孔(或试管)中,加入 0.5% 致敏红细胞悬液 1 滴,充分混匀,置室温 1~2 小时,即可观察结果。凡红细胞沉积于孔底,集中呈一圆点的为不凝集。如红细胞凝集,则分布于孔底周围。根据红细胞凝集的程度判断阳性反应的强弱(图 9-4),以出现 ＋＋ 凝集度的最低稀释度为滴度终点。

(三) 自身红细胞凝集试验

自身红细胞凝集试验与一般间接血凝试验不同之处为反应中的红细胞是未经致敏的受检者新鲜红细胞。主要试剂材料为抗人 O 型红细胞的单克隆抗体,这种抗体能与不论何种血型的红细胞结合,但不引起凝集反应。这种抗体与另一特异性抗体连接成的双功能抗体可用于检测标本中的抗原;如与特异性抗原连接,则可用于检测标本中的抗体。反应中的标本为受检者的全血。

试验的过程如下:在白色塑料片上加血液标本 1 滴和上述试剂 1 滴,混匀,2min 后观察结果,出现红细胞凝集为阳性。反应机制见图 9-5。血液标本中的红细胞和抗原(或抗体)分别与试剂中的抗红细胞单克隆抗体和特异性抗体(或抗原)反应,形成网络而导致红细胞的凝集。

自身红细胞凝集试验的特点是受检标本为全血,不需分离血清,采指血或耳垂血进行试验,受检者即刻可知检测结果。此试验已成功地用于抗 HIV 抗体的检测。也有检测 HBsAg 的试剂供应,其敏感度与间接血凝试验相仿。

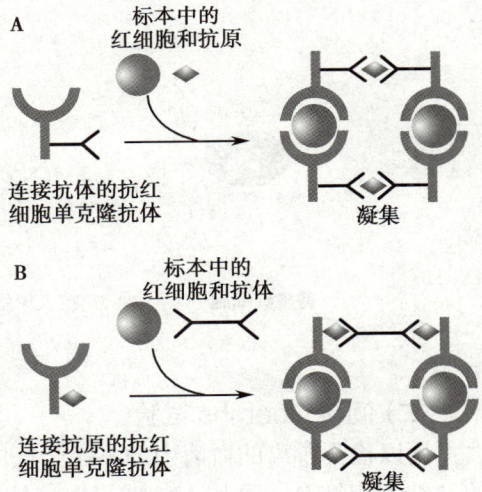

图 9-5   自身红细胞凝集试验原理示意图
A:检测抗原;B:检测抗体

(四) 胶乳凝集试验

胶乳凝集试验也是一种间接凝集试验,所用的载体颗粒为聚苯乙烯胶乳,是一种直径约为 0.8μm 大小的圆形颗粒,带有负电荷,可物理性吸附蛋白分子,但这种结合牢固性差。也可制备成具有化学活性基团的颗粒,如带有羧基的羧化聚苯乙烯胶乳等,抗原或抗体以共价键交联在胶乳表面。化学交联一般通过缩合剂炭化二亚胺将胶乳上的羧基与被交联物上的氨基缩合在一起。这种用交联致敏的胶乳试剂性能稳定,保存期长。

胶乳凝集试验分试管法与玻片法。试管法先将受检标本在试管中以缓冲液作倍比稀释，然后加入致敏的胶乳试剂，反应后观察胶乳凝集结果。玻片法操作简便，1滴受检标本和1滴致敏的胶乳试剂在玻片上混匀后，连续摇动2~3min即可观察结果。出现凝集大颗粒的为阳性反应，保持均匀乳液状为阴性反应。胶乳为人工合成的载体，因此其性能比生物来源的红细胞稳定，均一性好。但胶乳与蛋白质的结合能力以及凝集性能不如红细胞，因此作为间接凝集试验，胶乳试验的敏感度不及血凝试验。

四、抗球蛋白试验

抗球蛋白试验由 Coombs 于 1945 年建立，故又称为 Coombs 试验，是检测抗人红细胞不完全抗体的一种血凝试验。所谓不完全抗体，多半是 7S 的 IgG 类抗体，能与相应的抗原牢固结合，但在一般条件下不出现可见反应。Coombs 利用抗球蛋白抗体作为第二抗体起到桥梁作用，连接与红细胞表面抗原结合的特异抗体，使红细胞出现凝集。经常用作试验的有两类方法。

考点提示

Coombs 试验的应用

（一）直接 Coombs 试验

将含球蛋白的试剂直接加到红细胞表面结合抗体的细胞悬液中，即可见细胞凝集（图9-6）。可用玻片法定性测定，也可用试管法作半定量分析。常用于新生儿溶血症、自身免疫性溶血症、特发性自身免疫性贫血和医源性溶血性疾病等的检测。

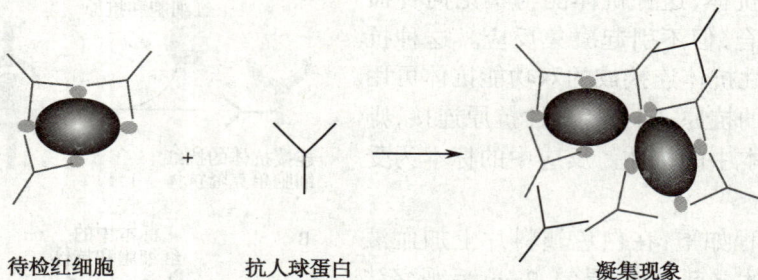

| 待检红细胞 | 抗人球蛋白 | 凝集现象 |

图 9-6 直接 Coombs 试验

（二）间接 Coombs 试验

用以检测游离的血清中的不完全抗体。将受检血清和具有待测不完全抗体相应抗原性的红细胞相结合。再加入抗球蛋白抗体就可出现可见的红细胞凝集（图9-7）。此试验多用

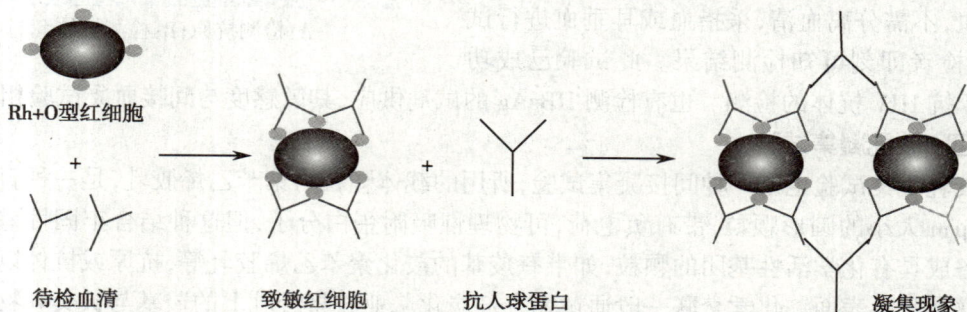

Rh+O型红细胞

待检血清　　致敏红细胞　　抗人球蛋白　　凝集现象

图 9-7 间接 Coombs 试验

于检测母体 Rh(D) 抗体, 以便及早发现和避免新生儿溶血症的发生。亦可对红细胞不相容的输血所产生的血型抗体进行检测。

Coombs 试验除了广泛应用于血液病的检测外, 还可采用专一特异性的抗球蛋白的血清如 IgG 血清、抗 IgA 或抗 IgM 以及抗补体血清等, 分析结合于红细胞上的不完全抗体的免疫球亚类。

小结

凝集反应分为直接凝集反应、间接凝集反应和抗球蛋白试验三大类。直接凝集反应在适当电解质参与下, 细菌、螺旋体和红细胞等颗粒性抗原与相应的抗体结合出现肉眼可见的凝集现象。间接凝集反应将可溶性抗原(或抗体)先吸附于适当大小的颗粒性载体的表面, 然后与相应抗体(或抗原)作用, 在适当的电解质存在的条件下, 出现肉眼可见的凝集现象。间接凝集反应又包括正向间接凝集反应、反向间接凝集反应、间接凝集抑制反应和协同凝集反应。抗球蛋白试验又称 Coombs 试验, 是检测抗人红细胞不完全抗体的一种血凝试验。

(李 娟)

第二节 沉 淀 反 应

一、沉淀反应的概述

(一) 概念

可溶性抗原(细菌培养滤液、外毒素、组织浸出液和血清蛋白等)与相应抗体发生特异性结合, 在一定条件下(电解质、pH 环境和温度)出现肉眼可见的沉淀现象, 称为沉淀反应。反应中的抗原称为沉淀原, 抗体称为沉淀素。

> **考点提示**
> 沉淀反应的抗原是可溶性抗原

(二) 特点

沉淀反应的特点有: ①抗原是分子量较小的可溶性物质, 分散在液体中呈胶体溶液(液体大多澄清、稳定); ②反应所形成的沉淀产物主要由抗体组成; ③沉淀反应的抗原与抗体比较, 分子小、反应面积大, 试验时为不使抗原分子过量, 常采用固定抗体用量、稀释抗原, 以使得抗原抗体比例适当, 形成肉眼可见的沉淀物; ④反应结果以抗原的稀释度判定效价。

> **考点提示**
> 沉淀反应因抗原分子量小容易出现后带现象

(三) 类型

沉淀反应的试验可分为:

```
                          ┌ 环状沉淀试验
                          │ 絮状沉淀试验      ┌ 透射免疫比浊法
          ┌ 液相沉淀反应 ┤ 免疫浊度测定    ┤ 散射免疫比浊法
          │                                  └ 免疫胶乳比浊法
          │
          │               ┌ 单向扩散试验
  沉淀反应 ┤ 凝胶内沉淀反应┤
          │               └ 双向扩散试验
          │
          │               ┌ 对流免疫电泳
          │               │ 火箭电泳
          └ 免疫电泳分析 ┤ 免疫电泳
                          │ 免疫固定电泳
                          └ 自动化免疫电泳
```

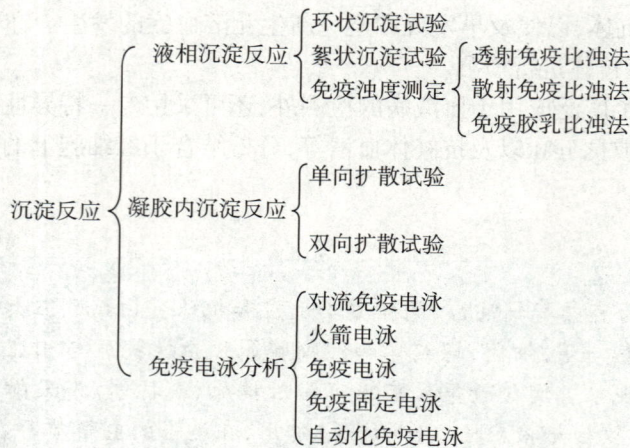

二、液相内沉淀反应

液相内沉淀反应指抗原抗体在以生理盐水或无机盐缓冲溶液为反应介质的液体内自由接触,短时间出现可见现象的沉淀反应。

(一)环状沉淀试验

环状沉淀试验指将已知抗体和待检抗原接触,在界面处形成清晰的乳白色沉淀环。该法可用于微量抗原的检测,如 C 反应蛋白(CRP)检测、法医学中血迹的鉴定、炭疽诊断、食品卫生学上鉴定肉类的种类等。操作简单,但灵敏度和分辨力差,只作为定性实验。

(二)絮状沉淀试验

絮状沉淀试验指将抗原与抗体溶液混合后,在电解质的存在下,两者结合形成肉眼可见的絮状沉淀物。如性病研究实验室试验(VDRL)、不加热血清反应素试验(USR)、快速血浆反应素环状卡片试验(RPR)等,用于检测梅毒病人血清中的反应素。本试验只能用为定性或半定量实验方法。

(三)免疫浊度测定

免疫浊度测定是应用抗原抗体结合在液体中形成的抗原抗体复合物干扰光线可用仪器检测的特点,将现代光线测量仪器与自动分析检测系统相结合应用于免疫沉淀试验,实现对各种液相介质的微量抗原、抗体等进行定量测定。

1. 基本原理:抗原与相应的抗体在特殊缓冲液(可非特异性的促进蛋白质沉淀)中能快速形成抗原抗体复合物,致使反应液变浑浊。当反应液中的抗体量固定且过量时,免疫复合物的形成随抗原量的增加而增加,反应液的浊度亦随之增加。反应系统的浊度与抗原的含量正相关。测定反应系统的浊度,可计算出样品中待测抗原的含量。

2. 常用方法:

(1)透射免疫比浊法　通过检测光被吸收、衍射、反射和折射后光线减弱的变化,来定量检测抗原抗体复合物。

(2)散射免疫比浊法　通过检测光折射和衍射形成的散射光强度来定量检测抗原抗体的复合物。该法根据抗原抗体反应的时间和反应结合的动力学,又可分为终点散射比浊法、固定时间散射比浊法和速率散射比浊法。其中速率散射比浊法是目前定量测定微量抗原物质并广泛使用的一种高灵敏度、快速的自动化免疫比浊测定法。

（3）免疫乳胶比浊法 是以胶乳作为载体对小分子免疫复合物进行微量测定，进一步提高了免疫浊度测定的灵敏度。

3. 影响因素 抗原抗体比例是形成浊度的关键因素。沉淀反应因抗原分子量小、相同体积下数量较抗体多，易出现后带现象，导致形成的抗原抗体复合物分子小，易发生解离，使光散射减少，浊度下降。因此为保证免疫比浊法的准确性，要求反应过程中保证抗体过量，并应用特异性强、效价高的 R 型抗体，且需 pH6.5~8.5、磷酸盐缓冲液、聚乙二醇（PEG）增浊剂的反应环境。

三、凝胶内沉淀反应

指在含电解质的凝胶中，可溶性抗原与相应抗体向四周扩散，形成浓度梯度，在二者相遇并在比例适当处形成肉眼可见的乳白色沉淀物。

实验室最常用的是在生理盐水或某些缓冲溶液中配制的 1% 琼脂糖凝胶，形成内部充满水分、多孔的网状介质。抗原抗体在凝胶中在浓度差作用下扩散。分子量在 200kD 以下的物质在凝胶中可以自由扩散；抗原抗体复合物（分子量超过 1000kD）则被琼脂网络固定，形成肉眼可见的沉淀物。常用方法有：

（一）单向琼脂扩散试验

1. 原理 将一定量的抗体与含电解质的凝胶混合在一起制板，加入待测抗原，使抗原在含有相应抗体的凝胶中自由扩散，当抗原抗体相遇且比例适宜时，形成的抗原抗体复合物呈白色沉淀环，称单向琼脂扩散试验。单向琼指扩散试验的沉淀环直径与抗原浓度成正比（图 9-8）。

2. 技术要点 试管法少用，多用平板法：将抗体和热融化琼脂混合，倾注成平板。待凝固后在琼脂板上打孔，孔中加入已稀释的抗原液和不同浓度的抗原标准品，置 37℃温箱，24~48h 后观察孔周围沉淀环。

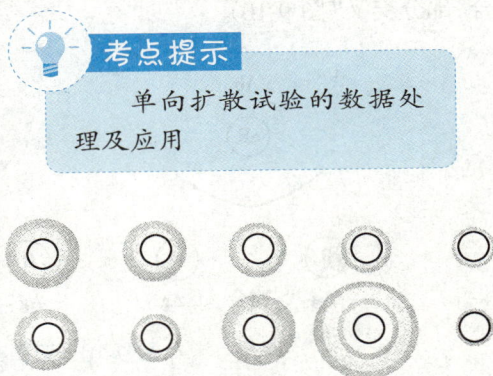

考点提示

单向扩散试验的数据处理及应用

图 9-8 单向琼脂扩散试验结果示意图
上排：标准抗原；下排：待检抗原

3. 数据处理 用已知浓度的标准抗原与待测抗原同时进行试验，根据标准抗原的已知浓度和沉淀环直径对应关系绘制成标准曲线，将待测抗原沉淀环的直径从标准曲线中查出其含量。沉淀环与抗原量两种计算方法有适用大分子的 Manciini 曲线和使用小分子的 Fahey 曲线。

4. 应用 单向琼脂扩散试验最常用于 C3、C4、IgG、IgA、IgM 等血浆蛋白的定量检测。

（二）双向琼脂扩散试验

1. 原理 抗原与抗体分别加在含有电解质凝胶板的对应孔中，各自在凝胶内自由扩散，当抗原抗体相遇，则在比例适宜处结合形成肉眼可见的白色沉淀线，称双向琼脂扩散试验。根据沉淀线的形状、位置及对比关系，可对抗原抗体进行定性分析。

2. 方法 将加热融化的琼脂倾注成均匀的凝胶薄层，待琼脂凝固后，在琼脂胶板上打孔，在相对的孔中分别加入抗原、抗体，置室温或 37℃ 18~24h 观察沉淀线。

3. 应用

（1）判断抗原或抗体的存在及相对含量：沉淀线的位置与反应物的相对浓度有关，它一般靠近浓度小的一方。如果沉淀线位于抗原抗体中间,表明抗原抗体两者浓度接近;如果沉淀线靠近抗体孔,表明抗原浓度大于抗体浓度;如果沉淀线靠近抗原孔,则表明抗体浓度大于抗原浓度。不出现沉淀线,可能无相对应的抗体(或抗原)存在(图9-9)。

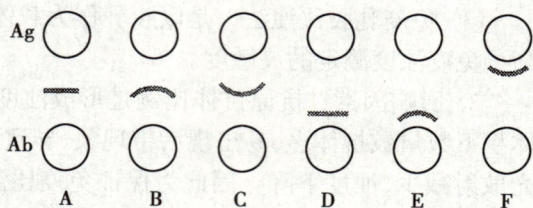

图9-9　双向琼脂扩散试验沉淀线的形状与位置

(2)分析抗原或抗体的相对分子量:沉淀线的外形与反应物的分子量有关,沉淀线一般弯向分子量大的一方。抗原抗体在琼脂内自由扩散,其扩散速度受分子量的影响,分子量大扩散速度慢,扩散圈小,沉淀线弯向分子量大的一方,反之亦然。若两者分子量相等,则形成直线。

(3)用于抗原性质的分析:一条沉淀线表示存在一种抗原抗体系统,如果出现几条沉淀线,则说明实验材料中存在几对抗原抗体。①如果两份完全相同抗原,向同一抗体扩散时可形成顶端融合的沉淀线;②如果两份完全不同的抗原抗体形成沉淀线时,则沉淀线交叉,这是因为两条沉淀线互不影响对方的扩散;③如果两份抗原有部分相同,则两条沉淀线部分融合,部分交叉(图9-10)。

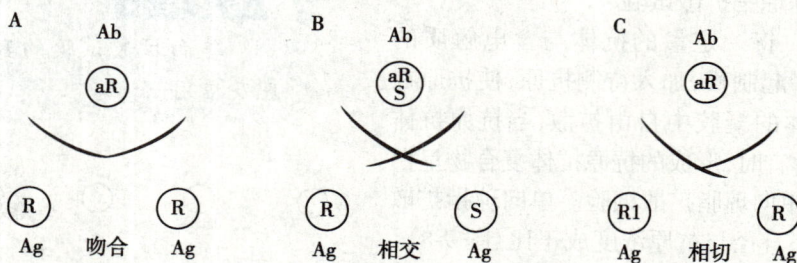

图9-10　双向琼脂扩散试验结果示意图

(4)用于抗体效价的滴定:双向琼脂扩散试验可测定抗体效价。固定抗原的浓度,稀释抗体;或同时稀释抗原和抗体,经过自由扩散,形成沉淀线,以出现沉淀线的抗体最高稀释度作为该抗体的效价(图9-11)。

(5)鉴定抗原或抗体的纯度:用混合抗原或抗体鉴定相应抗体或抗原的纯度,若仅出现一条沉淀线则表示待测抗原或抗体纯,若出现多条沉淀线说明不纯。

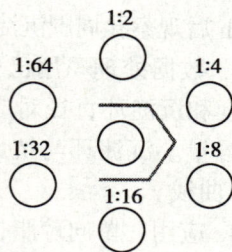

图9-11　双向扩散试验定量分析

四、免疫电泳技术

免疫电泳技术是将琼脂扩散试验与电泳技术相结合的一种免疫学分析技术。在电场中不仅加快了抗原抗体在凝胶中扩散速度,而且提高了琼脂扩散的灵敏度,可用于抗原或抗体的定性或定量分析。

(一)对流免疫电泳(CIE)

1. 原理　对流免疫电泳是双向琼脂扩散与电泳技术相结合的一种方法。它是一种电场内对抗原抗体定向加速的免疫双扩散试验。抗原和抗体在电场中移动的位置受电泳和电渗两种作用的影响。蛋白胶体粒子由负极向正极泳动的现象称为电泳;在电场中液体对于固体的相对移动,称为电渗。在 pH8.6 的缓冲液中,抗体球蛋白(IgG)因等电点高(pH6~7)只带有微弱的负电荷,而且分子又较大,电泳小于电渗,因此向负极移动;而一般抗原蛋白因等电点较低(pH4~5)常带较强的负电荷,分子较小,电泳大于电渗,向正极移动,两者呈相对运动。一定时间后,抗原抗体在两孔之间相遇,在比例合适处形成肉眼可见的沉淀线。

2. 方法 在琼脂板上打两排孔,左侧各孔加入待测抗原,右侧孔内放入相应抗体,抗原在阴极侧,抗体在阳极侧。通电后,带负电荷的抗原泳向阳极抗体侧,而抗体借电渗作用流向阴极抗原侧,在两者之间或抗体的另一侧(抗原过量时)形成沉淀线。由于电场限制了抗原抗体运动方向,加速了反应速度,使反应时间大大缩短,灵敏度显著提高(图 9-12)。

3. 应用 可用于一些病原微生物抗原及其他蛋白质抗原的检测。

(二) 火箭电泳

1. 原理 火箭电泳是单向琼脂扩散与电泳技术结合的一种电场内定向加速的免疫单扩散。

2. 方法 将适量抗体与琼脂混合后浇板,凝固后在琼脂板上一端打一排孔,各孔内分别加不同稀释度的抗原,在 pH8.6 缓冲液中进行电泳。短时间内,泳动的抗原与琼脂内抗体相遇,并在比例适合处形成肉眼可见的火箭形状的沉淀峰,故名火箭电泳(图 9-13)。

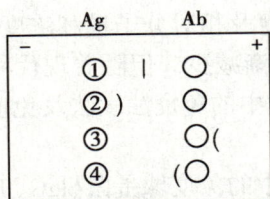

图 9-12 对流电泳示意图

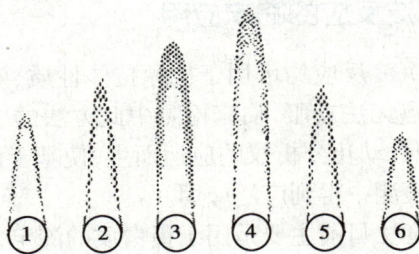

图 9-13 火箭电泳示意图
①②③④为标准抗原;⑤⑥为标本

3. 应用 可用于可溶性抗原,如甲胎蛋白、免疫球蛋白等的定量测定。

(三) 免疫电泳

1. 原理 免疫电泳是将区带电泳与双向扩散相结合的一项免疫分析技术。

2. 方法 试验时先将抗原加于琼脂板内进行区带电泳,不同抗原成分由于所带电荷、分子量及分子构型的不同,在电场内有着各不相同的泳动速率,从而被分成不同的区带。在与电泳方向平行的侧边开槽,并加入相应的抗血清(混合抗体)进行双扩散。各电泳区带的抗原在相应的位置与抗体结合形成沉淀弧(图 9-14)。根据沉淀弧的数量、位置、形状与已知

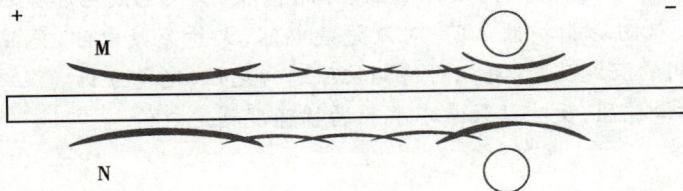

图 9-14 免疫电泳示意图

抗原抗体形成的图谱比较,即可对样品中所含抗原成分及性质作定性分析。

3. 应用 临床上主要用血清蛋白组分分析、纯化抗原和抗体成分的分析和正常及异常Ig 的识别与鉴定方面。

(四)免疫固定电泳(IFE)

是区带电泳和沉淀反应相结合的一项免疫化学分析技术。该方法的原理是,先将血清蛋白质在琼脂糖凝胶介质上经区带电泳分离,再将固定剂和各型免疫球蛋白及轻链抗血清加于凝胶表面的泳道上,经孵育,固定剂和抗血清在凝胶内渗透并扩散,抗原抗体直接发生沉淀反应,洗脱游离的抗体,形成抗原抗体复合物则保留在凝胶中。经氨基黑,参考泳道和抗原抗体沉淀区带被着色,根据电泳移动距离分离单克隆组分,可对各类免疫球蛋白及其轻链进行分型。免疫固定电泳最大的优势为分辨率强,敏感度高,操作周期短,结果易分析。临床最常用于 M 蛋白的鉴定与分型。

(五)自动化免疫电泳

近年自动化免疫电泳仪的推出,使得自动化免疫电泳技术得到了广泛的推广,它解决了传统电泳技术手工操作不易标准化和耗时长的问题,只需人工加标本、固定剂和抗血清,其余步骤均实现自动化,它包括电泳系统(自动化电泳仪)和光密度扫描系统,具有分辨率高、重复性好等优点。

五、沉淀反应的临床应用

经典的沉淀反应均可用于抗原抗体性质、效价、纯度及相对分子量和浓度的分析,但因其有诸多缺点无法克服,临床检测中此方法的应用已逐渐减少。但随着现代科学技术的不断发展,各种自动化分析仪的应运而生,使基于沉淀反应中的免疫浊度法及免疫电泳技术在科研与临床检测中得到广泛应用。

免疫浊度法目前主要是用于蛋白质的测定,如血液中的免疫球蛋白(IgG、IgA、IgM 等)、补体(C_3、C_4 等)、血浆蛋白、C- 反应蛋白、类风湿因子等,尿及脑脊液微量蛋白和半抗原;还可用于血浆药物浓度的测定。

对流免疫电泳、火箭电泳及免疫电泳技术目前很少使用。免疫固定电泳技术因其分辨力强,敏感度高,结果易于分析,现常用于鉴定迁移相近的蛋白和 M 蛋白,免疫球蛋白轻链,尿液、脑脊液等微量蛋白,游离轻链,补体裂解产物等,临床最常用于 M 蛋白的鉴定与分型,并已列入临床实验室的常规检测工作。

小结

可溶性抗原(细菌培养滤液、外毒素、组织浸出液和血清蛋白等)与相应抗体结合,在一定条件(适量的电解质、适宜的 pH 环境和温度),可出现肉眼可见的沉淀现象。反应类型包括液相内沉淀反应、免疫浊度法、琼脂扩散试验、免疫电泳技术等。其中单向琼脂扩散试验、双向琼脂扩散试验、对流免疫电泳、火箭免疫电泳、免疫透射浊度测定法是实验室常用的沉淀反应,可以对待测抗原进行定性、定量分析。沉淀反应常采用固定抗体用量、稀释抗原;反应结果常以抗原的稀释度判定效价。

(许潘健)

第三节　补体参与的反应及补体测定

补体被激活后,可产生一系列特定的生物学效应,如溶细胞作用、免疫粘附作用等,据此可建立一些试验,如免疫溶血试验、补体结合试验、补体依赖的细胞毒试验和免疫粘附试验等,用于检测抗原、抗体或补体。

> **案例**
>
> 　　患者,女性,34 岁。主诉乏力、浮肿 1 周。3 周前曾有过咽痛史。化验:尿中可见大量红细胞、白细胞,蛋白 +++,管型 ++。血中循环免疫复合物测定强阳性,补体 CH50 和 C3 水平明显下降。诊断:急性肾小球肾炎。
> 　　请问:1. 患者发病和 3 周前咽痛病史有无关系? 补体的检测有何临床意义?
> 　　　　　2. 为什么循环免疫复合物测定强阳性而补体含量下降?

正常人血清中,补体的含量及活性相对稳定,异常情况下补体水平可出现波动。因此对补体的含量及活性进行测定,有助于疾病的诊断、疗效观察及研究发病机制。

一、补体参与的反应

(一) 免疫溶血试验

1. 原理　补体能使已被抗体致敏了的红细胞发生溶血。绵羊红细胞(SRBC)作为抗原与其相应抗体(溶血素)结合后,通过激活补体,导致红细胞溶解,发生溶血反应。实验时将补体、抗体和红细胞三者混合,置 37℃ 30 分钟,如条件适合即可发生溶血。免疫溶血试验中参与的成分有补体、抗原(SRBC)及抗体(溶血素),这三种成分中如有两种已知,即可测出第三种成分,稀释该成分还可测定其效价或含量。

2. 技术要点

(1) 补体:采用补体含量丰富的豚鼠血清,用前需滴定效价。

(2) 抗原:采用绵羊红细胞。用前需生理盐水洗涤三次,配成 2%~5% 的红细胞悬液。配好后在 542nm 波长比浊,读取吸光度,按该吸光度值调节每次试验所用的红细胞浓度,使之保持一致。

(3) 抗体(溶血素):采用兔抗绵羊红细胞血清,试验前要灭活补体;还应采用免疫溶血法滴定溶血素的效价。

3. 应用

(1) 溶血空斑试验:用已知 SRBC 和补体检测 SRBC 免疫小鼠脾细胞分泌的抗 SRBC 抗体。

(2) CH50 试验:用已知 SRBC 和溶血素检测血清总补体溶血活性。

(3) 补体结合试验:以溶血试验作指示。用已知 SRBC 和溶血素检测补体是否被消耗,从而判定抗原抗体是否对应。

(4) 抗补体试验:以溶血试验作指示,检测血清中有无可以结合补体的免疫复合物。

(二) 补体结合试验(CFT)

1. 原理　补体结合试验是利用抗原抗体复合物可结合补体,而游离的抗原或抗体不能结合补体的特点,以溶血素和绵羊红细胞作为指示系统,用已知抗原(或抗体)检测未知抗体(或抗原)的试验(图9-15)。

在补体结合试验中,有三个系统参与反应,包含5种成分:

(1) 指示系统,即绵羊红细胞及溶血素,试验时常将其预先结合,形成致敏绵羊红细胞(SSRBC)。

(2) 补体系统。

(3) 反应系统,即已知的抗原(或抗体)和待测的抗体(或抗原)。

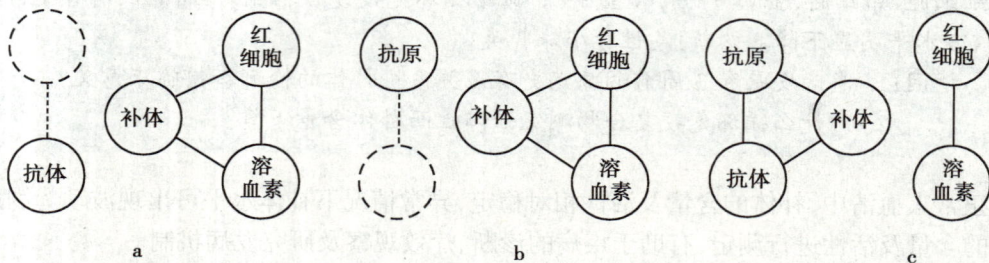

图9-15 补体结合试验示意图

a、b为补体结合试验阴性(溶血反应);c为补体结合试验阴性(不溶血反应)

如图a、b:在反应系统中,如果只有已知的抗原(或抗体),待测标本中没有相应的抗体(或抗原),补体未被结合,补体即与后加入的致敏红细胞结合,引起溶血,为补体结合试验阴性;如图c:若反应系统中存在待测的抗体(或抗原),则能形成抗原抗体复合物,该复合物能结合补体,当加入指示系统时,因反应系统中无游离补体存在,故不发生溶血,此为补体结合试验阳性。因此补体结合试验可用已知抗原来检测相应抗体,或用已知抗体来检测相应抗原。

2. 技术要点 补体结合试验的改良方法较多,较常用的有全量法(3ml)、半量法(1.5ml)、小量法(0.6ml)和微量法(塑板法)等。目前,后两种方法应用较为广泛,可节省抗原,血清标本用量少,特异性也较好。

(1) 各成分按顺序加入:先加入反应系统,作用一定时间后再加入补体,最后加入指示系统。

(2) 各成分加入的量:须保持适当比例,以避免假阳性或假阴性。溶血素,补体,抗原及抗体等均需预先滴定其单位,配成特定的浓度,才能保证结果的可靠性。

(3) 各成分的对照试验:每批正式试验时,不仅要做标准的阳性和阴性对照,还要做有关成分的对照核查,如抗原对照、待检血清对照、绵羊红细胞对照和溶血素对照等。

3. 方法评价 补体结合试验是一种传统的免疫学技术。其优点是灵敏度较高,特异性较强,可检测多种类型的抗体或抗原,并可测定其效价;试验不需特殊仪器,结果容易观察,试验条件要求不高,易于在基层单位普及。但补体结合试验参与反应的成分较多,影响因素复杂,操作手续繁琐且要求严格,容易发生失误导致错误结果出现。因此,现多被其他更为简便敏感的方法所取代,但对于免疫学技术的基本训练仍是一个很好的试验。

4. 临床应用 利用补体结合试验,可进行传染病的诊断,流行病学的调查以及某些自身抗体的检测。

(三) 补体依赖的细胞毒试验（CDC）

1. 试验原理 带有特异抗原的靶细胞（如正常细胞、肿瘤细胞、病毒感染细胞）与相应抗体结合后,在补体的参与下,引起靶细胞膜损伤,导致细胞死亡。染料（如伊红 -Y、台盼蓝）可通过细胞膜进入细胞内使细胞着色,故可用于指示死细胞,而活细胞不着色。此即补体依赖性细胞毒试验（CDC）。利用细胞毒试验可以检查细胞膜抗原,亦可鉴定抗体的特异性。

CDC 试验方法常用于 HLA 抗原的检测。HLA 抗体与淋巴细胞表面相应的 HLA 抗原结合后激活补体,导致细胞膜损伤,通透性增强,染料进入细胞。通过显微镜计数死细胞占总细胞数的比率,判断细胞的死亡率。

2. 试验方法 HLA 抗原的检测多采用两步法:

(1) HLA 分型血清 $1\mu l$

(2) 淋巴细胞悬液 $1\mu l$（约 2000 个）

(3) 20℃~25℃条件下孵育 30 分钟

(4) 兔补体 $5\mu l$

(5) 20℃~25℃条件下孵育 60 分钟

(6) 5% 伊红水溶液 $3-4\mu l$,孵育 5-10 分钟,加入 12% 甲醛 $5-6\mu l$（或加荧光染液 $5\mu l$）。加盖片, 在 100× 倒置相差显微镜或倒置荧光显微镜下观察结果。

3. 技术要点

(1) 血清板制备及保存:所加抗体应包括本地区常见的特异性抗体 3 份以上。实验设阴性、阳性对照。

(2) 待测标本的采集:检测 HLA-Ⅰ类抗原可用淋巴细胞悬液或 T 淋巴细胞,检测 HLA-Ⅱ类抗原用 B 淋巴细胞。

(3) 反应条件:孵育温度应在 20℃~25℃之间。孵育时间应严格遵守。

(4) 细胞滴加到载玻片上后,若长时间放置不检测,可导致假阳性结果。

4. 结果判断 着染的细胞为死亡细胞。伊红染色在倒置相差显微镜下观察,死细胞体积增大,呈暗红色,活细胞有立体感,呈亮滴状;荧光染色在倒置荧光显微镜下观察,死细胞呈红色,活细胞呈绿色。死亡细胞超过 40% 为阳性。

5. 方法评价 该法简单易行,抗血清用量和细胞用量均极少,结果可靠,重复性好,无需特殊仪器设备,故为国际上普遍采用的标准方法。CDC 试验对 HLA-Ⅰ类 A、B 抗原分型结果基本可靠,但对 HLA-Ⅱ类抗原的检测稍差。

6. 临床应用 利用 CDC 试验可以检查 HLA-A、B、C、DR 和 DQ 抗原,也可用于抗体筛选及交叉配合试验,检测患者血清中是否存在抗供者 HLA 的抗体。HLA 分型在器官移植、临床输血、亲子鉴定及疾病相关研究等许多领域都有十分重要的意义和用途。例如在器官移植时,为了提高器官移植的成功率,必须尽量选择比较理想的供者。除 ABO 血型抗原相容外,供者的 HLA 抗原尽可能与受者接近,尤其是 HLA-DQ、DR 抗原具有更重要意义。

(四) 免疫粘附试验

1. 原理 "免疫粘附"是指抗原抗体复合物与补体 C3b 结合后,可粘附于红细胞与血小板上,形成较大的聚合物,这一现象统称为"血细胞免疫粘附作用"。红细胞之所以具有免疫粘附作用,是因其表面具有 C3b 受体。利用这一原理设计的免疫粘附试验,可用于检测抗原或抗体,也可检测细胞上的 CR1。

2. 方法评价 此实验方法具有高度敏感性,操作简便,不用溶血素,不需滴定补体。

3. 临床应用 可用于检测可溶性或颗粒性抗原,如检测病人血清中有无乙型肝炎表面抗原;检测免疫复合物;检测红细胞上的补体受体,如 C3bR 酵母花环试验。

二、补体的测定

检测补体经典途径常用的指标为 CH50、C2、C3、C4 测定,检测旁路途径常用的指标为 APH50,C3、B 因子、P 因子测定。有资料显示补体的活性和含量间没有显著相关关系,补体活性与含量的测定不能相互取代,应同时测定综合分析,并注意对补体水平进行动态观察,如补体缺陷的过筛诊断可综合 CH50 试验,C3 含量测定,C1 含量测定,C4 溶血活性试验的结果分析判断。

> 考点提示
> CDC 试验和 CH50 溶血法测定的原理及临床意义

(一) 补体活性的测定

1. 血清总补体溶血活性(CH50)的测定

(1) 试验原理:当红细胞与溶血素的量一定时,在规定的反应时间内,溶血程度与补体的量及活性呈正相关,但不是一个直线关系。以补体含量为横坐标,相应的溶血百分率为纵坐标绘图可得到典型的"S"形曲线(见图 9-16)。

在 50% 溶血附近,"S"形曲线最陡,接近一条直线。在此范围内补体活性稍有变动,溶血程度就有明显变化。以 50% 溶血作为反应的终点比 100% 溶血作为终点更敏感,因此该试验被称为补体 50% 溶血试验,即 CH50 试验。以引起 50% 溶血所需的最小补体量为一个 CH50 单位,可计算出待测血清中总的补体溶血活性,以 CH50U/ml 表示。

(2) 技术要点:常用方法有试管法(改良 Mayer 法)、微量快速法。影响反应的因素有缓冲液 PH、离子强度、绵羊红细胞的数量和反应温度、时间等。由于补体对热不稳定,在室温下很快失活,故要求必须是新鲜抽取的血清,在离体后 2 小时内测定。

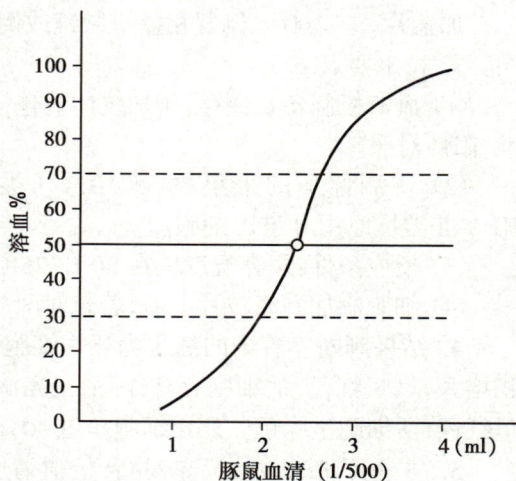

图 9-16 溶血程度与补体含量的关系

(3) 方法评价:该方法是测定补体活性的一个最简便的筛查方法,主要反映补体经典活化途径的溶血功能,是补体 9 种成分综合水平的体现。该法简便快速,但灵敏性较低。

(4) 参考范围:50~100U/ml(改良 Mayer 法);1 : 4~1 : 32(微量快速法)。

(5) 临床意义:

1) 总补体活性升高:见于各种急性炎症、感染、组织损伤、恶性肿瘤等,一些传染病,如风湿热、伤寒、结核、麻疹等也可见补体代偿性升高。

2) 总补体活性降低有以下几种原因:①补体消耗增多:常见于血清病、急性肾小球肾炎、慢性肾炎、SLE 活动期、恶性类风湿关节炎、自身免疫性溶血性贫血等。②补体大量丧失:多见于肾病综合征及大面积烧伤等情况。③补体合成不足:主要见于各种肝病患者,如肝硬化、慢性活动性肝炎及急性重症肝炎等。

2. 旁路途径溶血活性（APH50）测定

（1）原理：家兔的红细胞可激活血清中的 B 因子，引起旁路途径活化，导致兔红细胞溶解。在合适反应条件下，溶血程度与补体的含量及活性呈正相关。与 CH50 测定类似，以引起 50% 溶血所需的最小补体量为一个 APH50 单位，可计算出待检血清中旁路途径的溶血活性，以 APH50 U/ml 表示。

（2）技术要点：补体经典途径的活化需钙离子、镁离子参与，旁路途径只需镁离子参与。试验可用 EGTA（二乙醇双醚四乙酸）螯合钙离子，以阻断补体经典途径。

（3）参考值：$21.7 \pm 5.4 U/ml$。

（4）临床意义：APH50 增高见于某些自身免疫病、慢性肾炎、肿瘤和感染等；而肝硬化、慢性活动性肝炎、急性肾炎则明显降低。

3. C4 活性测定

（1）原理：用氨水处理豚鼠血清后可除去其中的 C4，由于补体不能依次激活，因此，加入致敏的绵羊红细胞后，这种缺少 C4 的血清不能使红细胞溶解；当加入含 C4 的待检血清后，补体激活的连锁反应又恢复，从而导致溶血，溶血的程度与待检血清中 C4 的活性呈正相关，测定以 50% 溶血作为反应终点。

（2）参考值：$7898 \pm 1893 U/ml$。

（二）补体含量检测

常用的检测方法有单向免疫扩散法、火箭免疫电泳、免疫比浊法、酶联免疫吸附试验及放射免疫分析等。血清含量低的组分需用酶联免疫吸附试验等灵敏度较高的方法进行检测；含量高的组分如 C3、C4、C1q、B 因子等可用单向免疫扩散法、免疫比浊法等测定，现多用免疫比浊法。

1. 原理　免疫比浊法的原理是补体与其相应抗体在液相中相遇，即形成抗原抗体复合物，产生一定的浊度。浊度的高低与补体的含量成正比。以 C3、C4 标准品浓度为横坐标，相应的吸光度为纵坐标，绘出标准曲线，将待测血清的检测结果查标准曲线，可获得补体的含量。

2. 参考值　C3：$0.5 \sim 0.9 g/L$；C4：$0.1 \sim 0.4 g/L$。

3. 临床意义　可作为传染病、某些自身免疫疾病、免疫缺陷疾病的诊断及病情监测的参考指标。在传染病早期、急性感染时补体水平升高；在系统性红斑狼疮，类风湿关节炎等自身免疫性疾病时，血清补体水平随病情发生变化，疾病活动期补体活化过度，血清补体 C3、C4 水平下降，疾病稳定后补体水平又有所增高。

小结

　　补体参与的反应主要有免疫溶血试验、补体结合试验、补体依赖的细胞毒试验和免疫粘附试验等。免疫溶血试验是补体结合试验，CH50 试验的基础。补体的检测，主要是根据补体的抗原性和溶细胞活性设计的。检测的方法涉及总补体活性的测定和单个补体成分的检测，其中总补体活性测定，在临床应用广泛的是经典途径的 CH50 检测法；而单个补体成分检测则包括溶血法与免疫化学法，后者可用于定量测定。正常个体补体水平相对恒定，病理条件下可出现波动。传染病早期、急性感染时补体水平升高；系统性红斑狼疮，类风湿关节炎等自身免疫性疾病时，血清补体水平随病情而变化，疾病活动期补体水平下降，疾病稳定后补体水平升高。

（李　慧）

目标测试

A1 型题

1. 直接抗球蛋白试验检测何类抗体
   - A. 结合在红细胞表面的 IgG
   - B. 游离的 IgG
   - C. 结合在红细胞表面的 IgM
   - D. 游离的 IgM
   - E. 以上都不是

2. 新生儿溶血性贫血检查可用
   - A. 胶乳凝集试验
   - B. 间接血凝试验
   - C. 抗人球蛋白试验
   - D. 自身红细胞凝集试验
   - E. 协同凝集试验

3. Coombs 试验的直接法和间接法的主要区别是
   - A. 前者是检测完全抗体的,而后者是检测不完全抗体的
   - B. 前者是检测在体内已致敏的红细胞上的不完全抗体,后者是检测游离在血清中不完全抗体
   - C. 前者主要用于检测 IgG 型抗体,后者主要用于检测 IgE 型抗体
   - D. 前者主要用于检测 IgG 型抗体,后者主要用于检测 IgM 型抗体
   - E. 两者判断结果的方法不同

4. 间接抗球蛋白试验检测何类抗体
   - A. 结合在红细胞表面的 IgG
   - B. 游离的 IgG
   - C. 结合在红细胞表面的 IgM
   - D. 游离的 IgM
   - E. 以上都不是

5. 沉淀反应的抗原是
   - A. 颗粒性抗原
   - B. 可溶性抗原
   - C. 半抗原
   - D. 超抗原
   - E. 致敏抗原

6. 关于免疫浊度法正确的是
   - A. 属于液体内定性检测
   - B. 属于琼脂内定性检测
   - C. 待测的含量与反应液的浊度成反比
   - D. 属于液体内沉淀反应
   - E. 肉眼观察浊度的含量

7. 散射免疫比浊法利用的是
   - A. 入射光经过复合物后被吸收的原理
   - B. 光线的吸收量与被测物的含量成正比
   - C. 入射光经过颗粒性的复合物后发生反射
   - D. 入射光线经过颗粒性的复合物后发生散射
   - E. 散射光强与复合物的含量成正比

8. 关于免疫浊度法测定错误的是
   - A. 反应液中抗体过量
   - B. 反应液中抗原过量
   - C. 反应液中抗原、抗体比例合适

D. 常用聚乙二醇等增油剂

E. 通常用磷酸盐

9. 沉淀反应中抗原过量的现象称为

A. 带现象 　　　　　　　B. 前带 　　　　　　　C. 后带

D. 等价带 　　　　　　　E. 拖尾现象

10. 临床中,不能用直接 Coombs 试验进行检测的疾病是

A. 新生儿溶血症 　　　　B. 缺铁性贫血 　　　　C. 自身免疫性溶血症

D. 检测母体 Rh(D)抗体 　E. 药物诱导溶血

11. 免疫沉淀反应的检测

A. 常用颗粒性抗原的检测 　　B. 抗原抗体的结合瞬间肉眼可见

C. 能用于定量检测 　　　　　D. 不能用于定量检测

E. 可不考虑抗原抗体的比例

12. 关于单项琼脂扩散试验错误的是

A. 须先将抗原混入琼脂内 　　B. 有试管法和平板法

C. 须先将抗体混入琼脂内 　　D. 可用于定量检测

E. 抗原抗体比例合适处形成沉淀环

13. 通过观察双向琼脂扩散试验的结果,不能解决的问题是

A. 是否存在相应的抗原或抗体

B. 抗原和抗体相对含量的估计

C. 抗原和抗体相对分子量的分析

D. 判断两种抗原的性质是否相同

E. 抗体浓度的确定

14. 单项琼脂扩散法可用于

A. 抗体定性 　　　　　　B. 抗体定量 　　　　　C. 抗原定量

D. 抗原定性 　　　　　　E. 免疫复合物定量

15. 对免疫电泳的影响不包括

A. 电场强度 　　　　　　B. 溶液 pH 　　　　　C. 离子强度

D. 抗体纯度 　　　　　　E. 电渗

16. 补体总活性测定采用

A. 凝集法 　　　　　　　B. 沉淀法 　　　　　　C. 溶血法

D. 电泳法 　　　　　　　E. 标记法

17. 用于检测淋巴细胞 HLA 抗原的方法是

A. 补体结合试验 　　　　B. 双向琼脂扩散试验

C. 补体依赖的细胞毒试验 　D. 免疫电泳

E. 凝集反应

18. 免疫溶血法检测单个补体成分,通常采用的红细胞是

A. 家兔 RBC 　　　　　　B. 豚鼠 RBC 　　　　　C. 马 RBC

D. 绵羊 RBC 　　　　　　E. 人 RBC

19. 补体结合试验中所用补体是哪种动物血清

A. 马血清 　　　　　　　B. 绵羊新鲜血清 　　　　C. 豚鼠新鲜血清

D. 大白鼠新鲜血清　　　　　　E. 山羊新鲜血清

20. 下列哪项试验不能用于补体缺陷的过筛诊断
　　A. CDC 试验　　　　　　B. CH50 试验　　　　　C. 血清 C3 含量测定
　　D. 血清 C1 含量测定　　　E. C4 溶血活性试验

21. 补体结合试验的指示系统是
　　A. 特异性抗体和补体　　　B. 特异性抗原和补体　　　C. 红细胞和溶血素
　　D. 加热灭活的患者血清　　E. 补体和溶血素

22. 下列物质中,不参与溶血反应的是
　　A. 羊红细胞　　　　　　　B. 抗红细胞抗体　　　　　C. 补体
　　D. 溶血素　　　　　　　　E. 抗补体抗体

23. 利用溶血反应作为指示系统,判断抗原抗体是否相对应的试验是
　　A. CH50 试验　　　　　　B. CFT　　　　　　　　　C. APH50 测定
　　D. B 因子活性测定　　　　E. 抗补体试验

24. CH50 试验检测补体总活性与下列因素无关的选项是
　　A. 缓冲液的 pH　　　　　B. 离子强度　　　　　　　C. 绵羊 RBC 数量
　　D. 反应温度　　　　　　　E. 钠、钾浓度

25. 不是补体结合试验优点的是
　　A. 灵敏度高　　　　　　　B. 特异性强　　　　　　　C. 应用面广
　　D. 参与反应的成分多　　　E. 易于普及

第十章 让我如何认识你——免疫标记技术

学习目标

1. 掌握：酶联免疫吸附试验的类型及原理；荧光免疫技术的原理和主要方法；两类放射免疫技术的基本原理；斑点金免疫渗滤试验和斑点金免疫层析试验的原理；化学发光免疫分析的类型和原理。
2. 熟悉：酶免疫技术的类型和常用的酶及其底物；荧光免疫技术中常用的荧光物质及其测定；胶体金免疫技术的方法类型；化学发光剂必须具备的条件。
3. 了解：BAS-ELISA、免疫芯片技术。

免疫标记技术是指用某些可微量检测的物质对抗体（抗原）进行标记，使其与相应抗原（抗体）反应，通过检测标记物的有无及含量间接反应被测物的存在与多少的技术。常用的标记物有荧光素、酶、放射性核素、胶体金、化学发光剂等，当其被标记于抗体（抗原）分子后，既不影响抗原抗体的反应，也不影响标记物本身的特性。免疫标记技术以其敏感性高、准确性好、操作简便的特点正逐渐替代了一些经典的免疫学检验技术，如凝集反应、沉淀反应等。

一些用传统血清学方法无法检出的微量（超微量）物质，都可用免疫标记技术进行检测，这使免疫学检验渗透到医学的各个领域。

案例

如果一个人微量元素缺乏、吸食毒品或服用了兴奋剂，我们如何去诊断？有人认为这很容易，用一般检验方法就可以了，其实不然。因为微量元素、毒品和兴奋剂在机体中只有极微量的存在，用一般常规方法是很难检测出来的。而免疫标记技术为这种检测提供了可能，它特异性强、敏感性高，借助于酶标检测仪等精密仪器即可检出 ng、pg、甚至 fg 级水平的超微量物质，因此，免疫标记技术可称之为检测领域的高手。

请问：1. 我们将在本节中讲述的酶免疫技术的标记物是什么？

2. 你认为酶免疫技术主要的优点有哪些？

近年来免疫标记技术飞速发展，应用不同标记物，根据不同原理、不同技术建立起来的检测方法层出不穷，主要包括酶免疫技术、荧光免疫技术、放射免疫技术、金免疫技术、化学发光免疫技术、生物素-亲合素免疫技术等。

第一节 酶免疫技术

酶免疫技术是将抗原抗体反应的特异性与酶催化底物反应的高效性和专一性结合起来的一种免疫检测技术。它敏感性高、特异性强,无放射性同位素的危害,且酶标记物稳定性好、有效期长、价格低廉、操作简单等优点。随着单克隆抗体技术、生物素 - 亲合素放大系统等在酶免疫技术中的应用,进一步提高了其灵敏度、特异性等,使其在医学、生物学等领域的应用更加广泛。

酶免疫技术的基本原理是将酶与抗体(或抗原)用交联剂结合起来形成酶结合物,与相应的抗原(或抗体)特异性结合,形成抗原 - 抗体 - 酶大分子复合物。当加入酶的相应底物,酶催化底物则可生成有色产物,借助反应体系的颜色变化和呈色深浅来判断标本中检测对象的有无或含量的多少,从而达到定性、定量或定位检测的目的。

一、常用的酶及底物

(一) 常用的酶

1. 辣根过氧化物酶(HRP):HRP 因来源于植物辣根中而得名,分子量 44kD,它是由无色的糖蛋白(主酶)和亚铁血红素(辅基)结合而成的复合物。辅基是酶活性基团,最大吸收峰在波长 403nm 处;而主酶则与酶活性无关,最大吸收峰在波长 275nm。通常 HRP 的纯度用纯度数(RZ)表示,它是以 HRP 分别在 430nm 和 275nm 处的吸光度的比值来表示。用于酶免疫技术的 HRP,其 RZ 值应大于 3.0。HRP 因为性质稳定,容易保存,易于提取等特点是目前在 ELISA 中应用最多的标记酶。

2. 碱性磷酸酶(ALP):是一种磷酸酯的水解酶,可从小牛肠黏膜或大肠杆菌中提取,分子量为 80~100kD。虽然灵敏性高于 HRP,空白值也较低,但因很难获得高纯度的制剂,稳定性较差等因素,所以应用不如 HRP 广泛。

3. 其他的酶:除以上酶外,常用的酶还有 6- 磷酸葡萄糖脱氢酶、葡萄糖氧化酶、溶菌酶、苹果酸脱氢酶等。

> **考点提示**
> 常用的酶及底物、颜色变化

(二) 常用的底物

1. HRP 的底物:在 ELISA 中 HRP 的底物为过氧化物和供氢体(DH_2),目前常用的过氧化物是过氧化氢,常用的供氢体为邻苯二胺(OPD)和四甲基联苯胺(TMB)。OPD 是 ELISA 技术中应用较多的供氢体,酶作用后显黄色(最大吸收峰波长为 492nm),其灵敏度高,测定方便。但其配成应用液后不稳定,常在数小时内自然产生黄色,且具有致癌性。TMB 作为供氢体,经酶作用后显蓝色,目测对比度鲜明,加酸终止酶反应后变黄(最大吸收峰为波长 450nm),易比色,且具有稳定性好,呈色过程无需避光,无致癌作用等优点,是目前 ELISA 中应用最广泛的底物。

2. 碱性磷酸酶(ALP)的底物:常用的为对 - 硝酸苯磷酸酯(p-NPP),其反应产物为黄色的对硝基酚,最大吸收峰波长为 405nm。由于碱性条件下对硝基酚的光吸收增强,且可使 ALP 失活,因此常用 NaOH 作为反应终止液。

二、制备酶标记抗体(抗原)的方法

在酶免疫技术中制备酶标记物的方法应符合简单、产量高,避免酶、抗体(抗原)、酶标记

物各自形成聚合物,标记反应不影响酶的活性和抗原抗体的免疫反应性等原则。常用的标记方法如下:

(一) 戊二醛交联法

此法是以双功能交联剂戊二醛为"桥",分别连接酶与抗体(抗原),形成酶 - 戊二醛 - 抗体(抗原)结合物。此法操作简便,广泛用于 HRP、ALP 与抗体(抗原)的交联。

(二) 过碘酸钠氧化法

此法目前常用于 HRP 的标记。HRP 是一种糖蛋白,过碘酸钠可将与酶活性无关的多糖羟基氧化为活泼的醛基,再与抗体蛋白的游离氨基结合,形成 Schiff 碱。再加入硼氢化钠还原后,即生成稳定的酶标记物,且此法的酶标记物产率较高。

三、固相载体

固相酶免疫测定是将抗原(抗体)结合到固相载体的表面,通过载体将结合状态的酶标记物和游离酶标记物分离的测定方法。常用的固相载体的种类有:

1. 塑料制品　由聚苯乙烯和聚氯乙烯制成。聚苯乙烯具有较强的吸附蛋白质的性能,抗体或蛋白质抗原吸附其上后保留原来的免疫活性,聚苯乙烯作为载体在 ELISA 测定过程中不参与化学反应,加之材料经济、方法简便,可制成各种形状,故被普遍采用。

2. 微颗粒　此类载体是由聚苯乙烯高分子单体聚合成的微球或颗粒,直径多为微米或纳米数量级。微颗粒带有能与蛋白质结合的功能基团,易与抗体或抗原形成化学偶联,且结合容量大。此外,微颗粒在反应时,可均匀地分散于整个反应溶液中,使反应面积增加,反应速度加快。

3. 膜载体　是一种多孔薄膜过滤材料,包括硝酸纤维素膜、尼龙膜和玻璃纤维素膜等。它是通过非共价键吸附抗原或抗体,吸附能力很强,且当样品量微小时吸附也完全,故已广泛应用于固相膜免疫测定,如定性或半定量的斑点 ELISA、斑点金免疫渗滤试验和免疫印迹技术等。

四、酶免疫技术的分类

酶免疫技术分为酶免疫测定和酶免疫组织化学技术两大类。前者主要是对液体标本中的抗原或抗体进行定性和定量分析,后者主要对组织切片或其他标本中的抗原进行定位分析。酶免疫测定又根据抗原 - 抗体反应是否需要将游离的和与抗原(或抗体)结合的酶标记物分离,而分为均相和非均相两种类型。根据是否采用固相材料吸附抗原或抗体,非均相酶免疫测定又分为液相和固相酶免疫测定,其中固相酶免疫测定,以聚苯乙烯及其他固相支持物为载体的固相酶免疫测定称为酶联免疫吸附试验(ELISA),本节将重点加以介绍。

五、酶联免疫吸附试验

酶联免疫吸附试验(ELISA)是目前在酶免疫技术中发展最快、应用最广,也是最成功的技术。其基本原理是将已知抗体(抗原)包被于固相载体表面,使抗原 - 抗体反应在载体表面进行,用洗涤的方法将固相载体上形成的抗原 - 抗体复合物与液相中的游离成分分开,最后结合在固相载体上的酶量与标本中受检物质的量成一定的比例,加入酶的底物后,底物被酶催化形成有色产物,可根据有色产物颜色的深浅来对受检物质进行定性或定量分析。

ELISA 可用于测定抗原,也可用于测定抗体。根据检测目的和操作步骤不同而采取不同的测定方法。主要有以下几种类型：

(一) 夹心法

夹心法有双抗体夹心法(测抗原)和双抗原夹心法(测抗体)，两者实验步骤相同，但由于检测对象的不同其包被物和酶结合物也就不同。

1. 双抗体夹心法测抗原　双抗体夹心法是检测抗原最常用的方法(图 10-1)，适用于检测含有至少两个抗原决定基的较大分子抗原的测定。操作步骤如下：①抗体包被：将特异性抗体包被于固相反应板上，形成固相抗体，洗涤除去未结合的抗体及杂质；②加待检标本：加入待检标本并温育，让标本中的抗原与固相载体上的抗体结合，形成固相抗体-抗原复合物，洗涤除去其他未结合的物质；③加酶标抗体：使固相抗体-抗原复合物上的抗原与酶标抗体结合，洗涤未结合的酶标抗体。此时固相载体上带有的酶量与标本中待测抗原的量成正相关；④加底物：固相夹心式复合物中的酶催化底物成为有色产物，终止反应后比色对该抗原进行定性或定量的测定。

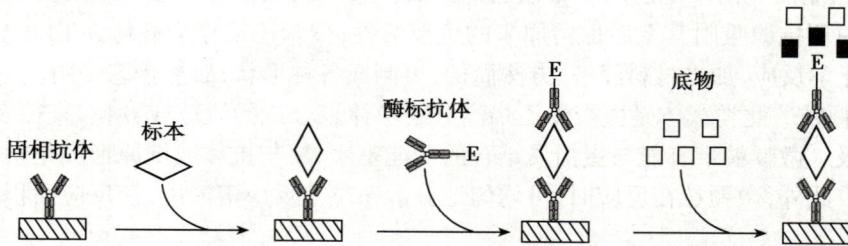

图 10-1　双抗体夹心法测抗原示意图

2. 双抗原夹心法测抗体　此法原理与双抗体夹心法类似，在临床上常用于检测 HBsAb (图 10-2)。将已知抗原包被在固相反应板上，待测标本中的相应抗体可分别与固相反应板上的抗原和酶标抗原结合，形成固相抗原-抗体-酶标抗原的复合物，根据加入底物后的显色程度来确定待测抗体的含量。

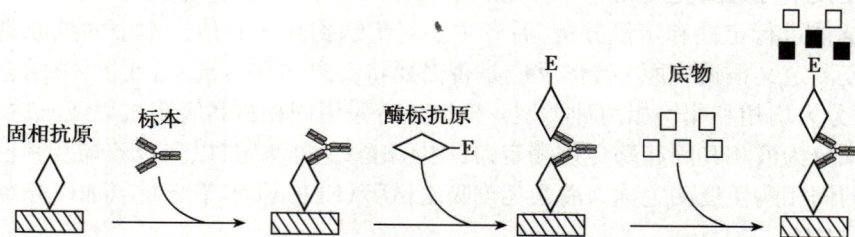

图 10-2　双抗原夹心法测抗体示意图

(二) 竞争法

竞争法既可用于检测抗原(尤其是小分子抗原或半抗原)，也可用于检测抗体。

1. 竞争法检测抗原　待测抗原和酶标抗原竞争结合固相抗体，因此结合于固相的酶标抗原量与待测抗原的量呈反比(图 10-3)，待测抗原越多，其结合固相特异性抗体越多，而酶标抗原与固相特异性抗体结合就减少，底物显色反应浅；反之，显色越深，待测抗原量则越

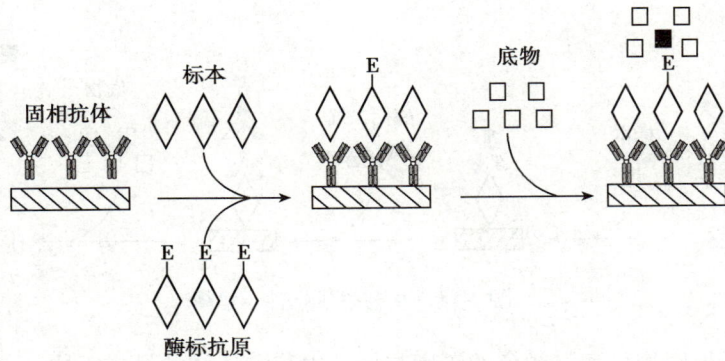

图 10-3　竞争法测抗原示意图

少。操作步骤如下:①将特异性抗体包被于固相载体上,形成固相抗体,然后洗涤。②加入待测标本和一定量酶标抗原的混合溶液,使之与固相抗体反应。如受检标本中无待测抗原,酶标抗原则与固相抗体结合。如受检标本中含有待测抗原,则与酶标抗原竞争结合固相抗体,使酶标抗原与固相抗体的结合量减少。③加底物显色,显色的深浅与待测抗原的含量成反比。参考管中由于结合的酶标抗原最多,故颜色最深。待测管颜色越浅,表示标本中抗原含量越多。

2. 竞争法检测抗体　抗体的测定一般不使用竞争法。当抗原中杂质难以去除,不易得到足够的纯化抗原或抗原的性质不稳定时,可采用这种方法测定抗体。现就以 HBcAb 的测定为例将步骤分述如下;①将 HBcAg 包被在固相载体上,形成固相抗原。②加入待测样本和酶标的特异抗体,待测样本的抗体将与酶标抗体竞争与固相载体上的特异抗原结合,温育后洗涤。③加酶底物显色,显色的深浅与待测抗体的含量成反比(图 10-4)。

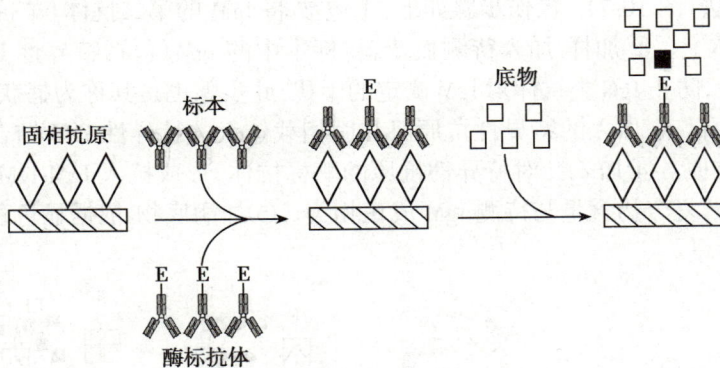

图 10-4　竞争法测 HBcAb 示意图

(三) 间接法

间接法是检测抗体最常用的方法,其原理为利用酶标记的抗抗体来检测已与固相抗原结合的待测抗体(图 10-5)。操作步骤如下:①抗原包被:将特异性抗原包被于固相反应板上,形成固相抗原,洗涤除去未结合的抗原及杂质。②加入稀释的待检血清:待检血清中的抗体与固相抗原结合,成固相抗原-抗体复合物。经洗涤后,载体上只留下固相抗原-抗体复合物。③加酶标抗抗体:其与固相复合物中的抗体结合。洗涤后,固相载体上的酶量就代表待

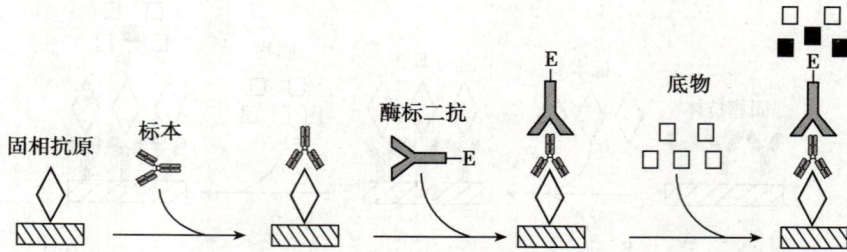

图 10-5　间接法测抗体示意图

测抗体的量。④加底物显色。颜色的深度与标本中待测抗体的量成正比。

（四）双位点一步法

即在双抗体夹心法的基础上,应用针对抗原分子上两个不同抗原决定基的单克隆抗体分别作为固相抗体和酶标抗体,在测定时则可使标本的加入和酶标抗体的加入两步并作一步,简化了操作步骤,还缩短了反应时间(图 10-6)。目前,临床实验室中测定大分子抗原如 HBeAg、AFP、HCG 等均采用双位点一步法。

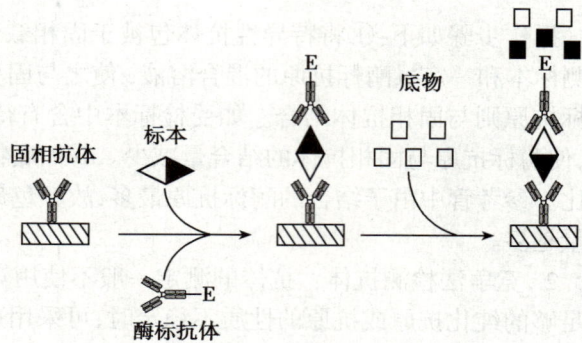

图 10-6　双位点一步法测抗原示意图

（五）捕获法

用于测定特异性 IgM 类抗体。待测血清中针对某些抗原的特异性 IgM 常和 IgG 同时存在,为避免 IgG 干扰 IgM 抗体的测定,多采用捕获法(图 10-7)。操作步骤如下:①包被 将 IgM 的第二抗体(羊抗人 IgM 的抗体)连接在固相载体上。②加样 加入待测血清,将标本中的 IgM(包括特异性 IgM 和非特异性 IgM)类抗体捕获,防止 IgG 类抗体对 IgM 测定的干扰,此步骤也是其称为捕获法的原因所在。③加特异性抗原试剂 加入的特异性抗原只和固相载体上的特异性 IgM 结合。洗涤除去未结合的特异性抗原。④加入针对特异性抗原的酶标抗体,形成抗人 IgM-IgM- 特异抗原 - 酶标抗体的复合物,复合物含量与待测 IgM 成正相关。⑤加酶底物 依据显色程度来确定待测血清中 IgM 的含量。

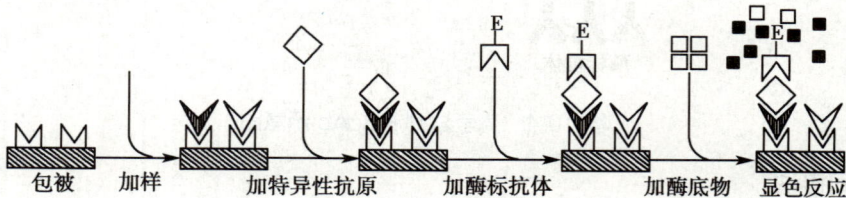

图 10-7　捕获法测 IgM 类抗体示意图

捕获法在临床上常用于病原体急性感染的实验室诊断,如急性甲型肝炎时检测病人血清中的抗 HAV-IgM,急性乙型肝炎时检测抗 HBc-IgM 以及 TORCH 系列的 IgM 检测等。采用此法时需注意 RF(IgM 类)及其他非特异 IgM 的干扰。另外非特异性 IgM 在第一步温育时可与特异性 IgM 竞争与固相抗体结合,从而会影响测定的灵敏度。因此在使用此法检测 IgM 时,必须对待测血清进行适当稀释。

ELISA 具有高度的特异性和灵敏度,操作方便快速,试剂稳定,对环境无污染,仪器设备要求简单,实验结果既可以用肉眼观察作定性分析,也可以用酶标仪进行定性、定量分析,已经成为临床免疫检验中的常用技术。

ELISA 在临床上应用广泛,常用于下列物质的检测:

1. 病原微生物　用于传染病的诊断,病情及预后的判断等。如结核杆菌、幽门螺杆菌、肝炎病毒、艾滋病毒等抗体的检测,也可用于血吸虫、弓形虫、疟原虫等的诊断。

2. 激素　用于绒毛膜促性腺激素(HCG)、促甲状腺激素(TSH)、三碘甲状腺原氨酸(T3)、甲状腺素(T4)、雌激素等的检测。

3. 药物　用于地高辛、苯巴比妥、吗啡及兴奋剂等的检测分析。

4. 肿瘤标志物　用于甲胎蛋白(AFP)、癌胚抗原(CEA)等的检测。

5. 蛋白质　各类免疫球蛋白,补体成分,自身抗体、酶和同工酶等的检测。

六、BAS- 酶联免疫吸附试验

是生物素 - 亲合素系统(BAS)与 ELISA 组合的技术。生物素 - 亲合素系统(BAS)是一对具有高度结合力的物质,它们的结合迅速、专一、极其稳定,并具有多级放大效应。BAS 既可以偶联抗原抗体等大分子物质又可以被荧光素、酶、放射性核素标记,因此把 BAS 和 ELISA 偶联起来,建立一种检测系统即 BAS-ELISA,可大大地提高分析测定的敏感度,比普通的 ELISA 敏感 4~16 倍。

(一) 生物素和亲合素

1. 生物素(biotin,B)是一种小分子生长因子,又称维生素 H 或辅酶 R。广泛分布于动、植物组织中,常从含量较高的卵黄和肝组织中提取。生物素分子有两个环状结构,其中 I 环为咪唑酮环,是与亲合素结合的主要部位;II 环为四氢噻吩环,C_2 上有一个戊酸侧链,其末端羧基是结合抗体和酶等生物大分子的唯一结构。经化学修饰后,生物素可成为带有多种活性基团的衍生物(活化生物素)。活化生物素可以和各种蛋白质(如抗体、SPA、酶、激素)、多肽、多糖、核酸、荧光素、放射性核素、胶体金等结合。这些物质与活化生物素结合后称之为生物素化。

2. 亲合素(avidin,A)亦称抗生物素蛋白、卵白素,是从卵白蛋白中提取的一种由 4 个相同亚基组成的碱性糖蛋白,每个亲合素能结合 4 个分子的生物素。亲合素富含色氨酸,借助色氨酸残基与生物素的咪唑酮环结合,因此与生物素之间的亲和力极强,比抗原与抗体的亲和力至少高 1 万倍,并具有高度特异性和稳定性。

3. 链霉亲合素(streptavidin,SA)是由链霉菌分泌的一种蛋白质,由 4 条序列相同的肽链组成,每条肽链都能结合一个分子生物素,因此与亲合素一样,一个链酶亲合素分子也能结合 4 个分子生物素。因链霉亲合素中酸性氨基酸含量较多,其等电点为 pI=6.0,且不带任何糖基,在检测中发生的非特异性结合远较亲合素低,正在逐渐取代卵白亲合素。

生物素 - 亲合素系统在实际应用中具有巨大的优势,主要体现在以下几个方面:①高敏感性:每个亲合素分子可结合 4 个生物素分子,所以可以偶联更多连接生物素的酶分子,从而大大提高了反应的灵敏度;②高特异性:亲合素与生物素之间的结合具有极高的亲和力,其反应呈高度专一性;③高稳定性:亲合素和生物素间的亲和常数比抗原 - 抗体反应高一万倍,二者结合后的解离常数很小,呈不可逆性反应,因此 BAS 在实际应用中的稳定性好,提高测定的精确度;④实用性强:生物素和亲合素均可制成多种衍生物,与酶、荧光素、放射性核素等各类标记技术结合,可广泛用于检测体液、组织或细胞中的抗原抗体以及其他多种生物学反应体系。

(二) BAS- 酶联免疫吸附试验的类型

亲合素 - 生物素系统在 ELISA 中的应用有多种形式,常用的有三种类型:BA-ELISA、BAB-ELISA 和 ABC-ELISA。这三种方式生物素标记均可采用直接法和间接法,由于间接法增加了一级抗原 - 抗体反应,因而比直接法更敏感,应用范围更广。

(何莉莉　洪湘辉)

第二节　放射免疫技术

> **案例**
>
> 　　1959 年 Yalow 和 Berson 利用放射性核素标记胰岛素并与传统的免疫反应相结合,创立了放射免疫分析(RIA)。该项技术具有灵敏度高(可测定 10^{-9}~10^{-15}g/L 水平的超微量物质)、特异性强、重复性好、样品及试剂用量少、操作简便且易于标准化等优点,为生物医学痕量物质分析开创了一个崭新的领域,极大地提高了临床实验医学的诊断水平。但放射性同位素同时也带来了对人体的伤害,对环境的污染等问题。这在很大程度上制约了它的发展和应用。
>
> 　　请问:1. 什么是放射免疫技术? 其基本原理是什么?
> 　　　　　2. 在同等检测水平上,有没有更安全可靠的免疫检测技术?

放射免疫技术是以放射性核素为标记物的标记免疫分析技术,它是一种将放射性核素高敏感性的示踪特点和抗原 - 抗体反应的高特异性特点相结合的一种体外超微量物质测定的新技术。其基本原理是应用放射性核素标记抗原或抗体,使其与待测标本中的相应抗体或抗原结合,然后分别测定游离标记物和结合标记物的放射活性,即可计算出标本中待测物的含量。常用的放射性核素有 ^{125}I(放射 γ 射线)、^{3}H(放射 β 射线)等,分别用 γ 计数仪和液体闪烁计数仪测定其放射性。放射免疫技术根据其方法学原理的不同主要有两种类型:经典的放射免疫分析(RIA)和免疫放射分析(IRMA)。两类技术均具有灵敏度高、特异性强、重复性好、样品及试剂用量少、操作简便且易于标准化等优点,在各种微量蛋白质、激素、小分子药物及肿瘤标记物的定量检测等方面得到了广泛应用。

一、放射免疫分析

放射免疫分析(RIA)是放射免疫技术的经典方法,它是以放射性核素标记的抗原(Ag*)与未标记抗原(Ag)竞争结合特异抗体(Ab)从而来对待检样品中的抗原进行定量测定的一种技术。

> **考点提示**
>
> 　　放射免疫技术的基本类型及原理

(一) 基本原理

放射免疫分析的基本原理是用放射性核素标记抗原(Ag*),使其与待测标本中的非标记

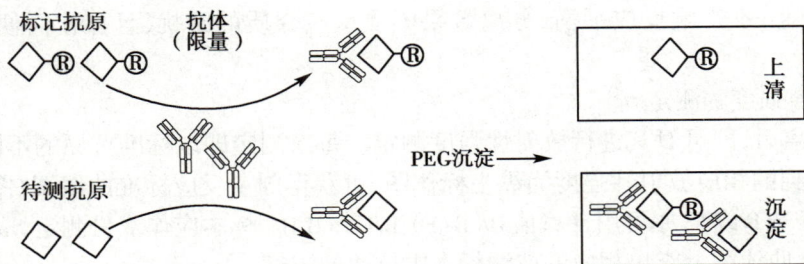

图 10-8 RIA 的原理示意图

抗原（Ag）竞争结合有限量的特异性抗体（Ab），反应形成可溶性的抗原 - 抗体复合物（Ag -Ab）和标记抗原抗体复合物（Ag* -Ab），直至达到平衡状态。由于标记抗原与特异性抗体的量是固定的，故标记抗原抗体复合物形成的量就随着非标记抗原的量而改变。非标记抗原量增加，相应地结合较多的抗体，从而抑制标记抗原对抗体的结合，使标记抗原抗体复合物相应减少，游离的标记抗原相应增加，亦即标记抗原抗体复合物中的放射性强度与受检标本中抗原的浓度呈反比（图 10-8）。若将标记抗原抗体复合物与游离标记抗原分开，分别测定其放射性强度，就可计算出结合态（Ag* -Ab）的标记抗原（用 B 表示）与游离态的（Ag*）标记抗原（用 F 表示）的比值（B/F），或算出其结合率[B/（B+F）]，这与标本中的抗原量呈函数关系。用一系列不同剂量的标准抗原进行反应，计算相应的 B/F，可以绘制出一条剂量反应标准曲线（图 10-9）。受检标本在同样条件下进行测定，计算 B/F 值，则可在剂量反应标准曲线上查出标本中抗原的含量。

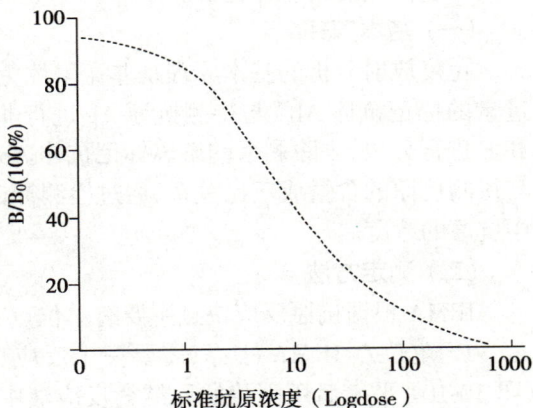

图 10-9 RIA 的剂量反应曲线

（二）测定方法

用放射免疫分析进行测定时分三个步骤，即抗原抗体的竞争抑制反应、B 和 F 的分离及放射性的测量。

1. 抗原抗体反应

将抗原（标准品和待测标本）、标记抗原和抗血清按顺序定量加入小试管中，在一定的温度下进行反应一定时间，使竞争抑制反应达到平衡。不同质量的抗体和不同含量的抗原对温育的温度和时间有不同的要求。如待测标本抗原含量较高，抗血清的亲和常数较大，可选择较高的温度（15~37℃）进行较短时间的温育，反之应在低温（4℃）作较长时间的温育，形成的抗原抗体复合物较为牢固。

2. B、F 分离技术

在 RIA 反应中，标记抗原和特异性抗体的含量极微，形成的标记抗原抗体复合物（B）不能自行沉淀，因此需用一种合适的沉淀剂使它彻底沉淀，以使其与游离标记抗原（F）分离。RIA 中常用的 B、F 分离技术有：第二抗体沉淀法、聚乙二醇（PEG）沉淀法、PR 试剂法、活性炭吸附法等。分离技术是放射免疫分析的关键环节，理想的分离技术应具有分离彻底、迅速,不影响反应平衡,分离效果不受反应介质的干扰,且操作简便、重复性好等特点。

3. 放射性强度的测定

B、F 分离后,即可对其进行放射性强度测定。每次测定即以标准抗原的不同浓度为横坐标,以测得到的相应放射性强度为纵坐标作图,可获得剂量反应标准曲线图(图 10-9)。放射性强度可任选 B 或 F,亦可用计算值 B/(B+F)、B/F 和 B/B_0。标本应作双份测定,取其平均值,在制作的标准曲线图上查出相应的待测标本中抗原的浓度。

二、免疫放射分析

免疫放射分析(IRMA)是从放射免疫分析(RIA)的基础上发展起来的放射性核素标记免疫测定技术,其特点为用放射性核素标记的抗体直接与待测抗原反应并用固相免疫吸附剂进行 B 和 F 的分离。IRMA 于 1968 年由 Mile 和 Hale 改进为双位点免疫结合,他们应用放射性核素标记抗胰岛素抗体检测牛血清中的胰岛素获得了成功,为了区别于经典的 RIA,将其命名为免疫放射分析 IRMA。

(一)基本原理

免疫放射分析的基本原理是非竞争性免疫结合反应,将放射性核素标记在抗体上,并用过量的标记抗体 Ab^* 与待测抗原 Ag 进行非竞争性结合反应,通过固相免疫吸附方式将 B 和 F 进行分离,去除剩余的游离标记抗体 Ab^*。标记抗原抗体复合物 $Ag\text{-}Ab^*$ 的放射性强度与待测抗原的含量成正比关系,通过检测标记抗原抗体复合物的放射性,从而得到待检样本中抗原的浓度。

(二)测定方法

IRMA 根据抗原反应位点主要有单位点 IRMA 法和双位点 IRMA 法。

1. 单位点 IRMA 法:只需要一个反应位点,用过量的标记抗体与待测抗原进行反应(图 10-10),平衡后用固相抗原结合反应液中剩余的标记抗体,取上清测定抗原和标记抗体结合物的放射强度。该方法灵敏性和特异性均较差。

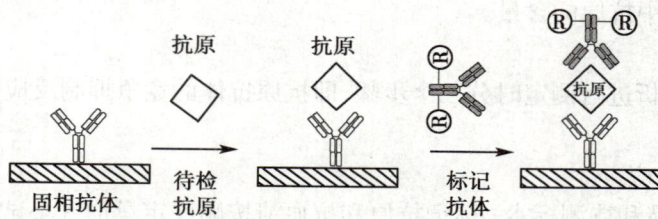

图 10-10 单位点 IRMA 原理示意图

2. 双位点 IRMA 法:又称双抗体夹心法,该方法共采用两种抗体,一种是与固相载体连接的固相抗体,另一种是标记放射性核素的标记抗体。将固相抗体与标记抗体结合到待测抗原的两个反应位点上,形成固相抗体 - 抗原 - 标记抗体复合物(图 10-11),再去除上清液中游离标记抗体,测定固相上的放射强度,其与待测抗原的浓度成正比,通过绘制标准曲线即可计算出待测样本中抗原的含量。

RIA 和 IRMA 是放射免疫技术中的两种重要类型,二者虽然字面相似,但分析方法不同,各具特色。如 IRMA 的灵敏度和特异性均比 RIA 更好,且操作程序比较简单,但此法缺点是

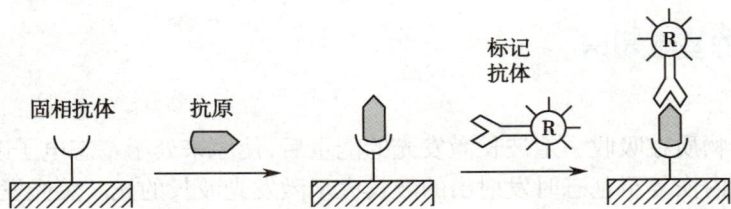

图 10-11 双位点 IRMA 原理示意图

应用抗体的量较大,抗体的纯化较难;另外,IRMA 的测定对象主要限于有两个以上抗原决定基的肽类或蛋白质。相较于 IRMA 而言,RIA 测定所需标本量少,而且既可测定小分子量的物质,也可以测定大分子量的物质,在医学检验中应用极为广泛。

三、放射免疫分析技术的应用

放射免疫分析技术由于敏感度高、特异性强、精密度高、并可测定小分子量和大分子量物质,所以在生物医学检验中应用极为广泛,常用于测定各种激素(如甲状腺激素、性激素、胰岛素等)、微量蛋白质、肿瘤标志物(如 AFP、CEA、CA-125、CA-199 等)和药物(如苯巴比妥、氯丙嗪、庆大霉素等)等。但由于核素的放射性对人体有一定的危害性,必须加以防护,核素实验室的建设须经防疫部门的监督,操作人员须经过特殊训练,因此从长远前景看,放射免疫分析技术有被取代的趋势。但在目前,从所需的设备和检测的费用上,放射免疫分析还有一定的优越性,还将在一定时期内被医学检验实验室所采用。

(何莉莉　洪湘辉)

第三节　荧光免疫技术

荧光免疫技术是将荧光物质标记抗体或抗原后,利用荧光检测仪测定抗原 - 抗体复合物中的特异性荧光信号,从而对抗原或抗体进行定性、定位或定量分析检测。

案例

1941 年美国科学家 Coons 等首次用异硫氰酸荧光物质标记抗体,检测小鼠组织切片中的可溶性肺炎球菌多糖抗原,从而创立了荧光标记技术。1958 年 Riggs 等合成性能更为优良的异硫氰酸荧光素,Marshall 等则进一步改进了对荧光抗体的标记方法;1960 年 Glodstein 改进了荧光抗体的纯化方法,较好地解决了非特异性染色的问题。随着技术的成熟,荧光免疫技术已在临床免疫诊断和科学研究中广泛应用。

请问:1. 什么是荧光免疫技术? 荧光发射的特点是什么?
　　　2. 荧光免疫分析的方法有哪些? 如何才能做到定性、定位和定量分析?

荧光免疫技术分为荧光抗体技术(FAT)和荧光免疫测定(FIA)两大类。传统的荧光抗体技术是用荧光抗体对细胞、组织切片或其他标本中的抗原进行定位染色,并借助荧光显微镜直接观察结果,故又称为荧光免疫显微技术。荧光免疫测定是在荧光抗体技术的基础上进一步发展起来的,用于液体标本中的抗原或抗体的自动化定量检测,现已广泛应用于临床检测和科学研究,极大地拓展了荧光免疫技术的应用范围。

一、荧光的基本知识

(一) 荧光

荧光是荧光物质在吸收一定波长激发光的能量后,使原来处于基态电子跃迁到激发态,当其在极短时间内恢复至基态时发射出的波长大于激发光波长的光。荧光发射的特点是产生荧光的分子或原子在吸收光能后,即刻发射荧光,一旦停止供能,荧光现象随即停止。

(二) 荧光物质

荧光物质是指经激发能产生荧光的有机化合物,主要包括:

1. 荧光色素

💡 **考点提示**

常用的荧光物质及产生的颜色

许多物质都可产生荧光现象,但并非都可用作荧光色素,只有那些能产生明显荧光并可用作染料的有机化合物才称为荧光色素或荧光染料。在荧光免疫技术中用作标记物的荧光色素应具备下列条件:①能与蛋白质分子牢固结合,且结合后不影响抗原或抗体的免疫活性;②荧光效率高,经激发光照射发出的荧光强度大;③荧光色泽易于观察;④安全无毒,不具有附加的抗原性。

常用的荧光色素有:异硫氰酸荧光素(FITC)、四乙基罗丹明(RB200)、四甲基异硫氰酸罗丹明(TRITC)、藻红蛋白(PE)、藻红蛋白 - 德州红(ECD)、藻红蛋白 - 花青苷 5(PeCy5)、藻红蛋白 - 花青苷 7(PeCy7))、别藻青蛋白(APC)、碘化丙啶(PI)等(表 10-1)。

表 10-1 常用荧光色素的荧光特点

荧光色素	最大吸收光谱	最大发射光谱	发光颜色	应用
FITC	490-495	520-530	黄绿色	FAT、荧光偏振免疫技术、流式细胞术
RB200	570	595-600	橘红色	FITC 的衬比染色或双标记 FAT
TRITC	550	620	橘红色	FITC 的衬比染色或双标记 FAT,也可单独采用
PE	488	575	红色	可与 FITC 共用 488nm 激发光双标记 FAT,流式细胞术
ECD	488	620	橘红色	流式细胞术
PeCy 5	488	670	红色	流式细胞术
PeCy7	488	755	深红色	流式细胞术
APC	633	670	红色	双激光管的仪器分析
PI	488	620	橙红色	DNA 染色

2. 其他荧光物质

(1) 镧系螯合物 某些 3 价稀土镧系元素如铕、铽、铈等的螯合物经激发后也可发射特征性的荧光,其中以铕应用最广,铕螯合物的激发光波长范围宽,发射光波长范围窄,荧光衰变时间长,适用于时间分辨荧光免疫测定。

(2) 酶作用后产生荧光的物质(荧光底物) 有些化合物本身无荧光效应,但经酶作用后所形成的物质可产生强的荧光,可用于酶免疫荧光分析。

二、荧光抗体的制备

荧光抗体是免疫荧光技术的关键试剂,是将荧光素(如 FITC)或镧系螯合物与特异性抗体以化学共价键的方式结合而成。

(一) 荧光素对抗体的标记

用于荧光素标记的抗体,应是高特异性和高亲和力的,常采用单克隆抗体,如用抗血清,其中不应含有针对标本中正常组织的抗体成分,一般需经纯化提取 IgG 后再作标记。其次,荧光素与抗体以化学共价键结合后性质稳定、易于保存、安全无毒,结合后不影响彼此的性质,仍具有较高的荧光效率,荧光色泽与背景组织色泽对比鲜明。

常用的标记方法有搅拌法和透析法两种。搅拌法适用于标记体积较大、蛋白含量较高的抗体溶液,优点是标记时间短,荧光素用量少,但本法的影响因素多,若操作不当会引起较强的非特异性荧光染色。透析法适用于标记样品量少、蛋白含量低的抗体溶液,此法标记比较均匀,非特异性染色也较低。标记完成后,还应对标记抗体进一步纯化以去除未结合的游离荧光素和过多结合荧光素的抗体。

(二) 镧系元素对抗体的标记

镧系稀土元素离子不能直接与蛋白质结合,需要利用具有双功能基团的螯合剂将稀土元素与抗体或抗原分子的氨基偶联,形成镧系元素离子 - 螯合剂 - 抗原(或抗体)复合物,以便获得稳定的稀土元素标记物。螯合剂可先螯合铕,再连接蛋白质(一步法),或先连接蛋白质,再螯合铕(二步法)。

三、荧光免疫显微技术

荧光免疫显微技术又称荧光抗体技术,是一种将抗原、抗体结合反应与形态学检验相结合的方法。其基本原理是:用荧光素标记的抗体或抗抗体与组织切片中的细胞抗原或血清中的抗体进行反应,洗涤除去游离的荧光抗体后,于荧光显微镜下观察,在黑暗背景上可见呈现特异性荧光的抗原 - 抗体复合物及其存在部位,借此对组织细胞抗原进行定性和定位检测或对自身抗体进行定性和滴度测定。故此技术又称为荧光免疫组织化学技术。

荧光免疫显微技术的基本操作程序是:①制片:将作为待测抗原的组织或细胞等标本固定在载片上;②加荧光抗体:荧光抗体与载片上组织或细胞中的待测抗原通过抗原抗体反应结合而固定,洗涤除去游离的荧光抗体;③镜检:用荧光显微镜观察有无荧光现象来判定结果。根据不同的检测目的,可选用以下不同的方法。

(一) 直接染色法

将特异性荧光抗体直接滴加于标本上,使之与待测抗原发生特异性结合,洗涤、干燥后在荧光显微镜下观察特异性荧光(图 10-12)。若标本中有相应待测抗原存在,则于荧光显微镜下可见发出荧光的抗原抗体复合物。本法操作简便快速,特异性高,受非特异性荧光的干扰少;但敏感性偏低,并且一种荧光抗体只能检测一种抗原。

考点提示
荧光抗体技术的方法类型及原理

(二) 间接染色法

用特异性抗体与标本中相应抗原反应后,再用荧光素标记的抗免疫球蛋白抗体(针对特

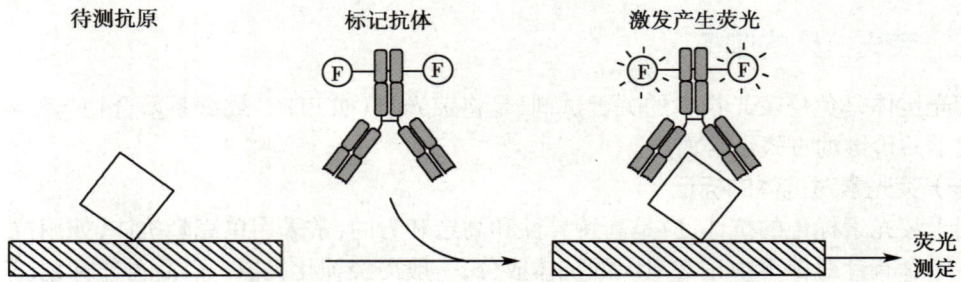

图 10-12 荧光抗体染色直接法示意图

异性抗体的抗抗体)与形成的抗原-抗体复合物中的抗体结合,洗涤后在荧光显微镜下观察特异性荧光,以检测未知抗原或抗体(图 10-13)。本法比直接法敏感度高 5~10 倍,且一种荧光二抗可检测多种抗原抗体系统,缺点是易产生非特异性荧光,且操作时间较长。

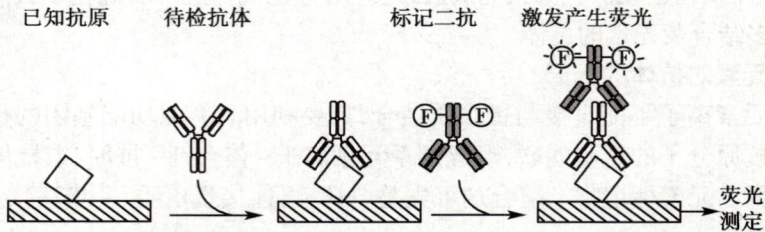

图 10-13 荧光抗体染色间接法示意图

(三) 双标记染色法

抗原-抗体反应的原理同直接法。采用两种颜色的荧光素分别标记两种不同的抗体,对同一标本进行荧光染色,洗涤后在荧光显微镜下观察特异性荧光,若标本中有两种相应的待测抗原存在,可显示两种颜色的荧光(图 10-14)。本法可用于同时检测同一标本中的两种抗原的分布与消长关系,也可区分末梢血或同一切片中 T 细胞和 B 细胞等。

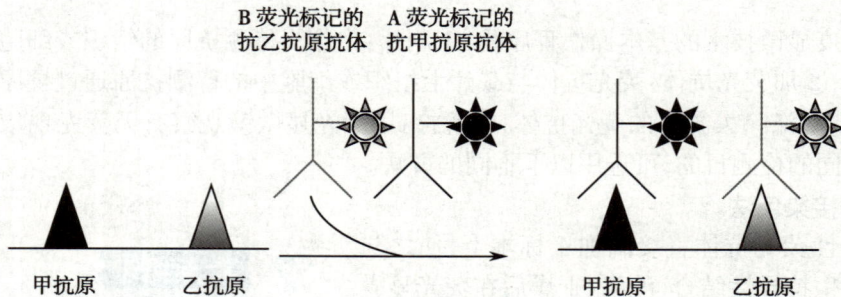

图 10-14 双标记荧光抗体染色示意图

(四) 补体荧光抗体法

本法是利用补体结合试验的原理,在间接法的第一步抗原抗体反应时加入补体(多用豚鼠补体),再用荧光标记的抗补体抗体进行示踪。本法敏感度高,且只需一种抗体。但易出现非特异性染色,加之补体不稳定,每次需采新鲜豚鼠血清,操作复杂。因此较少应用。

荧光免疫显微技术在医学检验中有着广泛的应用：①各种微生物的快速检查和鉴定：如细菌、病毒、梅毒螺旋体等；②流行病学调查和临床回顾诊断：多用荧光间接染色法测定患者血清中的抗体效价；③寄生虫感染的诊断：间接免疫荧光试验是当前公认的最有效的检测疟疾抗体的方法；④血清自身抗体的检测，其突出优点是能以简单方法同时检测抗体和与抗体起特异反应的组织成分，并能在同一组织中同时检查抗不同组织成分的抗体；⑤白细胞分化抗原的检测。

四、荧光免疫测定

荧光免疫测定（FIA）是将抗原抗体反应与荧光物质发光分析相结合，用荧光检测仪检测抗原抗体复合物中特异性荧光强度，从而对标本中待检物质进行定量测定。FIA 包括时间分辨荧光免疫测定、荧光偏振免疫测定、流式细胞分析技术、荧光酶免疫测定等。

（一）时间分辨荧光免疫测定

时间分辨荧光免疫测定（TRFIA）是用镧系元素标记抗原或抗体，并与时间分辨技术相结合而建立的一种新型超微量物质免疫分析方法，具有灵敏度高、特异性强、发光稳定、自然荧光干扰少、标准曲线范围宽等特点。其原理是各种组织、蛋白或其他化合物，通常在激发光的照射下都能发出一定波长的自发荧光，这些荧光为非特异性荧光，可干扰荧光免疫测定的灵敏度和特异性，但它们的荧光寿命通常较短（1~10ns），最长不超过 20ns。而 TRFIA 技术采用的荧光物质为镧系元素螯合物，其荧光寿命较长（10~1000us）。TRFIA 利用这一时间差特性，待被测样品中短寿命背景荧光完全衰变后，再测定镧系元素螯合物的特异性荧光，可有效地降低本底荧光的干扰，故称时间分辨荧光免疫测定（图 10-15）。TRFIA 已在临床实验中广泛应用，如可用于多种激素（肽类激素、甲状腺激素、类固醇激素等）、药物、肿瘤标记物、病毒抗原或抗体、蛋白质等物质的微量检测。

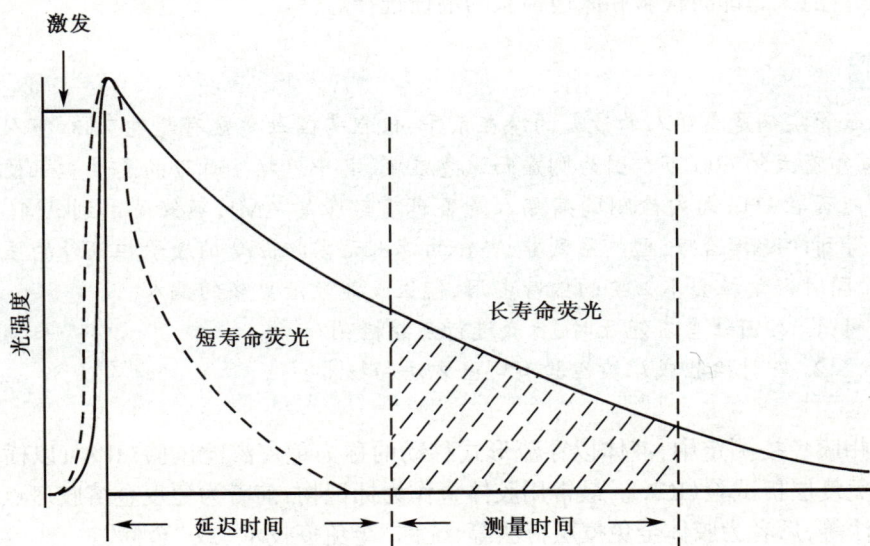

图 10-15 时间分辨检测原理示意图

（二）荧光偏振免疫测定

荧光偏振免疫测定是利用抗原抗体竞争反应原理，根据荧光素标记抗原与其抗原 - 抗体复合物之间荧光偏振程度的差异,测定液体中小分子物质的含量。此测定法样品用量少;检测过程快速,易于自动化;方法重复性好;荧光素标记试剂稳定,使用寿命长。荧光偏振免疫测定主要用于测定小分子抗原物质,是临床药物浓度测定的首选方法,目前已有多种药物、激素、毒品和常规生化项目可以用本方法进行分析。

五、免疫芯片技术

免疫芯片也称抗体芯片,是一种特殊的蛋白质芯片,它是将抗原抗体结合反应的特异性与电子芯片高密度集成原理相结合而形成一种全新概念的生物芯片检测技术。随着生物科学技术的快速发展,以微阵列技术为基础的各种生物芯片技术相继出现,如基因芯片和蛋白质芯片等。其检测原理是将几个、几十个,甚至几万个或更多数量的抗原或抗体高密度排列在固相载体上,形成高密度抗原或抗体的微点阵免疫芯片,与患者的少量待检样品或生物标本同时进行特异性免疫反应,可一次获得芯片中所有已知抗原或抗体的检测结果。因此,它可一次同时完成几十种,甚至几万种或更高数量的抗原或抗体等致病因素或生物样品的检测分析。免疫芯片在临床分子诊断学和许多疾病诊断方面具有广泛而重要的应用价值。

(何莉莉 洪湘辉)

第四节 固相膜免疫分析技术

固相膜免疫测定与固相酶免疫测定类似,是以微孔膜作为固相载体,利用液体可以流过微孔膜也可以透过毛细管作用在膜上向前移行的特性,以酶标记或各种有色微粒子(如彩色胶乳、胶体金、胶体硒)标记抗原抗体作为标记物,通过抗原抗体反应进行抗原抗体检测的快速检验方法。其最大特点是不需要大型设备,对检验人员稍加培训即能掌握操作要领和评定标准,是目前家庭即时检验和床边检验的最佳选择。

> **案例**
>
> 　　心血管疾病是成年人的最大的潜在杀手,仅在美国每年就有超过 7000 万人患有心脏病,每年有大约 600 万人因为胸痛而进急症室,其中包括 150 万的急性心肌梗死病人(AMI),能否在短时间内检测胸痛病人是否患有致命的 AMI,不仅关系到 AMI 患者能否及时得到诊断和治疗,也关系到非 AMI 的病人无需担惊受怕或承担额外的医药费和住院费,同时避免社会不必要的医疗占用,使医院能救治更多的病人。
>
> 　　请问:1. 如何让患者能及时、自我进行疾病检测?
> 　　　　　2. 即时检验或床边检验有哪些方法和技术?

在固相膜免疫测定中,液体以穿流形式移动的称为免疫渗滤试验(IFA);以横流形式移动的称为免疫层析试验(ICA)。最常用胶体金作为标记物,前者为免疫金溶胶斑点法和滴金免疫测定法等,后者为胶体金免疫层析法等,统称"金免疫技术"或"金标"。

一、胶体金免疫技术

(一)胶体金的一般特性

胶体金也称为金溶胶,是金盐被还原成金原子后形成的金颗粒悬液。胶体金颗粒由一个基础金核（原子金 Au）及包围在外的双离子层构成（内层为负离子 $AuCl_4^-$，外层是带正电荷的 H^+）。由于静电作用，金颗粒之间相互排斥而悬浮成为一种稳定的胶体状态，形成带负电荷的疏水胶溶液，故称胶体金。

胶体金颗粒大小多在 1~100nm，微小金颗粒稳定、均匀、呈单一分散状态悬浮在液体中，成为胶体金溶液。胶体金也因此具有胶体的多种特性，特别是对电解质的敏感性。电解质能破坏胶体金颗粒的外周水化层，从而打破胶体金的稳定状态，使分散的单一金颗粒凝聚成大颗粒，而从液体中沉淀下来。某些蛋白质等大分子物质有保护胶体金、加强其稳定性的作用。

胶体金的制备是氯金酸（$HAuCl_4$）在还原剂作用下，聚合成一定大小的金颗粒，形成带负电荷的疏水胶溶液。目前常用的还原剂有柠檬酸钠、鞣酸、维生素 C、白磷、硼氢化钠等。最常用的制备方法为柠檬酸三钠还原法。微小颗粒胶体呈红色，但不同大小的胶体呈色有一定的差别。最小的胶体金（2~5nm）是橙黄色的，中等大小的胶体金（10~20nm）是酒红色的，较大颗粒的胶体金（30~80nm）则是紫色的。

（二）金标记免疫技术的种类

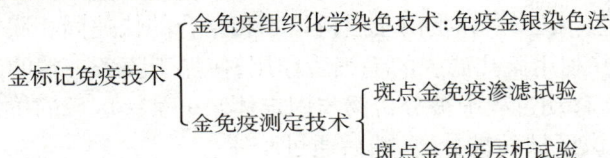

金标记免疫技术
- 金免疫组织化学染色技术：免疫金银染色法
- 金免疫测定技术
  - 斑点金免疫渗滤试验
  - 斑点金免疫层析试验

1. 免疫金银染色法（IGSS）

是将胶体金标记于抗体上（称免疫金），与组织或细胞标本中的抗原反应，形成抗原 - 抗体 - 胶体金复合物。加入银染液（含银离子）后，复合物上的胶体金即可催化银离子还原成银颗粒，并沉积在金颗粒表面，形成一层黑色的壳。在光学显微镜下观察"黑色壳"，即可对标本中的抗原进行定性、定位检查（图 10-16）。

2. 斑点金免疫渗滤试验（DIGFA）

以硝酸纤维素膜为载体，利用微孔滤膜的可滤过性，依次滴加标本、免疫金和洗涤剂，使抗原抗体反应和洗涤在一特殊的渗滤装置上以液体渗滤过膜的方式迅速完成。渗滤装置有塑料盒、吸水垫料和点加了已知抗原或抗体的 NC 膜片三部分组成。盒盖的中央有一直径约 0.4~0.8cm 的小圆孔，盒内垫放吸水材料，NC 膜片安放在正对盒盖圆孔下，关闭盒盖，使 NC 膜片紧贴吸水垫料（图 10-17）。

> **考点提示**
> 免疫渗滤试验的原理

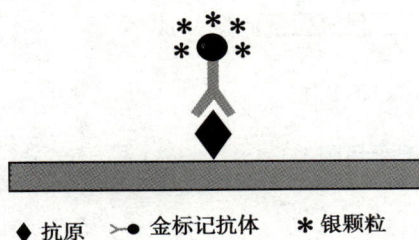

◆ 抗原　⊶ 金标记抗体　✳ 银颗粒

盖
NC 膜片
吸水垫料
底

A 装置分解图　　　　B 阳性结果

图 10-16　免疫金银染色法原理示意图　　**图 10-17　斑点金免疫渗滤试验装置及结果示意图**

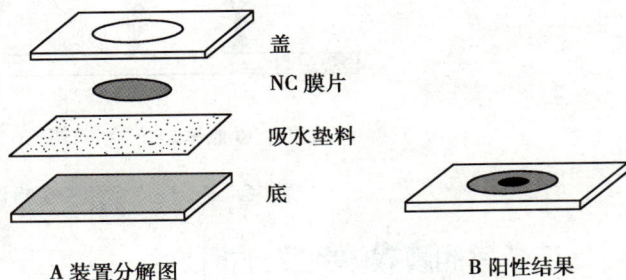

111

常用斑点金免疫渗滤试验有双抗体夹心法、间接法。以双抗体夹心法为例,其原理与方法是:①将纯化的特异性抗体吸附于 NC 膜表面中央形成斑点;②滴加被测标本于 NC 膜上,标本液渗滤过膜时,所含抗原被膜上抗体捕获,形成抗原抗体复合物而固定于膜上;③滴加胶体金标记的抗体,经渗滤在膜上形成抗体 - 抗原 - 金标记抗体复合物,并在膜中央显示红色斑点。此即阳性反应。

知识链接

斑点免疫渗滤试验最初是从斑点 ELISA 基础上发展起来的,应用的结合物是酶标记的,称为斑点酶免疫渗滤试验。1989 年 Du Pont 公司推出了检测 HIV 抗体的金免疫渗滤试验,该方法只需要试剂,不需要仪器。20 世纪 90 年代初得到了迅速发展,用于检测各种传染病的抗体和肿瘤标记物等。目前临床中广泛使用的检测尿液 HCG 的"金标准"早孕诊断试剂就是应用了该方法。

3. 斑点金免疫层析试验（DICA）

该法是将胶体金标记技术和蛋白质层析技术相结合的快速固相膜免疫分析技术。也是以 NC 膜作为载体,并利用微孔滤膜的毛细管作用,使加于膜条一端的液体标本向另一端移动,犹如层析一般,在移动过程中被分析物与固定体膜上某一区域的抗体或抗原结合而被固相化,无关物则越过该区域而被分离,然后通过胶体金的呈色条来判读实验结果。本法除层析条装置外,不需要任何仪器设备。

考点提示

免疫层析试验的原理

斑点金免疫层析试验的方法有双抗体夹心法、竞争法、双抗原夹心法和反向流动层析法。以双抗体夹心法为例,其原理与方法如下:试验所用多个试剂被组合在一狭长的试剂条上。试剂条的上端（A）和下端（B）附有吸水材料,胶体金标记的抗体粘贴在 B 附近的 C 处,紧接着为 NC 膜,膜上有两个反应区域,测试区（T）包被有特异性抗体（为小鼠 IgG）,参照区（R）包被有抗小鼠 IgG 抗体（图 10-18）。测试时将试剂条下端浸入液体标本中,下端吸水材料即吸取标本液向上移动,流经 C 处时,标本中的抗原与该处的金标记抗体结合成抗原抗体复合物,并继续向上移至测试区,被此处的固相抗体捕获,形成抗体 - 抗原 - 金标记抗体复合物,并出现红色反应线条（T）。剩余的金标记抗体继续移至参照区,与抗小鼠 IgG 抗体结合而呈现红色质控线条（R）。试验结果以测试区和参照区都出现红色线条为阳性;若只出现红色质控线条则为阴性。

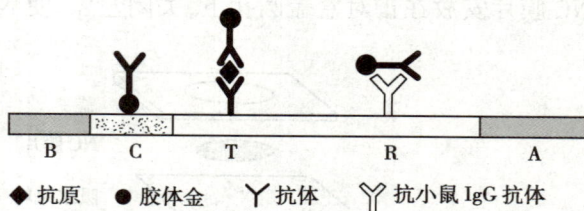

图 10-18　斑点金免疫层析试验原理示意图

二、其他膜载体免疫分析技术

除上述以胶体金作为标记物的胶体金免疫分析技术外,临床上还有以酶等作为标记物的固相膜免疫分析技术。

1. 斑点酶免疫吸附试验（Dot-ELISA）

本试验的原理与常规 ELISA 相同。不同之处在于 Dot-ELISA 使用的固相载体为吸附蛋白质能力很强的 NC 膜,底物经酶反应后形成有色的沉淀物,使 NC 膜染色。以检测抗体为例,技术要点为:①抗原包被:加少量(1~2μl)抗原于膜上,干燥后封闭;②抗原抗体反应:滴加待检血清标本,待检标本中抗体与 NC 膜上的抗原结合,洗涤后再滴加酶标二抗。③显色反应:滴加形成不溶有色物的底物溶液。阳性者即可在膜上出现肉眼可见的有色斑点(图 10-19)。Dot-ELISA 的优点是 NC 膜吸附蛋白质能力强,微量抗原吸附完全,故检出灵敏度可较普通 ELISA 高 6~8 倍。如将 NC 膜裁剪成膜条,并在同一张膜条上点有多种抗原,将整个膜条与同一份血清反应,则可同时获得对多种疾病的诊断结果;试剂用量较 ELISA 节约 5~10 倍;试验和结果判断不需特殊设备条件。NC 膜上的结果可长期保存(−20℃可达半年)。缺点是操作繁琐,特别是洗涤很不方便。

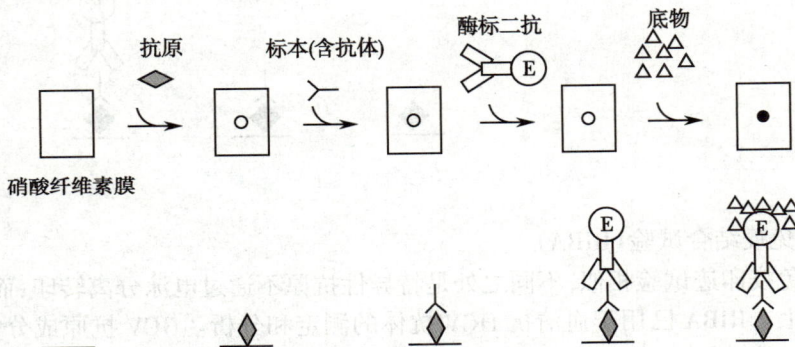

图 10-19 斑点 - 酶联免疫吸附试验示意图

2. 免疫印迹试验（IBT）

又称酶联免疫电转移印迹法。它将凝胶电泳的高分辨力与抗原抗体反应的高特异性相结合,把电泳区分的蛋白质转移至固相载体,借助酶免疫、放射免疫等技术测定。具有分析容量大、敏感性高、特异性强等优点,是检测蛋白特性、表达与分布的一种最常用的方法。免疫印迹试验由 SDS- 聚丙烯酰胺凝胶电泳（SDS-PAGE）、电转移和酶免疫定位 3 部分组成(图 10-20)。其技术要点是:

(1) SDS- 聚丙烯酰胺凝胶电泳 抗原等蛋白样品经 SDS（十二烷基硫酸钠）处理后带负电荷,在聚丙烯酰胺凝胶中从阴极向阳极泳动。分子量越小,泳动速度越快。此阶段分离的蛋白质条带肉眼不可见(只有在染色后才显出电泳区带)。

(2) 电转移 将在凝胶中已经分离的蛋白质条带转移至 NC 膜上,选用低电压(100V)和高电流(1~2A),通电 45 分钟转移即可完成。此阶段分离的蛋白质条带肉眼仍不可见。

(3) 酶免疫定位 印有蛋白条带的 NC 膜依次与特异性抗体和酶标二抗作用后,加入能形成不溶性显色物的酶反应底物,使区带染色。常用的 HRP 底物为 3,3- 二氨基联苯胺(呈棕色)和 4- 氯 -1- 萘酚(呈蓝紫色)。阳性反应的条带染色清晰,根据 SDS-PAGE 时加入的分子量标准,确定各组分的分子量。

本法能分离分子大小不同的蛋白质并确定其分子量,常用于检测多种病毒抗体或抗原,例如应用该法检测 HIV 抗体可用于确定 HIV 感染。

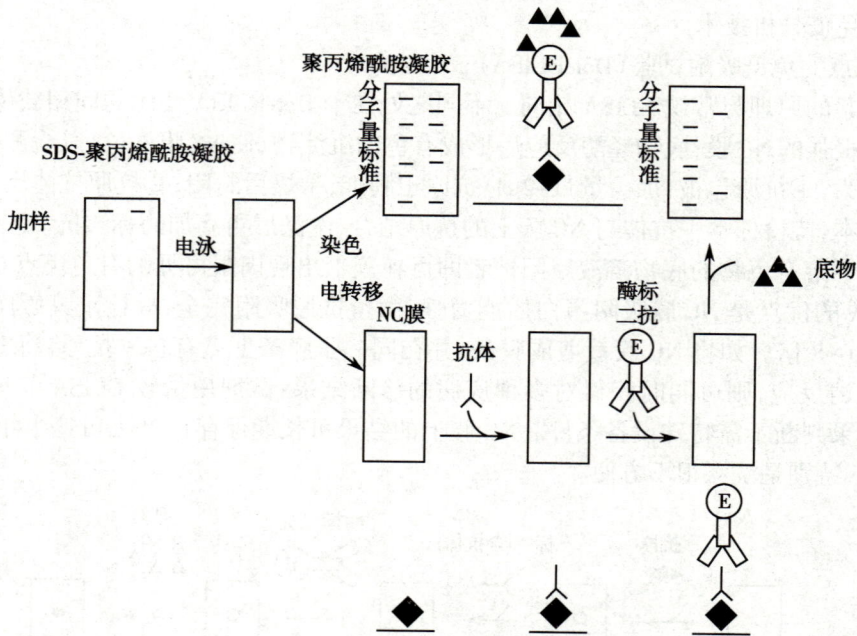

图 10-20   免疫印迹试验原理示意图

3. 重组免疫结合试验（RIBA）

本法与免疫印迹试验相似，不同之处是特异性抗原不通过电泳分离转印，而是直接分条加在固相膜上。RIBA 已用于血清抗 HCV 抗体的测定和分析。HCV 抗原成分复杂，包括有特异性的非结构区抗原、结构区抗原、核心抗原和非特异性的 G 抗原。在 ELISA 法中，一般使用混合抗原包被，检测到的血清抗体是综合性抗体。试验中，将各种抗原成分以横线条形式分别吸附在 NC 膜上，置于特制的凹槽反应盘中与标本中的特异性抗体和酶标二抗温育、洗涤，最后加底物显色，显示条带提示血清中存在有针对吸附抗原的特异性抗体。根据条带的粗细和深浅，还可粗略估计抗体效价。

重组免疫结合试验十分适合于含复杂抗原成分的病原体抗体的分析，除抗 HCV 抗体外，也成功地用于抗 HIV 抗体和抗 ENA 抗体的测定。

（洪湘辉　何莉莉）

第五节　化学发光免疫技术

化学发光免疫技术（CLIA）是将化学发光技术和免疫反应相结合，用于检测微量抗原或抗体的一种新型免疫标记技术。该方法继承了放射免疫的所有优点，同时克服了放射免疫和酶联免疫各自的缺点，兼有化学发光的高灵敏度和抗原抗体反应的高特异性且无放射性危害等优点，是继放免分析、酶免分析、荧光免疫技术之后发展起来的一项最新免疫测定技术。

案例

上世纪 70 年代中期 Arakawe 首先报道化学发光免疫技术，发展至今已经成为一种成熟的、先进的超微量活性物质检测技术，是目前发展和推广应用最快的免疫分析方法,也是目前最先进的标记免疫测定技术,灵敏度和精确度比酶免法、荧光法高几个数量级,可以完全替代放射免疫分析、彻底淘汰酶联免疫分析。主要具有灵敏度高、特异性强、试剂价格低廉、试剂稳定且有效期长(6-18个月)、方法稳定快速、检测范围宽、自动化程度高等优点。

请问:1. 化学发光免疫技术比放射免疫分析更适合临床使用的优点是什么?
2. 常用的化学发光剂有哪些?

一、发光的基本知识

发光是指分子或原子中的电子吸收能量后,由基态(较低能级)跃迁到激发态(较高能级),然后再返回到基态,并释放光子的过程。根据形成激发态分子的能量来源不同可分为:光照发光、生物发光、化学发光等。

(一) 光照发光

光照发光是指发光剂(荧光素)经能量较高的短波长入射光照射后,电子吸收能量跃迁到激发态,在其回复至基态时,发射出能量较低的较长波长的可见光(荧光)的过程。

(二) 生物发光

生物发光是指发生在生物体内的发光现象,最常见的是萤火虫的发光,反应底物为萤火虫荧光素,在荧光素酶的催化下,利用ATP能,生成激发态氧化型荧光素,它在回复到基态时多余的能量以光子的形式释放出来。实际上,生物发光就是发生在生物体内的一种化学发光。

(三) 化学发光

化学发光是指在常温下伴随化学反应过程所产生的光的发射现象。①直接化学发光:参加反应的物质(发光剂)直接吸收反应过程中所产生的化学能,使反应的产物分子或中间态分子激发到能发射光子的激发态,当分子从激发态回复到基态时,以发射光子的形式释放出能量。②间接化学发光:参加反应的物质(发光剂)吸收反应过程中所产生的化学能后,将能量传递给另一个未参与反应的分子上,使分子激发到电子激发态,当分子从激发态回复到基态时,以发射光子的形式释放出能量。

二、化学发光的条件

任何一个化学发光反应都包括两个关键步骤,即化学激发和发光。因此,一个化学反应要成为发光反应,必须满足两个条件:①反应必须提供足够的能量;②这些化学能必须能够被某种物质分子吸收而产生电子激发,并有足够的光量子产率。

三、化学发光剂

在化学发光反应中参与能量转移并最终以发射光子的形式释放能量的化合物,称为化学发光剂或发光底物。能作为化学发光剂的有机化合物必须具备下列条件:①发光的量子产率高;②它的物理 - 化学特性要与被标记或测定的物质相匹配;③能与抗原或抗体形成稳定的偶联结合物;④其化学发光常是氧化反应的结果;⑤在所使用的浓度范围内对生物体没有毒性。

(一) 直接化学发光剂

即在发光免疫分析过程中直接参与发光反应,它们在化学结构上有产生发光的特有基团,可直接标记抗原或抗体来制备标记物。主要有吖啶酯类发光剂,这是一类很有前途的非放射性核酸探针标记物,用作发光探针,发光量子产率高,稳定性好,可以直接在碱性介质中进行化学发光反应,其激发态产物 N- 甲基吖啶酮是该发光反应体系的发光体。反应式如图 10-21:

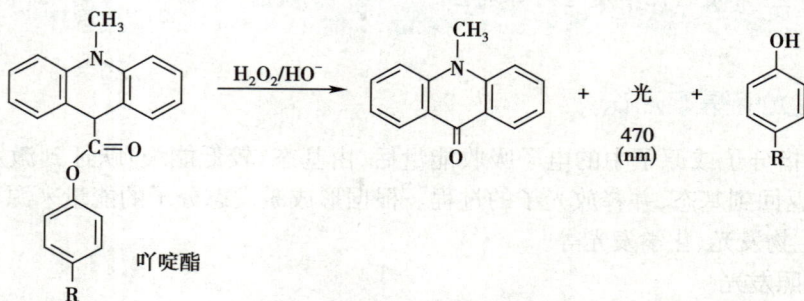

图 10-21 吖啶酯发光化学反应式

(二) 酶促反应发光剂

即利用标记酶(如辣根过氧化物酶、碱性磷酸酶等)的催化作用,使发光剂(底物)发光的发光剂。目前化学发光酶免疫分析中常用的标记酶有辣根过氧化物酶(HRP)和碱性磷酸酶。辣根过氧化物酶催化的发光剂为鲁米诺及其衍生物,其发光反应原理见图 10-22;碱性磷酸酶催化的发光底物为 3-(2'-螺旋金刚烷)-4- 甲氧基 -4-(3″- 磷酰氧基)苯 -1,2- 二氧杂环丁烷(AMPPD),其发光反应原理见图 10-23。

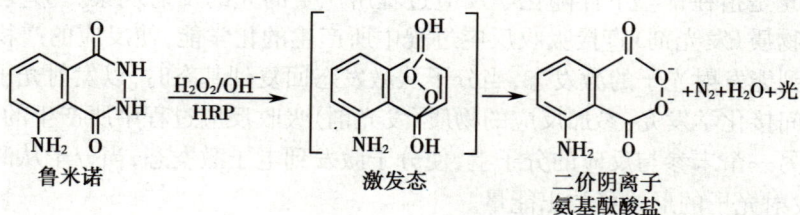

图 10-22 鲁米诺发光反应原理

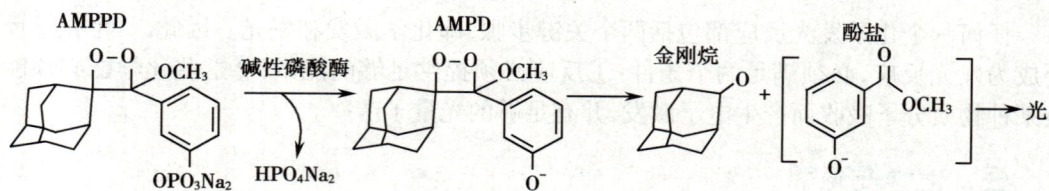

图 10-23 AMPPD 发光反应原理

(三) 电化学发光剂

指通过在电极表面进行电化学反应而反光的发光剂。它不直接参与光化学反应,主要作为化学发光反应能量传递过程中的中间体。主要有三联吡啶钌,它可直接标记抗原或抗体,已广泛应用于电化学发光免疫分析系统中。

四、化学发光免疫分析的类型

化学发光免疫分析具有灵敏度高、特异性强、无放射性危害等优点,较好地实现了检测的自动化,避免了手工操作的误差,因此已基本取代了放射免疫、酶免疫分析等技术,被广泛应用于临床实验诊断和医学研究工作中。根据化学发光物质的类型和发光特点,可做以下分类:

(一) 直接化学发光免疫分析

直接化学发光免疫分析是用化学发光剂(如吖啶酯)直接标记抗体(抗原),与待测标本中相应的抗原(抗体)发生免疫反应后,形成固相包被抗体-待测抗原-吖啶酯标记抗体复合物,这时只需加入氧化剂(H_2O_2)和pH纠正液(NaOH)成为碱性环境,吖啶酯即可在不需要催化剂的情况下分解、发光。由集光器和光电倍增管接收,记录单位时间内所产生的光子能,这部分光的积分与待测抗原的量成正比,可从标准曲线上计算出待测抗原的含量。

吖啶酯化学发光的特点:①吖啶酯发光的氧化反应简单快速,不需要催化剂,只要在碱性环境中即可进行;②反应体系中加入 H_2O_2 和 NaOH 溶液后,发光迅速,背景噪音低,保证了测定的敏感性;③吖啶酯可直接标记抗原或抗体,结合稳定,不影响标记物的生物学活性和理化特性;④吖啶酯发光为瞬间发光,持续时间短,因此,对信号检测仪的灵敏度要求比较高。

(二) 化学发光酶免疫分析

化学发光酶免疫分析(CLEIA)是用参与催化某一化学发光反应的酶如辣根过氧化物酶(HRP)或碱性磷酸酶(ALP)来标记抗体(或抗原),与待测标本中相应的抗原(或抗体)发生免疫反应后,形成固相包被抗体-待测抗原-酶标记抗体复合物,经洗涤后加入底物(发光剂),酶催化和分解底物发光。由光量子阅读系统接收,光电倍增管将光信号转变为电信号并加以放大,再把它们传送至计算机数据处理系统,计算出测定物的浓度。

(1) 辣根过氧化物酶标记的化学发光免疫分析

该分析系统采用 HRP 标记抗体(或抗原),与反应体系中的待测标本和固相载体发生免疫反应后,形成固相包被抗体-待测抗原-酶标记抗体复合物,这时加入鲁米诺发光剂、H_2O_2 和化学发光增强剂使产生化学发光。

(2) 碱性磷酸酶标记的化学发光免疫分析

该分析系统以 ALP 标记抗体(或抗原),与反应体系中的待测标本和固相载体发生免疫反应后,形成固相包被抗体-待测抗原-酶标记抗体复合物,这时加入 AMPPD 发光剂、ALP 使 AMPPD 脱去磷酸根基团而发光。

化学发光酶免疫分析的特点:①化学发光酶免疫分析属酶免疫测定范畴,测定过程与 ELISA 相似,仅最后一步酶反应的底物改为发光剂和测定的仪器为光信号检测仪;②酶标记抗原或抗体结合稳定;③酶催化鲁米诺、AMPPD 等发光剂发出的光稳定,持续时间长,便于记录和测定。

(三) 电化学发光免疫分析

电化学发光免疫分析(ECLIA)是近年来发展起来的一种新型的分析方法,是化学发光、电化学、生物分析、微电子技术以及传感技术相结合的最新产物。

电化学发光免疫分析是以电化学发光剂三联吡啶钌标记抗体(或抗原),以三丙胺(TPA)为电子供体,在电场中因电子转移而发生特异性化学发光反应,它包括电化学和化学发光两个过程。在反应体系内待测标本与相应的抗体发生免疫反应,形成磁性微粒包被抗体 - 待测抗原 - 三联吡啶钌标记抗体复合物,复合物进入流动室,同时注入 TPA 缓冲液。当磁性微粒流经电极表面时,被安装在电极下面的电磁铁吸引住,而未结合的标记抗体和标本被缓冲液冲走。与此同时电极加压,启动电化学发光反应,使三联吡啶钌和 TPA 在电极表面进行电子转移,产生电化学发光,参见图 10-24。光信号有安装在流动室上方的光信号检测器检测,光的强度与待测抗原的浓度成正比。

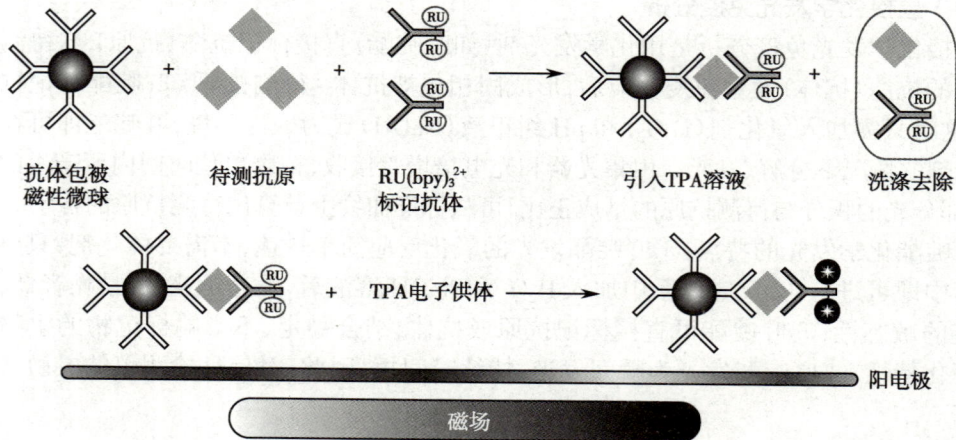

抗体包被   待测抗原   RU(bpy)$_3^{2+}$ 引入TPA溶液   洗涤去除
磁性微球   标记抗体

\+ TPA电子供体 ⟶

阳电极

磁场

图 10-24　电化学发光免疫分析原理示意图

电化学发光免疫分析的特点:①三联吡啶钌在电场中因不断得到三丙胺提供的电子,可周而复始地发光,持续时间长,信号强度高,容易测定,容易控制;②三联吡啶钌直接标记抗原或抗体,结合稳定,不影响标记物的理化特性;③试剂灵敏度高,稳定性好。

> **考点提示**
>
> 电化学发光免疫分析的特点

五、化学发光免疫测定的临床应用

由于化学发光免疫测定技术无放射性污染,同时能够达到放射免疫测定的灵敏度,同时还具有快速准确、特异性强、标记物稳定(试剂有效期长)、自动化程度高、检测菜单齐全等优点,已广泛地用于抗原、抗体和半抗原的免疫测定,如各种激素、各类代谢标志物、肿瘤及各类疾病标志物、药物及其他微量生物元素的测定。同时其线性范围较宽,符合生物医学和食品安全快速检测的需要,为生物医学和食品安全提供了一种超痕量的非同位素免疫检测手段。

> **考点提示**
>
> 化学发光免疫分析的临床应用

(洪湘辉　何莉莉)

本章小结

1. 免疫标记技术是用某些可微量检测的物质对抗体(抗原)进行标记,使其与相应抗原(抗体)反应,检测(超)微量物质的技术。主要类型有:酶免疫技术、荧光免疫技术、放射免疫技术、金免疫技术、化学发光免疫技术、生物素-亲合素免疫技术等。

2. 酶免疫技术中的 ELISA 应用最为广泛,也是最成功的技术。主要类型包括:夹心法、竞争法、间接法、双位点一步法、捕获法等。

3. 放射免疫技术是将放射性核素高敏感性的示踪特点和抗原-抗体反应的高特异性特点相结合的一种体外超微量物质测定的新技术。主要类型:RIA 和 IRMA。

4. 荧光免疫技术是利用荧光检测技术的敏感性和直观性而建立的标记免疫技术。主要包括:FAT(定性、定位)和 FIA(定量)。

5. 固相膜免疫测定与 ELISA 相类似,其特点是以微孔膜作为固相。固相膜的特点在于其多孔性,像滤纸一样,固相膜可被液体穿过流出,液体也可通过毛细管作用在膜上向前移行,利用这种性能建立了多种类型的快速检验方法。

6. 化学发光免疫分析是将化学发光与免疫反应相结合,用于检测微量抗原或抗体的标记免疫分析技术,分为直接化学发光免疫分析、化学发光酶免疫分析、电化学发光免疫分析和鲁米诺氧途径免疫分析。

(何莉莉　洪湘辉)

目标测试

A1 型题

1. 关于放射免疫分析(RIA)正确的是
   A. 只需固定标记抗原量
   B. 待测抗原要先标记
   C. 标记抗原和已知抗体的量都是固定的
   D. 只需固定已知抗体的量
   E. 三者的量均需固定

2. ELISA 技术中最常用的酶是
   A. 脲酶　　　　B. 碱性磷酸酶　　　　C. 葡萄糖氧化酶
   D. 辣根过氧化物酶　　E. 半乳糖苷酶

3. 下列关于捕获法测 IgM 类抗体错误的是
   A. 固相载体上包被的是抗人 IgM 抗体
   B. 固相载体上包被的是特异性抗原
   C. 包被抗人 IgM 抗体能有效去除待测物中的 IgG 类抗体
   D. 特异性抗原能有效去除非特异性 IgM 抗体
   E. 显色颜色深浅与被测物成正比

4. 关于 IRMA 正确的是
   A. 标记限量的抗原　　B. 标记过量的抗体
   C. 竞争结合原理　　　D. 标记限量的抗体
   E. 标记抗原、已知抗体的量均需固定

5. 直接法荧光抗体技术的缺点是

A. 简便易行

B. 特异性高

C. 检测抗原

D. 每检查一种抗原需要制备相应的荧光抗体

E. 非特异性荧光染色少

6. 间接法荧光抗体技术中荧光素标记的是

    A. 抗原   B. 特异性抗体   C. 抗抗体

    D. 抗原 - 抗体复合物   E. 抗补体抗体

7. 双标记法荧光抗体技术的主要用途是

    A. 提高荧光强度   B. 提高荧光效率

    C. 同时检测两种不同抗原   D. 同时检测两种不同抗体

    E. 减少非特异性荧光

8. ELISA 双抗原夹心法用于检测

    A. 抗体   B. 抗原   C. 抗原或抗体

    D. 半抗原   E. 不完全抗体

9. 有关亲合素 - 生物素二者结合错误的是

    A. 一个亲合素可以结合 4 个生物素

    B. 特异性强

    C. 亲和力大

    D. 属于免疫反应

    E. 可提高 ELISA 检测的敏感度

10. RIA 中当待测抗原量增多时

    A. B/F 值增大   B. B/B+F 减小   C. B 增多

    D. B+F 减小   E. B/B+F 增大

11. 关于斑点金免疫层析试验双抗体夹心法,下列说法正确的是

    A. 以胶体金标记抗原

    B. 参照区包被有已知抗体

    C. 测试区包被有抗小鼠 IgG 抗体

    D. 参照区出现红色线条即为阳性

    E. 测试区和参照区均出现红色线条为阳性

12. 直接化学发光免疫分析测定中常用的化学发光剂是

    A. 异硫氰酸荧光素   B. 鲁米诺   C. 三联吡啶钌

    D. 辣根过氧化物酶   E. 吖啶酯

13. 电化学发光免疫分析中常用的发光底物是

    A. 异硫氰酸荧光素   B. 鲁米诺   C. 三联吡啶钌

    D. 辣根过氧化物酶   E. 碱性磷酸酶

第十一章 寻找功勋——免疫细胞检测技术

学习目标

1. 掌握外周血单个核细胞的分离技术。
2. 熟悉常用免疫细胞检测的试验原理和方法。

临床上出现如感染、自身免疫病、免疫缺陷症、肿瘤等疾病以及移植术后的免疫抑制状态时，均可出现不同免疫细胞或其亚群的数量和功能的变化。因此运用一定的方法将免疫细胞从血液或组织中分离出来，在体外测定其数量和功能活性变化对判断机体的免疫功能状态、诊断疾病、评估疗效、判断预后和预防疾病等具有重要意义。

案例

小王毕业不久，有一天帮病人抽了一管用来检测血常规的血后，由于手机响了，就把抽好的血放在一边的架子上。等接完电话后有事又离开了岗位。第二天才发现有一个血常规的标本还没有检测。拿起来一看，发现管子里面血液标本分成了几层。

请问：1. 为什么放置久了的抗凝血会出现分层现象？

　　　2. 每一层里面主要有哪些成分？正常情况下该如何分离这些成分？

第一节　免疫细胞的分离及纯化

一、白细胞的分离

血液中红细胞和白细胞的比例约为 600~1000∶1，两类细胞的密度不同，其沉降速度也不同，通常用两种方法加以分离。

（一）自然沉降法

取外周静脉血，用肝素抗凝。将含抗凝血的试管直立静置，室温 30~60 分钟，血液分成明显三层，上层为淡黄色血浆，底层为红细胞，紧贴红细胞层上面的灰白层为白细胞，用毛细管轻轻吸取灰白层，即得富含白细胞的细胞悬液，离心洗涤后加入少量蒸馏水，经短时间的低渗处理，使红细胞裂解，经过反复洗涤可得纯度较高的白细胞悬液。

（二）聚合物加速沉淀法

常利用高分子量的聚合物如 3% 明胶、6% 右旋糖酐等能使红细胞凝聚成串状，促使红细胞快速沉降，而白细胞留在上层溶液，从而分离出白细胞。本法的细胞获得率比自然沉降法高。

二、外周血单个核细胞的分离

外周血单个核细胞(PBMC)主要指淋巴细胞和单核细胞,是免疫学实验最常用的细胞群,也是进行 T 细胞和 B 细胞分离纯化的重要环节。PBMC 密度为 1.076~1.090 之间,而红细胞密度为 1.093,粒细胞密度为 1.092,血小板密度为 1.030~1.035。因此利用密度介于 1.076~1.092 之间的溶液(分层液),做密度梯度离心,可使不同细胞按其密度不同作相应密度梯度分布,便可得到 PBMC。常用的分层液有 ficoll(聚蔗糖-泛影葡胺)分层液和 Percoll(聚乙烯吡咯烷酮处理的硅胶颗粒混悬液)分层液。

💡 **考点提示**

外周血单个核细胞的分离

(一) ficoll 分层液法

ficoll 分层液法是分离外周血单个核细胞最常用的一种单次密度梯度离心分离法。聚蔗糖(ficoll)分子量为 40kD,具有高密度、低渗透压和无毒性的特点。常用的聚蔗糖溶液浓度为 6%,密度为 1.020。泛影葡胺用来增加密度,在聚蔗糖溶液中加入适量比重为 1.200、浓度为 34% 的泛影葡胺,即可配制成密度合适的分层液。分离人外周血淋巴细胞以密度为 1.077 ± 0.001 的分层液为最佳。分离细胞时,将肝素抗凝全血叠加在分层液上,使两者形成一个清晰的界面。水平离心后,形成不同层次的液体和细胞区带,分离出的 PBMC(图 11-1)位于血浆层和分层液的界面中,呈白膜状。吸出 PBMC,计数,用台盼蓝染色检查细胞活力。活细胞不着色,死细胞呈蓝色。本法分离 PBMC 的纯度可达 95%。

(二) Percoll 分层液法

Percoll 分层液法是一种连续密度梯度离心分离法。Percoll 是一种无细胞毒性的经聚乙烯吡咯烷酮处理的硅胶颗粒混悬液,用 Percoll 原液(密度 1.135)与约等量磷酸盐缓冲液均匀混合,由于 Percoll 混悬液的硅胶颗粒大小不一,经高速离心后,可使分层液形成一个从管底到液面密度逐渐递减的连续密度梯度,再将已制备的单个核细胞悬液轻轻叠加在液面上,低速离心后,便得到四个细胞层(图 11-2)。表层为死细胞残片和血小板,底层为粒细胞和红细胞,中间有两层,上层富含单核细胞(纯度 78%),下层富含淋巴细胞(纯度 98%)。

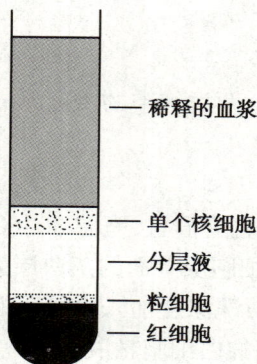

图 11-1 Ficoll 分层液
分离单个核细胞示意图

图中标注:稀释的血浆、单个核细胞、分层液、粒细胞、红细胞

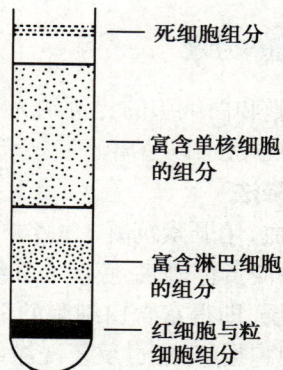

图 11-2 Percoll 分层液
分离单个核细胞示意图

图中标注:死细胞组分、富含单核细胞的组分、富含淋巴细胞的组分、红细胞与粒细胞组分

三、淋巴细胞的纯化与分离

(一) 淋巴细胞的纯化

PBMC 液中含有红细胞、血小板和单核及多核白细胞,需要将这些细胞去除才能得到纯的淋巴细胞。

1. 红细胞的去除　可用低渗裂解法或氯化铵裂解法去除红细胞。

2. 血小板的去除　一般情况下,将 PBMC 悬液离心洗涤 2~3 次就能去除混杂的大部分血小板。患某种疾病导致外周血血小板异常增多时,需用胎牛血清梯度离心法去除。

3. 单核细胞的去除

通常利用单核细胞在 37℃ 和 Ca^{2+} 存在条件下,能主动粘附在玻璃、塑料、尼龙毛、棉花纤维或葡聚糖凝胶的特性,将单个核细胞悬液中的单核细胞去除。

(1) 粘附贴壁法　将已制备的单个核细胞悬液倾于玻璃或塑料平皿,37℃温箱静置 1 小时,单核细胞和粒细胞均贴附于平皿壁上,未贴壁的细胞几乎全为纯淋巴细胞,轻轻吸出悬液便可得到淋巴细胞。如用橡皮棒刮下贴壁的细胞,可得单核细胞群。但因 B 细胞也有贴壁现象,采用本法分离得到的淋巴细胞群中 B 细胞会有所损失。

(2) 吸附柱过滤法　同样利用单核细胞具有贴壁生长的特点,将单个核细胞悬液注入装有玻璃纤维或葡聚糖凝胶 SephadexG10 的柱层中,凡有黏附能力的细胞绝大部分被吸附黏滞在柱层中,从柱上洗脱下来的细胞主要是淋巴细胞。

(3) 磁铁吸引法　利用单核细胞具有吞噬能力的特性,在单个核细胞悬液中加入直径 3μm 的羟基铁颗粒,置 37℃温箱短时旋转摇动,待单核细胞充分吞噬羟基铁颗粒后,用磁铁将吞噬细胞吸至管底,上层液中含较纯的淋巴细胞。

(4) 苯丙氨酸甲酯去除法　苯丙氨酸甲酯具有亲溶酶体性质,在溶酶体内可被水解为氨基酸,导致溶酶体渗透压升高而破裂,破裂的溶酶体释放出的酶可引起自身细胞溶解。故用该法可溶解清除含溶酶体的细胞,如单核细胞、粒细胞、NK 细胞和细胞毒性 T 细胞等,B 细胞和大多数 T 细胞则不受影响。该法去除单核细胞后,悬液中约 99% 的单个核细胞为淋巴细胞,活性达 95% 以上。

(二) 淋巴细胞的分离

主要是根据淋巴细胞亚群的不同表面标志或生物学特性进行分离。

1. E 花环沉降法　将淋巴细胞与一定比例的绵羊红细胞(SRBC)混合,待 T 淋巴细胞形成 E 花环后,经聚蔗糖 - 泛影葡胺分层液密度梯度离心,E 花环因密度增大而沉积于管底,再用低渗法裂解花环中的 SRBC,即可获得纯化的 T 细胞,悬浮在分层液界面的细胞群富含 B 细胞。该方法简便易行,获得 T 细胞的纯度可达 95%~99%,可同时获得 B 细胞。缺点是 E 花环形成后可能使 T 细胞活化。

2. 尼龙棉分离法　将淋巴细胞悬液加入尼龙棉柱内,B 细胞易黏附于尼龙棉纤维(聚酰胺纤维)表面,而 T 细胞则不易黏附,由此可将 T 细胞和 B 细胞分离。该法简便易行,不需特殊仪器,也不影响淋巴细胞活性,所获 T 细胞纯度可达 90% 以上,B 细胞纯度可达 80%。

3. 免疫磁珠分离法　将某种特异性单克隆抗体与磁珠结合形成免疫磁珠(IMB)。当特异性单抗与表达相应抗原的靶细胞结合后,利用磁场可以将 IMB 所结合细胞与其他细胞分离。该法的优点是纯度高,可达 93%~99%;重复性好;分离细胞总量大,达 90% 以上。

4. 流式细胞术分离法　用流式细胞仪可自动化地对单个细胞进行多参数定量测定分析，从而可分选出特异性荧光抗体标记的阳性细胞(详见第十三章)。

5. 亲和板结合分离法　利用淋巴细胞亚群有不同表面抗原的特点，先将相应抗体结合于反应板上，再将单个核细胞悬液加到反应板上，孵育，具有相应抗原的细胞便与抗体结合而被吸附。用洗脱液洗脱反应板可获得具有相应抗原标志的细胞。如需从待分离细胞悬液中去除具有某种抗原标志的细胞，收集非吸附细胞悬液即可。

四、其它免疫细胞的分离

(一) 单核巨噬细胞的分离

单核巨噬细胞系统包括外周血中的单核细胞和组织液中的巨噬细胞。单核细胞的分离主要有玻璃器皿黏附分离法、铁粉吸附分离法、Percoll 密度梯度离心沉降法、流式细胞仪分离法等。

(二) 中性粒细胞的分离

中性粒细胞的分离方法主要有 Ficoll 密度梯度离心法、Percoll 非连续密度梯度离心法、磁珠分离法和流式细胞仪分离法。

(三) 自然杀伤细胞的分离

自然杀伤细胞的分离方法主要有磁珠分离法和流式细胞仪分离法等。

第二节　淋巴细胞亚群和数量的检测

人体内的 T 淋巴细胞和 B 淋巴细胞在光学显微镜下难以区别，需依靠对其表面标志的检测，建立相应的细胞计数方法，借以判断机体的免疫水平。

一、T 细胞亚群和数量的检测

根据 T 细胞的免疫效应功能和表面表达的 CD 分子至少可将 T 细胞分为：辅助性 T 细胞($CD3^+ CD4^+ CD8^-$)、细胞毒性 T 细胞($CD3^+ CD4^- CD8^-$)和调节性 T 细胞($CD4^+ CD25^+ Foxp3^+$)三类。而辅助性 T 细胞主要有 Th1 和 Th2 两类，其中 Th1 主要分泌 IL-2、FN-γ 或 TNF-β 等细胞因子，Th2 主要分泌 IL-4、IL-5、IL-6 或 IL-10 等细胞因子，传统的检测方法包括免疫荧光法、酶免疫组织化学法、花环技术等，目前多用流式细胞技术，对 T 细胞的表面标志及细胞因子受体进行检测，判定 T 细胞的亚群并进行计数。

二、B 细胞亚群和数量的检测

B 细胞表面有 CD19、CD20、CD21、CD22 和 CD29 等分化抗原，其中有些是 B 细胞所共有的标志，而有些仅是活化 B 细胞特有。成熟的 B 细胞均表达 CD19，结合 CD5 可将 B 细胞分为 B1($CD19^+ CD5^+$)和 B2($CD19^+ CD5^-$)两个亚群，B2 细胞主要是外周的成熟 B 细胞，是执行体液免疫的主要细胞；B1 细胞在个体发育、表型和分布等方面与 B2 细胞有明显差异，与免疫调节、自身免疫病及 B 细胞源性肿瘤密切相关。据此可用单克隆抗体，通过间接荧光免疫法、酶免疫组织化学法或流式细胞术对其表面标志及受体进行检测，判定 B 细胞的亚群并进行计数。

第三节　淋巴细胞功能的检测

一、T 细胞功能的检测

T 细胞在特异性抗原的刺激作用下,活化、增殖、分化为效应 T 细胞,效应 T 细胞通过分泌细胞因子或细胞毒作用杀伤靶细胞、介导炎症反应,发挥细胞免疫效应。因此,针对上述环节建立了一系列检测 T 细胞功能的试验。

1. T 细胞增殖试验

常用 T 淋巴细胞转化试验反映 T 淋巴细胞功能。T 细胞在丝裂原或抗原刺激作用下可发生增殖。体外引起 T 细胞转化的刺激物主要有植物血凝素(PHA)、刀豆蛋白 A(ConA)等丝裂原以及破伤风类

> **考点提示**
> T 淋巴细胞功能的检测

毒素、纯化蛋白衍生物(PPD)和白色念珠菌等抗原刺激物。通常应用最多的刺激物是 PHA。淋巴细胞转化情况的观察判定有形态学检查法、放射性核素法和 MTT 比色法。

(1) 形态学检查法:根据淋巴母细胞转化的形态特征,借助光学显微镜鉴别计数。形态法简便易行,但受主观因素影响较大,因此重复性较差。

(2) 放射性核素法:敏感性高,重复性好。但对设备有一定要求,有发生放射性核素污染的可能性。

(3) MTT 比色法:灵敏度不及放射性核素法,但操作简单、无放射性污染。

2. T 细胞介导的细胞毒试验

淋巴细胞介导的细胞毒性是细胞毒性 T 细胞(CTL)的特性。检测 CTL 的细胞毒性是评价机体细胞免疫功能的一种常见指标,特别是检测肿瘤患者 CTL 杀伤肿瘤细胞的能力,常作为临床判断预后和观察疗效的指标之一。

3. MHC- 肽四聚体技术

这是一种新近发展起来的用于研究抗原特异性 T 细胞的技术。该方法的优点是直接、灵敏和迅速。

除此之外,还有 T 细胞分泌功能测定和体内试验(包括特异性抗原皮肤试验、PHA 皮肤试验)等方法。

二、B 细胞功能的检测

一般通过检测血清中各类抗体的水平,来判断 B 细胞的功能。由于检测抗体的方法相对方便,方法成熟,故临床上很少针对 B 细胞分泌抗体功能的检查。必要时可采用酶联免疫斑点试验观察 B 细胞分泌抗体的功能。

酶联免疫斑点试验采用特异性抗原包被固相载体,加入待检的抗体产生细胞,即可诱导抗体的分泌。分泌的抗体与包被抗原结合,在抗体分泌细胞周围形成抗原抗体复合物,加入酶标记的第二抗体与抗体结合,通过底物显色反应的深浅,可测定出生成的抗体量,并可在光学显微镜下计数着色的斑点形成细胞。该方法既可检测抗体分泌细胞,又可检测抗体分泌量。

三、自然杀伤细胞活性检测

NK 细胞具有细胞毒作用,能直接杀伤肿瘤细胞和病毒感染的靶细胞。若将肿瘤细胞作为靶细胞和 NK 细胞共同培养,肿瘤细胞的存活率即可反映 NK 细胞的活性,存活率低,NK 细胞的活性则高。体外检测 NK 细胞活性的方法有形态学法、酶释法、荧光法、放射性核素释放法和流式细胞术等。

第四节 吞噬细胞功能检测

一、中性粒细胞功能检测

(一)中性粒细胞趋化功能检测

中性粒细胞可在趋化因子,如细菌产物、补体活性片段 C5a、某些细胞因子等作用下作定向移动,运动强度反映细胞的趋化能力。测定方法有体内试验和体外实验。

(二)中性粒细胞吞噬功能检测

常用显微镜检查法检测中性粒细胞的吞噬功能。正常人中性粒细胞吞噬率为 61%~64%,有报道癌症病人吞噬率皆在 45% 以下。

二、巨噬细胞功能检测

人体巨噬细胞待检标本很难获得,必要时采用斑蝥敷贴法收集人巨噬细胞,但该法对人体局部有一定损害,不易接受。

📊 小结

进行免疫细胞及免疫功能的检测,首先要从外周血或淋巴器官中分离待检的免疫细胞。通过白细胞的分离获得白细胞后,利用密度梯度离心法获得 PBMC。PBMC 包括淋巴细胞和单核细胞,是免疫细胞检测中最常用的细胞群,也是进行 T 细胞和 B 细胞分离纯化的重要中间环节。也常用聚蔗糖 - 泛影葡胺分层液法获得 PBMC,再用 Percoll 分层液法分离淋巴细胞和单核细胞。

淋巴细胞纯化的程序:(1)红细胞的去除;(2)血小板的去除;(3)单核细胞的去除。单核细胞的去除常用的方法:①粘附贴壁法;②吸附柱过滤法;③磁铁吸引法;④苯丙氨酸甲酯去除法。

T 细胞功能的检测常用:①T 细胞增殖试验;②T 细胞介导的细胞毒试验;③MHC-肽四聚体技术。

(洪湘辉 何莉莉)

📔 目标测试

A1 型题

1. 自然沉降法常用于分离哪类细胞

  A. 白细胞　　　　　　　　B. B 细胞　　　　　　　　C. 巨噬细胞

  D. 红细胞   E. T 细胞

2. Ficoll 密度梯度分层液主要用于分离外周中的

  A. 粒细胞   B. 单个核细胞   C. 红细胞

  D. 巨噬细胞   E. 血小板

3. 利用粘附贴壁法可以从单个核细胞中去除

  A. 单核细胞和粒细胞 B. 浆细胞   C. 血小板

  D. 粒细胞   E. 吞噬细胞

4. T 细胞功能测定法有

  A. T 淋巴细胞转化试验 B. 溶血空斑试验 C. 吞噬指数测定

  D. 吞噬率测定   E. 移动指数测定

第十二章　受伤的总是我——CIC、HLA、细胞因子及体液免疫球蛋白的测定

学习目标

1. 掌握：循环免疫复合物的概念,类型和检测技术;IgG、IgA、IgM、IgE 的测定方法和临床意义;冷球蛋白检测的注意事项。
2. 熟悉：细胞因子的生物学、免疫学和分子生物学检测方法的原理及应用。
3. 了解：HLA 血清学分型、细胞学分型和基因分型技术的方法类型、原理和用途。

案例

　　患者,女,28 岁。主诉"进食困难伴皮疹 3 个月"。患者 3 月前无明显诱因出现进食困难,唇舌干燥,大量饮水无缓解。肢体及躯干出现红色皮疹,局部瘙痒。IgG 28.5g/L ↑,IgA 3980mg/L ↑,IgM 3590mg/L ↑,IgE 107.3IU/ml,C3 补体 1.56g/L,C4 补体 0.263g/L,CIC 0.45 ↑,RF <20IU/ml,ANA+1∶1000 颗粒型,抗 dsDNA−,抗 SSA ++,抗 SSB++。

　　请问:1. 该患者最可能属于哪一种自身免疫性疾病?

　　　　　2. 该病实验室诊断依据是什么?常用的检测方法有哪些?

第一节　循环免疫复合物检测技术

　　免疫复合物(IC)是抗原与其相应抗体结合所形成的复合物,也称抗原抗体复合物。正常情况下,免疫复合物的形成是机体免疫系统清除抗原、终止免疫应答,维护内环境稳态的生理反应。但某些情况下,机体内所形成的免疫复合物不能被及时清除,便会形成血液循环中的循环免疫复合物(CIC)和沉积在机体某一部位的局部免疫复合物。由于 IC 能与血液中的补体成分、细胞上的 Fc 受体、补体受体进一步结合反应,IC 的过量沉积就会对组织造成损伤,引起一系列病理性生理反应,形成免疫复合物病,如系统性红斑狼疮、急性肾小球肾炎、类风湿关节炎等。因而免疫复合物检测有助于这些疾病的临床诊断,病情观察、疗效判断及预后转归。

> **考点提示**
>
> 　循环免疫复合物检测技术的分类

　　循环免疫复合物检测技术可分为抗原特异性和抗原非特异性检测技术两类。前者检测

的是某一已知抗原与相应抗体形成的 IC,如 DNA-抗 DNA、HBsAg-抗 HBs 等;后者检测的是未知抗原与相应抗体形成的 IC 总量。目前,形成 IC 的多数抗原性质不清晰,且不同性质的免疫复合物可引起相同或相似的病理生理改变,导致疾病发生。因此临床上除特定检查(如乙肝两对半的检测)外,最常采用的是抗原非特异性检测技术。

一、抗原非特异性 CIC 检测方法

抗原非特异性 CIC 的检测方法很多,可达几十种,根据检测原理不同,将其检测技术大致归纳为物理法、补体法、抗球蛋白法和细胞法等,见表 12-1。

表 12-1　抗原非特异性循环免疫复合物的检测方法

类别	原理	方法	敏感性(μg/ml)
物理法(PEG比浊法)	聚乙二醇(PEG)是一种不带电荷的直链大分子结构的多糖,有强脱水作用,利用 2%~4% 浓度的 PEG(相对分子量 6000kD)可以选择沉淀大分子 CIC	2%~4% 浓度的 PEG 沉淀 CIC,继而再溶于 0.1mol/L NaOH 中,用分光光度计测定 A280nm 值。通常用不同浓度的热聚合 IgG(HAHG)作为参考标准品,绘制标准曲线进行定量测定或测定 A 值代表免疫复合物相对含量	20
补体法(C1q固相法)	抗原抗体形成免疫复合物后暴露抗体上的补体结合位点,易与 C1q 结合,形成 C1q-CIC 复合物,再加入酶标记的抗人 IgG,形成 C1q-CIC-酶标记抗人 IgG-底物的复合物,根据酶解底物颜色深浅用酶标仪检测复合物含量	将待检血清加入已包被 C1q 微量反应板中,当受检血清中免疫复合物与 C1q 结合后,依次加入酶标记的抗人 IgG 和显色底物,等待显色,读数,绘制标准曲线,计算复合物含量	0.1
抗球蛋白法(mRF 凝胶扩散试验)	IgG 或 IgM 类自身抗体与 CIC 中 IgG 的 Fc 段结合而不与游离 IgG 结合,其中单克隆类风湿因子(mRF)与 CIC 亲和力较强。mRF 凝胶扩散试验是将 mRF 和 CIC 在琼脂凝胶中扩散,结合形成沉淀,进行 CIC 定性或定量检测	制备琼脂糖凝胶,打孔,加 mRF 与被检血清在相应凝胶中扩散,若被检血清中含有 CIC,则与 mRF 结合形成沉淀线,借助标准参考品(HAHG)作为阳性对照,可定性或定量检测 CIC	100
细胞法(Raji细胞试验)	Raji 细胞表面有高密度的 C1q、C3b、C3d 等补体受体,而且不易脱落,能吸附已结合补体的免疫复合物,加入荧光标记或放射性核素标记的抗人 IgG 抗体,可测定免疫复合物含量	①将一定量待检血清、标准品(HGHA)和 Raji 细胞混合、孵育,使 CIC 或 HAHG 与 Raji 细胞形成复合物,洗涤,洗去未结合物;②加入 ^{125}I 标记抗人 IgG 孵育,形成 Raji 细胞-循环免疫复合物 ^{125}I 标记 IgG 复合物,洗涤未结合的 ^{125}I 标记抗人 IgG;③用 γ 技术仪检测沉淀细胞 cpm;④根据 HAHG 绘制标准曲线,从标准曲线上查出免疫复合物含量	2~3

二、CIC 检测方法的应用评价

理想的 CIC 检测方法除了应具备敏感度高、重复性好、操作简便可做常规应用这些检测标准外,同时还应有相对特异性,能检出各种类型和大小的免疫复合物。但在现实应用中

CIC 检测多数易受到非特异性干扰,可控性弱,重复性差;每种方法只能检测一类或某一范围的 IC,并且不同检测方法原理各异,导致检测结果有时缺乏相关性。再者 CIC 检测尚无理想的标准化措施,目前多以 HAHG 为标准品绘制标准曲线,定量免疫复合物,但实验易出现偏差,故 HAHG 代表性有限。

在临床应用中,IC 总量变化可作为自身免疫病病程中连续追踪观察或辅助诊断的指标,但不是诊断疾病或观察病情的指标。原因除了方法学本身因素外,IC 形成的复杂性也很重要,如在生理状态下 IC 是由各种抗原与相应抗体所构成的,维持动态平衡;在病理状态下往往是单一种类的 IC 增高,而此种单一成分增高到足以影响 IC 的总体水平情况,才能被检出。因此,欲提高 IC 对诊断的敏感性,除需方法本身稳定、可靠,还需结合基础研究,明晰免疫复合物形成过程。

三、CIC 检测的临床意义

现阶段已经明确系统性红斑狼疮、类风湿关节炎、部分肾小球肾炎和血管炎等疾病为免疫复合物病,CIC 检测对这些疾病仍是一种辅助诊断指标,对判断疾病活动和治疗效果也有一定意义。在发现紫癜、关节痛、蛋白尿、血管炎和浆膜炎等情况时,可考虑免疫复合物病的可能性,进行 CIC 和组织固定沉积 IC 的检测,以明确诊断。另外,患有恶性肿瘤时 CIC 检出率也增高,但不出现Ⅲ型变态反应的损伤症状,称之为临床隐匿的 IC 病,然而这种状态常与肿瘤的病情和预后相关。

> **考点提示**
>
> 循环免疫复合物检测的临床意义

第二节 HLA 分型检测技术

HLA 是人类主要组织相容性抗原,代表个体的特异性,但同时也是诱导移植排斥反应的主要抗原物质,供者与受者 HLA 等位基因的相似程度决定了移植排斥反应的强弱。因此要减少移植排斥反应的发生,术前必须对供受者的 HLA 进行分型检测,选择 HLA 型别相近的供体。HLA 的分型检测技术包括血清学分型、细胞学分型和基因分型技术。

一、HLA 分型技术类型

(一) 血清学分型技术

血清学分型技术是用一系列已知抗 HLA 的特异性标准分型血清与待测的淋巴细胞混合、借助补体的生物学作用介导细胞裂解的细胞毒试验,称为补体依赖的微量淋巴细胞细胞毒试验。其原理是抗 HLA 抗体与表达相应 HLA 抗原的淋巴细胞结合而激活补体,导致细胞膜破裂,溶解的细胞可被台盼蓝等染色,而活细胞由于细胞膜完整不着色。根据死亡细胞的百分比,判定其 HLA 的型别。用血清学方法检测的 HLA 抗原称为 SD 抗原,包括 HLA-A、B、C、CR、DQ。其中 HLA-A、B、C 的检测可采用新鲜的混合淋巴细胞,HLA-DR、DQ 的检测则需分离外周血中的 B 淋巴细胞。

血清学分型技术操作简便,结果可靠,重复性好、节约试剂、无需特殊仪器,是一种古老而应用广泛的方法,曾在大器官移植方面发挥重要作用。缺点是 HLA 标准分型血清难以获得,且不同批号抗血清结果间存在差异。近年来基于荧光抗体染色的流式细胞术用于 HLA 血清学分型比显微镜下观察更具有客观性、准确性、特异性,极大地丰富了血清学分型技术的内容。

(二) 细胞学分型技术

有些 HLA 抗原难以纯化,只能采用标准化的细胞作为抗原刺激物进行细胞毒试验,称为细胞学分型技术。其方法是采用混合淋巴细胞培养(MLC):即两个基因型不同个体的淋巴细胞,在体外混合培养时,能相互刺激导致双方淋巴细胞活化增殖和分化,进而表现形态学的变化和细胞的增殖,可通过形态学或 ^{3}H-TdR 掺入试验来检测淋巴细胞反应的强度,从而判定其 HLA 型别。用细胞学分型法检测的抗原称为 LD 抗原,包括 HLA-D、DP。因用于分型的细胞难以获得、操作较烦琐和实验影响因素多,限制了细胞分型技术在临床上的使用,逐渐被淘汰。

(三) 基因分型技术

HLA 的血清学分型和细胞学分型法,作为传统的 HLA 分型技术已广泛应用,在临床器官移植中发挥着重要的作用。由于标准分型血清或分型细胞来源的限制、细胞表面 HLA 的弱表达或共同表位的存在以及方法的敏感性与精确度等不足,促使人们不断追求对新分型方法。随着分子生物学技术的发展,HLA 的基因分型技术也应运而生,目前以 PCR 技术为基础的 HLA 基因分型技术已全面代替传统的血清学方法。本节主要介绍 HLA 基因分型技术的原理,见表 12-2。

表 12-2　常见的以 PCR 技术为基础的 HLA 基因分型技术

HLA 基因分型技术	原　理
限制性片段长度多态性分析(RFLP)和限制性片段长度多态性 -PCR 技术(RFLP-PCR)	RFLP 是最早建立的研究 HLA 多态性的 DNA 分型技术。因不同个体间的 HLA 复合体存在核酸碱基序列的差异,这种差异造成限制性内切酶识别位置及酶切位点数目的不同,用一组限制性内切酶消化、识别、切割这些位点,产生数量和长度不一的 DNA 酶解片段,经琼脂糖电泳或用特异性探针与酶解片段进行杂交即可确定 HLA 的基因型别。引入 DNA 体外扩增技术的 RFLP-PCR 更极大提高了 RFLP 的敏感性和特异性
序列特异性寡核苷酸探针 -PCR 技术(PCR-SSOP)	先对 HLA 基因片段进行 PCR 扩增,然后将扩增片段转移至 NC 膜或尼龙膜上,然后与用放射性核素或酶、地高辛等标记的寡核苷酸探针进行杂交,若待检 DNA 与探针序列互补,则两者结合,从而确定 HLA 的基因型别
序列特异性引物 -PCR 技术(PCR-SSP)	根据各型别 HLA 核苷酸碱基序列差异,设计出一套 HLA 等位基因的序列特异性引物,对待测 DNA 进行 PCR 扩增,因 TaqDNA 聚合酶没有 3' → 5' 核酸内切酶,引物 3' 端最后一个碱基是否与模板配对决定着能否扩增产物。若将引物的 3' 端最后一个碱基设计在正好有差异的碱基序列上,则扩增产物仅需常规琼脂糖电泳,根据特异产物存在与否即可直接对 HLA 进行分型
单链构象特异性 -PCR 技术(PCR-SSCP)	用 PCR 扩增特定的靶序列,经变性使之成为两条单链,然后在无变性剂的中性聚丙酰胺凝胶中电泳。单链 DNA 如果存在碱基差异,即使一个碱基的不同,也会表现出电泳迁移率的不同,据此可将不同型别的 HLA 区分来,达到分型的目的
基于基因测序的 HLA 分型法(SBT)	首先用 PCR 扩增 HLA 的 DNA 片段,扩增产物进行纯化和核酸测序,将测出序列与 HLA 基因库的 DNA 已知序列进行比较,即可获得 HLA 的基因型别
多荧光微珠免疫分析	用标记有生物素的特异性引物分别扩增 HLA-A、B、DR 等基因座位的特异性片段,扩增产物与已知的寡核苷酸探针(事先包被在不同颜色的磁珠上)进行杂交,洗脱没有结合的 DNA 片段,再与荧光素标记的亲和素结合,多荧光微珠在流式细胞仪上进行结果分析,若扩增的 DNA 片段与探针结合则发荧光,不结合则无荧光

续表

HLA 基因分型技术	原　　理
基因芯片	首先用 PCR 扩增获得 HLA 的 DNA 片段,用放射性核素或荧光素标记扩增的 DNA 分子,再与预先点在固相支持物表面的成千上万个代表不同基因的寡核苷酸探针进行杂交,通过放射自显影或荧光检测,杂交结果通过计算机软件处理分析后,短时间即可获得杂交信号的强度及分布模式图,从而反映样品中 HLA 的基因型别。作为近年发展的一项新技术,基因芯片不仅可以检测正常的 DNA 位点,还不需细胞培养,从基因水平检测某些遗传病,发现突变位点

基于基因测序的 HLA 分型结果是最为准确、可靠、直观和彻底的,是世界卫生组织推荐的标准分型技术,常用于新等位基因的确定。还有其他如 PCR 指纹图谱分析、差异显示 PCR、虚拟 DNA 分析等多种分型技术。各种 HLA 基因分型技术各有优势,不能相互替代,根据用途的不同选择相应的方法。可以看出,HLA 分子生物学分型技术的广泛应用促进了免疫遗传学的发展。

二、HLA 分型方法的应用

(一) 供者、受者 HLA 的配型

由于 HLA 是引起同种异型移植排斥反应的主要抗原,供者与受者的 HLA 等位基因匹配程度决定了移植排斥反应的强弱,因而采用 HLA 组织配型选择合适的供者,减轻排斥反应。

(二) HLA 交叉配型与预存抗体的检测

移植前如果受者血清中预先存在抗供者淋巴细胞的抗体,移植后 80% 发生超急性排斥反应,因此必须做 HLA 交叉配型,以检测受者体内是否抗供者淋巴细胞的细胞毒抗体。HLA 交叉配型采用 CDC 试验。

(三) 群体反应性抗体(PRA)的检测

PRA 是由 HLA 同种异基因免疫机体而产生的一种抗体。PRA 百分率可反映体内 HLA 抗体水平,因而能够判断器官移植时受体的敏感程度。PRA 检测方法主要有 CDC 试验、ELISA 和 FCM。

第三节　细胞因子检测技术

细胞因子是一类由免疫细胞及组织细胞表达并分泌,能在细胞间传递信息,具有调控作用和效应功能的小分子蛋白质或多肽。细胞因子参与机体免疫应答、炎症、肿瘤等多种病理与生理过程,是体内重要的免疫分子。检测机体细胞因子的水平,有助于疾病的辅助诊断、疗效检测、预后判断及机体免疫状态的评估。

一、细胞因子检测方法

细胞因子的测定方法一般分为生物学测定方法、免疫学测定方法和分子生物学测定方法。生物学测定方法和免疫学测定方法主要在蛋白质水平上检测细胞因子,前者侧重于细胞因子的生物活性测定,后者侧重于细胞因子含量测定。分子生物学测定方法主要在基因

水平上检测细胞因子 mRNA 表达水平。

(一) 生物活性测定方法

生物学测定方法一般根据细胞因子特定的生物学活性而设计。常见的生物学测定法包括基于 DNA 检测的分子生物学测定法和生物活性测定法。生物活性测定法根据待测细胞因子特定的生物学活性,应用相应的靶细胞指示系统,如各种依赖性细胞株,加入特定的细胞因子,观察靶细胞的相应反应,同时与特定的细胞因子标准品对比,从而由已知标准品推知标本中特定的细胞因子的活性水平,结果以活性单位(U/ml)表示。生物活性测定法具有法灵敏度高,但特异性低、分析范围窄、耗时、标本用量大的特点;主要测定技术有促进细胞增殖和抑制细胞增殖法、抗病毒活性法、集落形成测定法、趋化作用测定法和诱导产物测定法等。

1. 促进细胞增殖和抑制细胞增殖测定法

促进细胞增殖和抑制细胞增殖测定法是最常用的细胞因子生物活性测定方法,靶细胞一般为已建立的各种细胞因子依懒性细胞株,通过观察特定的细胞因子刺激或抑制靶细胞的增殖而估计细胞因子的活性水平。不同的细胞因子应用此类方法的测定过程基本相同,即将系列稀释的待测标本和细胞因子标准品与其依赖性细胞株共同培养,一定时间后,用 ^{3}H 标记的胸腺嘧啶(^{3}H-TdR)掺入法、MTT 比色法、MTS 比色法和代谢产物荧光测定法(ATP 法和 cAMP)等都可检测增殖的细胞数。如待测细胞因子的功能是刺激靶细胞增殖,则增殖的细胞数越多,细胞因子含量越高。反之亦然。同样,如待测细胞因子的功能是抑制靶细胞增殖,则增殖的细胞数越少,细胞因子含量越高。

2. 细胞毒活性测定法

细胞毒活性测定法也称靶细胞杀伤检测法,利用许多细胞因子(如 TNF、INF 和 TGF-α 等)对某些肿瘤细胞、转化细胞、病毒感染的细胞等特定细胞株具有溶细胞或抑制生长的活性,将稀释的待测标本、梯度稀释的细胞因子标准品分别与特定的细胞株混合培养一段时间后,检测存活的或死亡的靶细胞数,再与对照比较求得溶细胞或抑制细胞生长的百分率,或用酶标仪比色测定吸光度值来反映细胞存活状态。然后以存活细胞百分率或存活细胞染色后的吸光度值对细胞因子标准品稀释度作图,绘制剂量反应曲线(标准曲线),从曲线上即可得到待测标本中特定细胞因子的含量。具体操作步骤与上述促进细胞增殖和抑制细胞增殖测定基本相同。

3. 抗病毒活性测定法

抗病毒活性测定法也称细胞病变抑制法,主要用于干扰素(IFN)等抗病毒细胞因子的生物活性测定。其基本原理是:首先用含干扰素的样本与易感细胞一起温育,使得易感细胞获得抗病毒能力,然后加入适量致细胞病变病毒一起培养,存活细胞的数量与标本中干扰素的含量成正比。再与同时进行测定的由梯度稀释的干扰素标准品得到标准曲线比较,即可得到待测标本中干扰素的含量。存活细胞的测定方法可使用上述提到的各种方法如 ^{3}H-TdR 掺入法、MTT 比色法和萘酚蓝黑染色法等进行。

4. 趋化活性测定法

趋化活性测定法主要用于趋化因子和 IL-8 的生物活性测定。趋化因子能引起特定细胞如中性粒细胞、单核/巨噬细胞、淋巴细胞等细胞的定向迁移。其诱导细胞迁移的方式包括趋化性和化学增活性。前者是指趋化因子诱导细胞由趋化因子浓度低的地方向浓度高的方向定向移动的特性,可采用琼脂糖和微孔小室趋化试验测定;后者则是指其增强细胞运动能力的特性,可采用琼脂糖小滴化学动力学试验测定。

(二)免疫学测定方法

细胞因子的化学本质是蛋白质或多肽,因而很容易制备得到相应的抗细胞因子的特异性单克隆和(或)多克隆抗体,从而建立相应细胞因子的高特异性的免疫测定方法。由于 ELISA 具有特异性高、操作简便、可同时检测大量标本、易于标准化以及实验废弃物易于处理等优点,成为临床上最常用的细胞因子免疫测定方法;其次是流式细胞分析法和酶联免疫斑点试验(ELISAPOT)等。ELISA 主要用于可溶性细胞因子的测定,后两种方法则主要用于细胞内或细胞表面的细胞因子的免疫测定。

(三)分子生物学测定方法

细胞因子的分子生物学检测所测定的目标与前述的生物学和免疫学方法不同,其检测的并不是细胞因子本身,而是细胞因子的基因,一种细胞因子的表达分泌与否与其基因的表达与否完全相关,当细胞因子的基因因某种原因发生缺失或突变,则可能会导致其表达减少或不表达,进而引起疾病的发生。故细胞因子基因的检测具有其独特的应用价值。

细胞因子基因包括 mRNA 和 DNA,mRNA 检测方法主要有 Northern 印迹(Northern blot)杂交法、逆转录 -PCR(RT-PCR)法、原位杂交和原位 RT-PCR 法等。DNA 的检测方法则主要有 Southern 印迹杂交法、聚合酶链反应(PCR)、原位杂交和原位 PCR 法、基因芯片法等。

二、细胞因子检测的临床应用

细胞因子在机体免疫应答、肿瘤及炎症等方面发挥重要作用,在一定条件下参与多种疾病的发生,评估患者体内相应的细胞因子水平对临床某些疾病的诊断、治疗及预后的判断有重要意义。细胞因子的测定主要用于以下几方面:①特定疾病的辅助诊断;②评估机体的免疫状态;③临床疾病疗效检测和指导用药;④预防疾病。

第四节 免疫球蛋白的检测

免疫球蛋白(Ig)是一类具有抗体活性或抗体样结构的球蛋白,主要存在于血液中,约占血浆蛋白总量的 20%,也可存在于其他体液中如脑脊液、外分泌液等。Ig 依据重链性质不同分 IgG、IgA、IgM、IgD 及 IgE 五类,是机体免疫系统重要的组成部分。血清中 5 种 Ig 的含量各不相同,IgG、IgA、IgM 的含量为 g/L 水平,而 IgD、IgE 和体液中的 IgG、IgA、IgM 含量仅为 mg/L 水平。临床实验室据此常选用不同敏感度的方法才能准确测定他们的含量。Ig 测定对免疫功能障碍评估、免疫缺陷病、自身免疫病和免疫增殖性疾病等诊断和治疗具有重要参考价值。

一、IgG、IgA、IgM 的检测

(一)检测方法

临床上血液 IgG、IgA、IgM 的测定方法可有单向免疫扩散试验,酶联免疫吸附试验,放射免疫试验,免疫透射比浊试验,免疫散射比浊试验和 IFE 等。单向免疫扩散试验,由于影响因素多,试验时间较长,结果的重复性差,目前基本上已被自动化分析所替代;ELISA 由于检测免疫球蛋白的时间长,批量检测,临床应用较少;RIA 因放射性核素污染临床基本不用;IFE 主要用于 M 蛋白测定。目前国内大多数试验室普遍采用免疫比浊试验来测定 Ig 含量,

免疫比浊试验依据检测原理不同分为透射免疫比浊试验和散射免疫比浊试验。

(二) 临床意义

1. 血清 Ig 的定量检测

(1) 低 Ig 血症:低 Ig 血症有先天性和获得性二类。先天性低 Ig 血症,主要见于体液免疫缺陷和联合免疫缺陷病。一种情况是 Ig 全缺,如 Bruton 型无 Ig 血症,血中 IgG<1g/L,IgA 与 IgM 含量也明显减低为正常人的 1%;另一种情况是三种 Ig 中缺一或二种,最多见的是缺乏 IgA,患者易反复呼吸道感染,缺乏 IgG 易患化脓性感染;缺乏 IgM 易患革兰阴性细菌败血症。

获得性低 Ig 血症,血清中 IgG<5g/L,引起原因较多,如大量蛋白流失的疾病(烧伤、剥脱性皮炎,肠淋巴管扩张症和肾病综合征)、淋巴系统肿瘤(淋巴肉瘤,霍奇金病)、中毒性骨髓疾病和长期使用免疫抑制剂的患者等。

(2) 高 Ig 血症

1) 多克隆性 Ig 增高:患者血清中 Ig 增高,常见如下疾病:①慢性细菌感染如肺结核,慢性支气管炎等,血 IgG 可升高。②宫内感染时脐血或出生后的新生儿血清中 IgM 含量可增高。③肝脏疾病如慢性活动性肝炎、原发性胆汁性肝硬化、隐秘性肝硬化等患者血清中可见 IgG、IgA、IgM 均升高。④自身免疫病如 SLE 患者以 IgG、IgA 升高较多见,类风湿关节炎以 IgM 增高为主。

2) 单克隆性 Ig 增高:常见于某些免疫增殖病,如多发性骨髓瘤、巨球蛋白血症、重链病、轻链病和良性单株丙球血症等。

2. 尿液 Ig 的定量检测

机体的免疫功能的异常是引起各种肾脏疾病的重要原因,在循环中特异性的抗体-抗原结合形成免疫复合物,沉积在肾小球基底膜并激活补体,导致肾小球基底膜屏障破坏和(或)电荷屏障受损,引起球蛋白及其他大分子漏出增多。基底膜细胞间缝隙的孔径大小对 IgG、IgA、IgM 滤过起着主要的屏障作用,感染、肾中毒、血管病变和免疫损伤等均可导致基底膜孔径变大,单纯性膜孔径轻度增大时,尿液中以 IgG 滤出增多为主,形成部分选择性肾小球性蛋白尿;当滤过膜损伤加重时,尿液中除 IgG 排除率增加外,分子量较大的 IgM 也开始滤出增多,形成非选择性肾小球性蛋白尿。此外,在 IgA 肾病患者虽无血清免疫球蛋白浓度的特异性改变,但约 40%~50% 的 IgA 肾病患者血清 IgA 明显高于正常。

不同肾脏疾病尿内 IgG、IgM、IgA 增高程度不同,可根据尿内增高的 Ig 类型来帮助鉴别诊断肾小球疾病的种类。尿液中游离轻链的检测对诊断轻链病不可缺少,并对多发性骨髓瘤(含本周蛋白)等疾病的分型鉴定及预后判断均有重要意义,尿中的微量 Ig 测定还可判断糖尿病及原发性高血压的肾损伤程度。

3. 脑脊液 Ig 的定量检测

神经系统疾病发生、发展与中枢神经系统内发生的免疫应答密切相关。因此脑脊液(CSF)免疫球蛋白成分及含量的检测,对某些中枢神经系统疾病的诊断、疗效观察和预后判断具有重要意义:①IgG 生成指数升高多见于多发性硬化症;②IgG 增高为主,见于脑血栓、蛛网膜下腔出血、SLE、神经梅毒等;③IgG、IgA 的增高,见于化脓性脑膜炎、结合性脑膜炎等;④IgA、IgM 的增高,见于神经系统肿瘤;⑤ IgM 、IgG 增高,见于精神分裂症。

脑脊液中免疫球蛋白检测常用免疫比浊法、放射免疫法、ELISA 和免疫胶乳比浊法等。

二、IgE 和 IgD 的检测

（一）IgE 的检测

1. 检测方法　血清总 IgE 的检测方法常用化学发光免疫分析法和酶联免疫吸附试验等；特异性 IgE 检测方法主要有免疫斑点法和酶联免疫吸附试验，一般商品化的试剂盒可提供多种特异性变应原（包括食品和药物）。

2. 临床意义　血清总 IgE 含量升高多见于变态反应性疾病、寄生虫感染、急性或慢性肝炎，IgE 骨髓瘤、SLE、类风湿关节炎患者等；针对某种特异性变应原过敏可导致相应的 IgE 增高。

（二）IgD 的检测

1. 检测方法　IgD 的测定常用放射免疫测定、乳胶颗粒免疫浊度法和酶联免疫吸附试验。IgD 的生物功能未全阐明，正常人血液中 IgD 的含量波动较大，因此各实验室最好使用固定的试剂盒，建立自己的参考值范围。

2. 临床意义　血清 IgD 增高主要见于妊娠末期，IgD 型骨髓瘤、甲状腺炎和大量吸烟者；IgD 降低可见于原发性无丙种球蛋白血肺硅沉着病（矽肺）和细胞毒药物治疗后。

三、冷球蛋白的测定

冷球蛋白（CG）又称冷免疫球蛋白，是血清中一种特殊蛋白质，在低温时（0~4℃）沉淀，37℃又溶解，它能固定补体产生炎症反应，类似免疫复合物引起的疾病。冷球蛋白可存在于多种疾病。

（一）冷球蛋白的测定方法

检测方法有定性分析和定量分析两种，前者侧重测定沉淀中冷球蛋白类型，后者测定的是其含量。

1. 定量分析　保温条件下抽取患者外周血，37℃放置 2h，分离出血清，分别加入二支血细胞积管内，一管置 4℃冰箱内，另一管置 37℃温箱内，直立。一般于 24~72h，4℃一管可出现沉淀，若 1 周仍不出现沉淀可判断为阴性。若 4℃管内形成沉淀，而 37℃的管内无沉淀即可判断为冷球蛋白阳性，再将置 4℃的管于 4℃ 2500r/min 离心 30 分钟，呈现 1mm 沉淀可报告冷球蛋白含量为 1%。

2. 定性分析　为了鉴定沉淀中蛋白质类型，可将沉淀用冷 pH7.0，0.05mol/L 磷酸盐缓冲液洗涤，然后将沉淀再溶解于 10 倍体积的 pH8.6 的 0.05mol/L 巴比妥 / 巴比妥钠缓冲液中，置 37℃ 30 分钟，进行免疫电泳或免疫固定电泳进行型别鉴定。

目前，新型检测方法还有酶联免疫吸附试验（ELISA）、电聚焦分析（IEF）等。

3. 注意事项　进行冷球蛋白研究和检测时，必须注意以下事项：①部分单克隆冷球蛋白可在低于 10℃时发生沉淀，故标本采集时必须将注射器和容器预温，离心及整个操作过程中也要注意保温；②部分冷球蛋白在冷的条件下可迅速沉淀，但有一些则需数天，因此，这些血清需在 4℃下放置 1 周；③正常人血清也可含有冷球蛋白，但属多克隆冷球蛋白性质，且通常是在 80μg/ml 以下；④冷纤维蛋白原、C 反应蛋白 - 蛋白复合物和肝素沉淀蛋白等也具有冷沉淀特性，实验时应加以区别。

> 💡 **考点提示**
> 冷球蛋白检测的注意事项

（二）冷球蛋白的临床意义

冷球蛋白有三种类型，各种类型具有不同的临床意义，具体见表 12-3。

表 12-3　冷球蛋白的类型及临床意义

类型	定义	临床意义
Ⅰ型（单株型）	为单克隆冷球蛋白，大多是 IgM 或 IgG，少数是 IgA 或本-周蛋白，大约 25% 的冷球蛋白属于此类型	多见于多发性骨髓瘤、巨球蛋白血症、淋巴瘤、慢性淋巴细胞白血病等
Ⅱ型（单克隆混合性）	为单克隆混合冷球蛋白，多是免疫复合物，由单克隆免疫球蛋白与自身 IgG 组成，分为 IgM-IgG、IgG-IgG、IgA-IgG 大约 25% 的冷球蛋白属于此类型	多见于类风湿关节炎、系统性红斑狼疮、血管炎、干燥综合征等
Ⅲ型（多克隆混合型）	为多克隆混合冷球蛋白，由两类或两类以上的多克隆免疫球蛋白组成，即抗原和抗体都是多克隆，50% 的冷球蛋白属于此类型	多见于传染性单核细胞增多症、急性病毒性肝炎、链球菌感染后肾小球肾炎、原发性胆汁性肝硬化、感染性心内膜炎等

本章小结

　　循环免疫复合物检测技术可分为抗原特异性和抗原非特异性检测技术两类。前者检测的是某一已知抗原与相应抗体形成的 IC，如 DNA-抗 DNA、HBsAg-抗 HBs 等；后者检测的是未知抗原与相应抗体形成的 IC 总量。目前，临床上抗原非特异性检测技术应用较多。HLA 的分型检测技术主要用于供者、受者 HLA 的配型、HLA 交叉配型与预存抗体的检测、群体反应性抗体（PRA）的检测，其方法包括血清学分型、细胞学分型和基因分型技术。基于基因测序的 HLA 分型结果是最为准确、可靠、直观和彻底的，是世界卫生组织推荐的标准分型技术，常用于新等位基因的确定。检测机体细胞因子的水平，有助于疾病的辅助诊断、疗效检测、预后判断及机体免疫状态的评估。其测定方法一般分为生物学测定方法、免疫学测定方法和分子生物学测定方法。细胞因子的测定主要用于以下几方面：①特定疾病的辅助诊断；②评估的机体免疫状态；③临床疾病疗效检测和指导用药；④预防疾病。免疫球蛋白的测定在临床上常用免疫比浊试验测定，根据其测定结果来反映机体免疫功能和诊断疾病，冷球蛋白对免疫增生性疾病、自身免疫病有辅助诊断意义，但其测定时要注意标本的保温过程以确保检测结果的准确。

（薛　莎）

目标测试

A1 型题

1. 确定免疫复合物病的直接证据是

　　A. 检出 CIC　　　　　　　　　B. 病变部位查到固定的 IC 沉积

　　C. CIC 水平显著升高　　　　　D. 临床症状

　　E. CIC>10μg/ml

2. 关于非特异性 CIC 测定对临床疾病的诊断正确的是

    A. 确诊指标   B. 敏感指标   C. 特异指标

    D. 辅助参考指标   E. 价值不大

3. HLA 分型的临床应用最重要的是

    A. 疾病的确定诊断   B. 寻找与某些疾病的相关性

    C. 器官移植前的组织配型   D. 输血前的检查

    E. 疾病预后的判断

4. 以下关于冷球蛋白的特点错误的是

    A. 是一种异常免疫球蛋白

    B. 遇冷沉淀、遇热又溶解

    C. 当温度降低至 4℃时发生沉淀

    D. 与自身免疫性疾病有关

    E. 是多发性骨髓瘤特征性蛋白

第十三章　征服——自动化仪器分析

📖 学习目标

1. 掌握：流式细胞仪、自动化免疫比浊仪分析技术的原理、技术要求及临床应用。
2. 熟悉：其他免疫自动化仪器分析技术的原理、技术要求及临床应用。

📦 案例

　　根据 WHO 资料，全球范围内恶性肿瘤是人类仅次于心脑血管病的第二大死亡原因，占总死亡人数的 22%，并逐年增加。早期发现、早期诊断、早期治疗是影响肿瘤病人预后的重要因素。肿瘤患者病人出现临床表现，B 超、CT 等检测出来一般是中晚期。而肿瘤标志物在肿瘤早期就存在，这为尽早发现肿瘤提供了依据。

　　请问：1. 目前检测肿瘤标志物的技术有哪些？它们还可以应用于哪些物质的检测？

　　　　　2. 这些免疫自动化仪器分析技术的原理、应用？

第一节　流式细胞仪

　　流式细胞仪是将光学、化学、流体力学、自动化控制、光电测量、细胞生物学、分子生物学、免疫学和计算机技术等综合于一体的新型分析仪器。流式细胞术（FCM）是以流式细胞仪为检测手段的一项能快速、精确的对单个细胞理化特性进行多参数定量分析和分选的新技术。其最大的特点是能在保持细胞及细胞器或微粒的结构及功能不被破坏的状态下，通过荧光探针的协助，从分子水平上获取多种信号对细胞进行定量分析或纯化分选。

一、流式细胞仪的工作原理

（一）工作原理

　　流式细胞仪采用激光作为激发光源，保证其具有更好的单色性与激发效率；利用荧光染料与单克隆抗体技术结合的标记技术，保证检测的灵敏度和特异性；用计算机系统对流动的

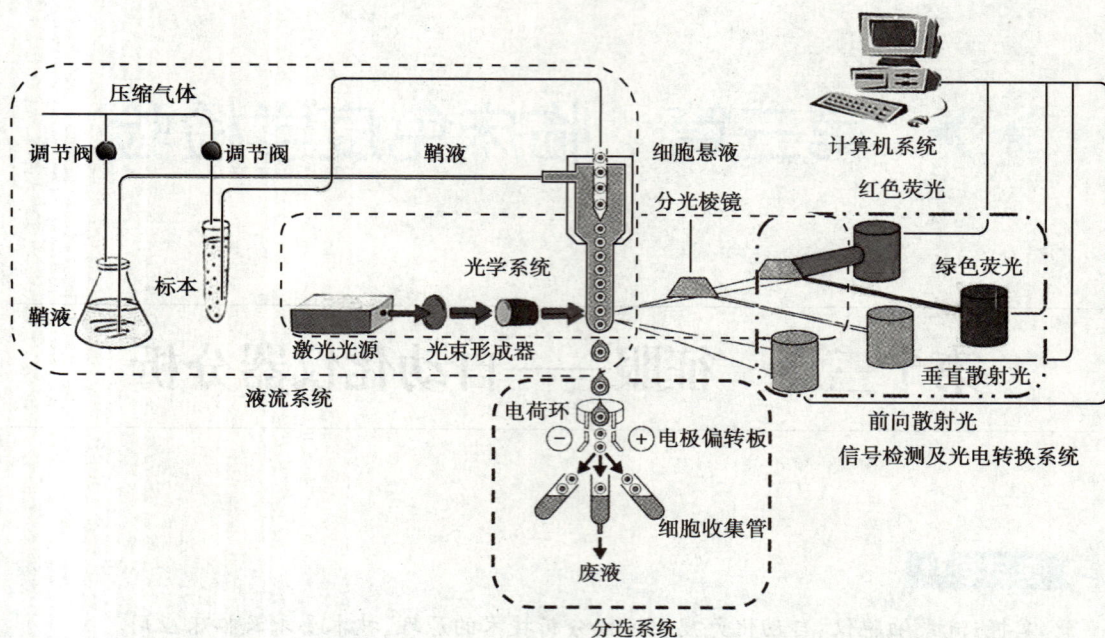

图 13-1　流式细胞仪工作原理示意图

单细胞悬液中单个细胞的多个参数信号进行数据处理分析,保证了检测速度与统计分析精确性。因而,能同时从一个细胞上获取多种参数资料,保证对该细胞进行详细的分析。(图 13-1)

（二）组成结构

流式细胞仪由液流系统、光学系统、信号检测及光电转换系统和计算机系统等组成(详见检验仪器使用与维修)。

二、流式细胞术的特点

流式细胞术与其他细胞分析技术相比,具有以下优点:①速度快,实现对单细胞或生物颗粒进行快速、逐个检测,检测速度可达每秒数千至上万个细胞;②灵敏度高,每个细胞上只需带有 1000 个荧光分子就能检测出来;③多参数分析,多色荧光染色能同时分析单个细胞或生物颗粒的物理、化学、生物特性;④精确度高,在细胞悬液中检测细胞,能保持细胞或生物颗粒结构功能不被破坏,比其他技术变异系数小,分辨率更高;⑤纯度高,在进行细胞特征分析的同时可把指定特征的细胞分离出来,分选细胞的纯度可达 99% 以上。不足之处是对单细胞悬液的制备要求严格,仪器昂贵,操作复杂,技术水平要求高。

三、检测数据的显示与分析

流式细胞仪收集细胞产生的各种电讯号,最终以数字及图形形式表示。

（一）参数

1. 前向散射光(线性、对数)FS　反映颗粒的大小。

2. 侧向散射光(线性、对数)SS　反映颗粒内部结构复杂程度、表面的光滑程度。

3. 荧光(线性、对数、峰值)FL　反映颗粒被染上荧光部分数量的多少,根据仪器的不同配置,同一颗粒上可以同时检测多种荧光信号。

（二）数据显示方式

1. 单参数直方图 是一维资料中用得最多的图形，由一维参数（荧光或散射光）与颗粒计数（count）构成，反映同样荧光强度的颗粒数量的多少，可用于定性、定量资料的分析。

2. 双参数散点图 是一种细胞数与双测量参数的图形，纵坐标与横坐标分别代表被测细胞的两个测量参数，根据这两个测量参数，就可确定细胞在双参数散点图上的表达位置。

3. 三参数直方图 是一种以点图为显示方式的立体图，可全方位旋转以便仔细观察。其三维坐标均为参数（散射光或荧光）而非细胞数。

4. 流式细胞仪的多参数分析 是标记了多色荧光的细胞在流式细胞仪上被激光激发后，所得到的荧光信号和散射光信号可以根据需要进行组合分析获得所需的信息。

四、流式细胞仪免疫分析的技术要点

（一）免疫检测样品制备

制备单细胞悬液是进行流式细胞分析最关键的第一步。

1. 外周血单细胞悬液的制备 参见第十一章外周血单个核细胞的分离制备。

2. 培养细胞单细胞悬液的制备 培养细胞一般是以悬浮或贴壁的方式生长，对贴壁生长的细胞先加蛋白酶消化后用机械吹打的方法促使细胞脱落，然后低速离心去除碎片、沉淀细胞，加少量 PBS 液或生理盐水反复漂洗、重悬后可获得单细胞悬液；如培养细胞是悬浮生长，则不用胰酶消化处理，可直接吹打、离心重悬后获得单细胞悬液。

3. 新鲜实体组织单细胞悬液的制备 最常用的方法：①机械法 主要采用剪碎、网搓、研磨等方法使细胞从组织间释放出来。其缺点细胞损害大，碎片多，成活细胞少，主要适用脾、淋巴结等质地脆弱的器官；②酶处理法 常用胰蛋白酶、胶原酶、胃蛋白酶等水解组织而分离出单细胞；③化学试剂处理法 主要采用胰酶和螯合剂如 EDTA 加入组织而分离出单细胞；④表面活性剂处理法 主要破坏细胞膜结构，使细胞核被释放而制备单个细胞核成分悬液。但无论用哪种方法，对细胞的表面膜结构、细胞活性与功能、细胞 DNA 的完整性等都会有不同程度的损伤，故要获得足够上机检测的细胞含量，需一定量的组织块。

4. 活检标本单细胞悬液的制备 淋巴结、肿瘤组织等活检标本及各种内镜取材标本也可制备成单细胞悬液，制备方法与新鲜实体组织基本相同，但因标本量少，至少需取材 3 块以上。

5. 脱落细胞的单细胞悬液制备 如宫颈癌脱落细胞、胸腹水、食管拉网脱落细胞，主要应通过反复清洗、低速离心和重悬去除取材伴随的杂质来制备。

（二）单细胞悬液的保存

最常用的保存方法有三种：深低温保存法至少 1 年，乙醇或甲醇保存法不超过 2 周、甲醛或多聚甲醛保存法可达 2 个月。另外，染色后的标本应立即上机，如不能则需加叠氮钠等防腐剂 2~8℃或冰浴中保存 24 小时。

> **考点提示**
>
> 流式细胞仪的原理、常用荧光染料发光染色及应用

（三）荧光标记染色

免疫荧光标记常用的荧光染料有异硫氰酸荧光素（FITC）、藻胆蛋白类、德州红和异硫氰酸基罗丹明 X 等。在进行流式细胞分析前，首先应将已调好细胞比例悬液进行免疫荧光标记染色才能上机检测，故荧光标记染色是保证荧光信号产生的关键步骤。通常应用的标记

染色为直接免疫荧光染色和间接免疫荧光染色两种方法。

1. 直接免疫荧光染色法　是最基本、最简单的方法，多用于细胞表面标志的染色分析，方法简便快速、特异性强，荧光标记干扰因素少，但需购买多种荧光标记抗体。

2. 间接免疫荧光染色法　先用已知未标记的特异性单抗（一抗）与抗原结合后，再用针对一抗的荧光标记抗体（二抗）进行标记染色，形成抗原-抗体-荧光抗体复合物后上机检测。间接免疫荧光染色法应用较广，特别适合一些新的未知抗原研究分析。

3. 多参数分析时荧光抗体的组合标记　临床检验中越来越倾向多参数同时分析，除直接从厂家购买多色标记抗体外，更多时候需要工作人员根据实验需要自己组合荧光标记抗体，组合选择很复杂，需分别考虑荧光染料与激发光源及荧光染料之间的相互匹配和影响。

4. 细胞自发荧光

大部分哺乳动物细胞内的吡啶或黄素类核苷酸都存在自发荧光，用紫外光或蓝光激发可出现蓝色荧光或绿色荧光。淋巴细胞、中性粒细胞和嗜酸性粒细胞都有较高的自发荧光强度，易引起信号干扰，出现假阳性结果，特别是用 FITC 标记染色时（因 FITC 的发射波长处于自发荧光的光谱区内），因此注意区别。

(四) 免疫胶乳颗粒技术的应用

胶乳颗粒在流式细胞仪分析中的应用，摆脱了流式细胞仪只能对细胞和颗粒物分析的局限，它利用免疫胶乳颗粒的载体特性，结合荧光标记和 FCM 检测技术实现对多种可溶性物质的分析即"液相芯片"技术。液相芯片技术实现了样本分析时的低样本量、多参数检测，具有更高的检测效率。另外，流式微球阵列（CBA）技术，应用标记不同含量荧光染料的微球代表不同待测物质，同属于液相芯片技术，进一步扩展了 FCM 的应用领域。

五、流式细胞仪免疫分析的质量控制

(一) 单细胞悬液制备的质量控制

要制备出合格的单细胞悬液应注意：①被检材料是新鲜的，并采用适当的制备方法。②用溶血剂处理血液标本出现的红细胞黏附现象，更易保证淋巴细胞膜的完整性。③实体组织来源标本在制备单细胞悬液过程中，最好采用机械法，其他如化学法或酶处理方法更易造成细胞碎片的增加。④在处理洗涤细胞时，溶液温度应在 25~37℃之间，pH 在 7.0~7.2 之间，以避免发生细胞形态、结构的改变。

(二) 细胞悬液免疫荧光染色的质量控制

荧光染色应注意：①样品染色后应在低温下避光保存，最好工作环境与保存环境温度相对恒定，并尽量减少染色样品的光照时间，以免影响荧光染色的效果。②注意不同的荧光染料对工作环境的 pH 要求各不相同。③合适的荧光染料浓度，是被检样品荧光定量检测中最佳信号产生的保证，是重要的技术指标。④染色后不能及时上机检测时需固定。常用固定剂 1%~4% 的多聚甲醛缓冲液（pH7.4）或 0.37%~1.5% 的甲醛缓冲液（pH7.4）固定，置 4℃保存。

(三) 仪器操作技术的质量控制

为保证实验过程中仪器各个系统处于最佳工作状态，保证检测的准确性和特异性，使用前必须对仪器进行：①光路与流路校正。② PMT（光电倍增管）校准：采用质量控制品 Flow-Set Fluoropheres 进行，必要时进行电压补偿。③绝对计数校准：应采用绝对计数校准品 Flow count 或 BD True count 绝对计数试管进行标记分析。

（四）免疫检测的质量控制

在进行免疫测定时，除了需对仪器工作状态进行质量控制，在进行样品测定时，也应该设质量控制，以保证测定结果的准确性，其中最重要的是设置同型对照和全程质量控制。

六、流式细胞术在免疫学检验中的应用

（一）淋巴细胞及其亚群的分析

1. T淋巴细胞及亚群分析

外周成熟的T细胞特有的标志TCR，主要表面标志是CD3。临床上检测T细胞亚群主要通过测定CD3，再根据$CD4^+$和$CD8^+$分子表达不同分为三大亚群：① Th细胞：主要表达$CD3^+CD4^+CD8^-$；② Tc细胞（CTL）：主要表达$CD3^+CD4^-CD8^+$；③ Tr细胞：主要表达$CD4^+CD25^+FoxP3^+$。

2. B淋巴细胞及亚群分析

其特有的重要标志为BCR（SmIg），CD分子有29种。成熟的B细胞主要表达CD19、CD20、CD21、CD22分子，同时检测CD5分子，可进一步将B细胞分为B1（$CD5^+$）细胞和B2细胞（$CD5^-$）。

3. NK细胞分析

其主要的表面标志包括CD2（LFA-2）、CDlla/CD18（LFA-1）、CD16、CD56等。目前临床上常用三色荧光抗体标记将$CD3^-CD16^+CD56^+$淋巴细胞确定为NK细胞。

（二）淋巴细胞功能分析

淋巴细胞表面标志的检测不能完全了解各类淋巴细胞的功能，特别是对激活状态的淋巴细胞功能的检测，需采用细胞介导细胞毒性试验、细胞增殖抑制试验和细胞内细胞因子测定来反映淋巴细胞功能。应用流式细胞术可对细胞内因子、活化细胞、记忆细胞的标志，以及靶细胞凋亡进行分析。

（三）白血病和淋巴瘤的分型

目前流式细胞技术可检测分析白血病和淋巴瘤标本的细胞表面抗原、髓过氧化物酶等蛋白抗原、细胞内DNA含量、细胞周期和胞内免疫球蛋白类别等。在淋巴瘤及血液病的发病机制、诊断分型、治疗和预后判断方面都具有重要的价值。

（四）细胞周期分析

细胞周期是指持续分裂的细胞从一次有丝分裂结束到下一次有丝分裂结束所经历的过程。在微生物感染、放射线辐射、肿瘤等病理状态下，细胞周期分布将发生改变，甚至出现非整倍体或超四倍体细胞。检查细胞周期与DNA倍数，有助于肿瘤、感染、免疫增殖即免疫缺陷病的诊断，并作为治疗方案和预后判断的指标。

（五）艾滋病检测中的应用

流式细胞术是艾滋病免疫功能检测的最重要手段，常用流式细胞术中的三参数荧光标记计数对AIDS的T淋巴细胞及亚群进行动态监测和分析，以观察免疫功能变化，判断治疗时机，并对HIV感染者或AIDS发病者进行鉴别。

（六）自身免疫性疾病相关人类白细胞抗原分析

自身免疫性疾病某些HLA抗原的检出率较正常人群中的检出率高。最典型的疾病是强直性脊柱炎，其外周的HLA-B27的表达及表达程度与疾病的发生有很高的相关性。FCM检测HLA-B27，无须分离淋巴细胞，操作简单、快速，特异性、敏感性、重复性好。

（七）移植免疫中的应用

移植术前的交叉配型、抗体检测和移植术后免疫状况的监测对于移植患者有重要的临床意义。目前在移植免疫中，FCM 主要应用包括流式细胞术的交叉配型（FCXM）和群体反应性抗体（PRA）检测。

第二节 自动化免疫浊度分析系统

免疫浊度分析属液相沉淀试验，其基本原理是抗原、抗体在特定的电解质溶液中反应，形成小分子免疫复合物（<19S），在增浊剂（如 PEG 等）的作用下，迅速形成免疫复合物微粒（>19S），使反应液出现浊度。在抗体稍微过量且固定的情况下，形成的免疫复合物量随抗原量的增加而增加，反应液的浊度亦随之增大，即待测抗原量与反应溶液的浊度呈正相关。可对各种液体介质中的微量抗原、抗体、药物及其他小分子半抗原进行定量测定。根据检测器的位置及其所检测的光信号性质不同，免疫浊度分析可分为免疫透射比浊法、免疫散射比浊法和免疫胶乳比浊法。

一、免疫透射比浊法

（一）原理

可溶性抗原与相应抗体反应后形成的免疫复合物，使介质浊度发生改变，光线通过抗原抗体反应后的溶液时，被其中的免疫复合物微粒吸收，在保持抗体过量的情况下，吸光度（A 值）与免疫复合物量成正相关。与已知浓度的抗原标准品相比较，可确定标本中抗原的含量（图 13-2）。

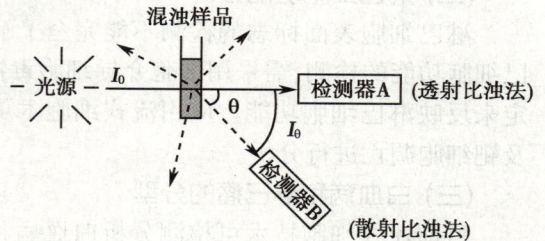

图 13-2 透射免疫比浊法和散射免疫比浊法示意图

（二）仪器工作过程

1. 将待检标本和抗原参考品做适当稀释。
2. 将稀释后的待检标本和标准抗原溶液（5 个浓度抗原标准品）与适当过量的抗血清混合，在一定条件下，抗原抗体反应完成后，在 340nm 处测定各管吸光度。
3. 制备剂量 - 反应曲线，由计算机处理，计算出标本中的待测抗原浓度。

（三）技术条件和要求

1. 溶液中的抗原抗体复合物分子应足够大，分子太小则阻挡不了光线的通过；数量要足够多，如果数量太少，则溶液浊度变化太小，对光通量影响不大。
2. 应选择亲和力较高的抗体，且在检测过程中保证抗体过量。
3. 透射比浊测定在抗原 - 抗体反应的第二阶段，需在抗原抗体反应达到平衡后进行检测，耗时较长。

二、免疫胶乳比浊法

（一）原理

用抗体致敏的大小适中、均匀一致的胶乳颗粒，在遇到相应抗原时，胶乳颗粒上的抗体与抗原特异结合，引起胶乳颗粒凝聚。分散的单个胶乳颗粒直径位于入射光波长之内，不阻碍光线通过,当两个或两个以上胶乳颗粒凝聚时,透射光和散射光即出现显著变化。采用透射比浊法或散射比浊法测定抗原抗体反应后溶液的吸光度或散射光强度,光强度与待测抗原浓度呈正相关。

(二) 方法评价

1. 本法为一种带载体的免疫比浊法,敏感度大大高于普通比浊法,可达 ng/L 水平,操作简便,易自动化。

2. 血清中的类风湿因子(RF)可与 IgG Fc 段结合,使 IgG 致敏胶乳颗粒出现非特异性凝集,用 F(ab')$_2$ 片段代替 IgG 既可消除此干扰,又可克服 IgG 致敏胶乳的自凝现象。

3. 免疫胶乳轻度自凝或抗体活性降低会严重影响测定结果。

三、免疫散射比浊法

(一) 原理

可溶性抗原与相应抗体反应生成免疫复合物微粒受到光线照射后,微粒对光线产生反射和折射而形成散射光。散射光强度与微粒的分子量、大小、数量、入射光的强度(成正比)和波长、测量角度等因素密切相关(图 13-3)。

(二) 常用方法

1. 定时散射比浊法

抗原抗体反应后,通过预反应阶段和反应阶段的定时峰值测定,在确保抗体过量的情况下,于抗原抗体反应的最佳时段进行散射光测定,将检测误差降到最低。

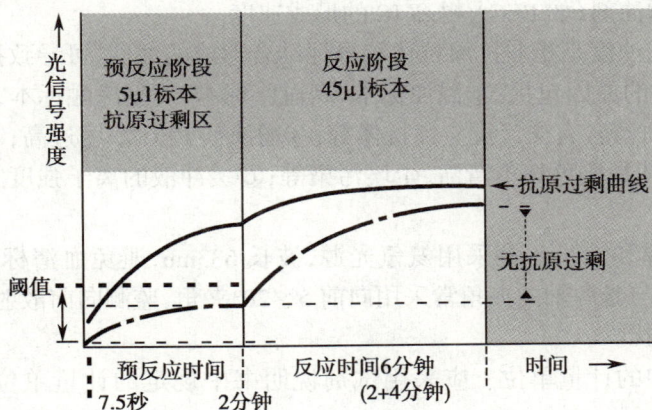

图 13-3　定时散射比浊测定原理示意图

技术要点:

(1) 确保抗体过量:先将少量标本(1/10)与一定量抗体混合,以确保抗体过量。

(2) 抗原过量测定:在反应开始后 7.5~120 秒(预反应阶段)测定第一次散射光峰值,若散射光峰值在预设阈值内,说明抗原浓度合适,测定可继续进行;如超过预设阈值,说明抗原过剩,需对标本适当稀释再测。

(3) 抗原抗体反应最佳时段读数:第一次峰值测定合格后,加入全量标本,通常 2 分钟后进行第二次峰值测定,计算机对获得的两次峰值进行处理转换为待测抗原浓度。

2. 速率散射比浊法

速率散射比浊法是抗原抗体结合反应的动力学测定法。所谓速率是指抗原抗体反应在单位时间内形成免疫复合物的量。复合物形成最快的时间段形成的峰值为速率峰值,在抗体浓度固定时,速率峰值的高低与抗原含量成正比,通过计算机处理即可得到待测抗原成分的含量。

技术要点:

(1) 选择抗体纯度及亲和力较高的试剂,因速率峰值出现的时间与抗体的纯度和亲和力直接相关。

(2) 保证待测标本血清的性状符合要求,如严重溶血、高脂标本、混浊标本、反复冻融标本等即为不合格。

(3) 按要求开机定标。

> **考点提示**
> 免疫比浊法的原理、技术要求及应用

(4) 抗原过量检测:检测过程中抗原抗体快速反应,在规定时间内:如抗体过量,再加入抗原时会出现新的峰值信号;反之,如无新的峰值信号出现,则说明待测抗原过量,测定结果不准确,需进一步稀释抗原重新再测。

四、免疫比浊分析的影响因素

1. 抗原抗体比例是影响免疫比浊测定的关键因素,保持抗体比例适当过量是免疫比浊测定的必要条件。因测定中抗原过量是引起误差的重要因素,故自动化仪器应有抗原过量的自动检测程序。

2. 免疫比浊法对抗体的质量要求很高,R 型抗体为其理想试剂。

3. 恰当使用增浊剂(如 PEG),提高 IC 的形成速度。

4. 伪浊度 伪浊度是指非抗原抗体特异性结合形成的浊度,可导致抗原检测结果假性升高。伪浊度形成的原因包括:①混浊标本、高血脂标本、反复冻融标本;②抗体效价低、抗血清灭活处理、抗血清含有交叉反应性抗体等;③增浊剂 PEG 浓度过高;④抗血清细菌污染和变质;⑤器材尤其是比色杯不清洁、尘埃污染等;⑥缓冲液的离子强度太高,pH 和温度不适合等。

5. 入射光光源和波长 多采用氦氖光源,波长 633nm,避免血清标本自身荧光干扰。光电倍增管的位置与光源轴的夹角常采用向前 5°~20°夹角,监测向前散射光强度,减少内源性物质光散射的干扰。

6. 结果报告中的计量单位 应采用试剂说明书中规定的计量单位或校准品的计量单位。

7. 标准曲线制备与质量控制 应用仪器规定的标准品制备剂量 - 反应曲线,一般采用 5 点或 6 点定标,然后选择适当的数学方法进行曲线拟合;每更换一批试剂,应重新制备剂量 - 反应曲线。为保证结果准确可靠,选取合适的质量控制血清,每次开机进行室内质量控制是极其必要的。

五、免疫比浊分析临床应用

免疫比浊分析法主要用于检测血液、脑脊液、尿液等体液中的特种蛋白系列如免疫球蛋白 IgG、IgA、IgM 及其轻链、补体、血浆蛋白、RF、CRP、血清脂蛋白、血清肌钙蛋白、血清肌红蛋白、血糖化血红蛋、白载脂蛋白 APO、ABI,尿微量蛋白系列等和某些治疗药物浓度,为临床诊断、疗效观察、预后分析等提供依据。

第三节 其它免疫自动化仪器分析技术

一、自动化发光免疫分析系统

(一)吖啶酯标记化学发光免疫分析仪

1. 原理 该仪器利用化学发光技术和磁性微粒子分离技术,以吖啶酯为化学发光剂,细小的顺磁性微粒为固相载体。其测定原理是用吖啶酯标记抗原或抗体与待检样品中的抗体或抗原发生免疫反应,反应达平衡后进行抗原抗体结合物与游离抗原或抗体分离,然后加入 H_2O_2 和 $NaOH$,改变反应体系的 pH,从而使发光物质产生发光反应,通过检测发光强度,经计算机处理求出待检样品中抗原或抗体的量(图 13-4)。

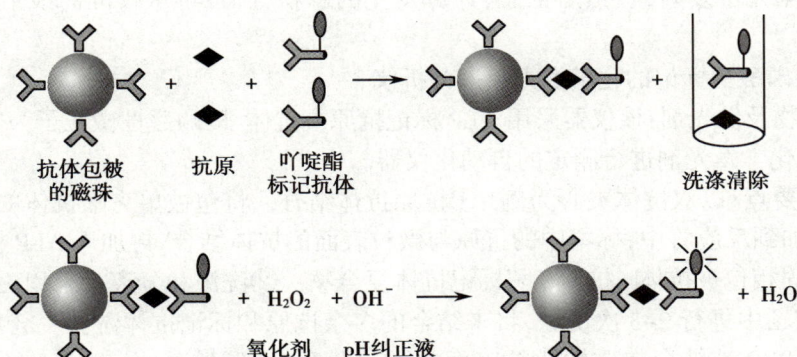

抗体包被的磁珠　抗原　吖啶酯标记抗体　洗涤清除

氧化剂　pH纠正液

图 13-4 吖啶酯标记化学发光免疫测定示意图

2. 技术要点(以双抗体夹心为例):

(1)抗原抗体结合 将包被了单克隆抗体的顺磁性微粒和待测标本加到反应管中,标本中的待测抗原与磁性微粒上的抗体结合,再加上吖啶酯标记的多克隆抗体,经过温育,形成固相包被抗体 - 抗原 - 吖啶酯标记抗体复合物。

(2)洗涤和分离 用磁性微粒分离技术,在电磁场中经 2~3 次洗涤后,将未结合的多余抗原和标记抗体洗去。

(3)加入氧化剂 在经过洗涤的磁性微粒管中,加入氧化剂(H_2O_2)和 pH 纠正液($NaOH$)使成碱性,这时吖啶酯在不需要催化剂的情况下分解、发光。

(4)信号检测 仪器的光度检测计在整个发光的前、中、后过程中进行 500 次连续读数,以保证发光积分值记录的准确性。由集光器和光电倍增管接受并记录 1 秒内所产生的光子能,这部分光的积分与被测抗原的量成正比,可从校准曲线上计算出待测抗原的含量。

(二)酶联发光免疫分析仪

1. 原理 酶联发光免疫分析仪是用参与催化某一化学发光或荧光反应的酶来标记抗原或抗体,在抗原抗体反应后,加入底物(发光剂),由酶催化和分解底物发光,通过光信号的强弱来进行被测物的定量。常用的标记酶有辣根过氧化物酶(HRP)和碱性磷酸酶(ALP),常用的发光底物有鲁米诺、AMPPD 和 4-MUP 等。

2. 方法和技术要求

（1）辣根过氧化物酶标记的化学发光免疫分析仪

1）标记物及发光剂：该仪器采用 HRP 标记抗原或抗体，以塑料锥形小管为固相载体，鲁米诺为化学发光剂，还利用增强剂使化学发光强度增加、时间延长。

2）技术要点（以双抗体夹心为例）：①抗原抗体结合　将待测标本加到包被了单克隆抗体的塑料锥形小管中，标本中的抗原与包被抗体结合，形成固相抗体-抗原复合物，再加入 HRP 标记抗体，经 37℃温育，形成固相包被抗体-抗原-酶标记抗体复合物。②洗涤和分离　塑料锥形小管经 2~3 次洗涤后，将未结合的多余抗原和标记抗体洗去。③加入发光剂　加入信号试剂 A（发光剂鲁米诺与增强剂 3-氯-4 羟基乙酰苯胺）和氧化剂 B（H_2O_2），这时结合在固相载体上 HRP 在强氧化剂作用下催化并激活鲁米诺发光。3-氯-4 羟基乙酰苯胺增强鲁米诺发光强度、延长其发光时间。④信号检测　鲁米诺在发光过程中，光量子阅读器连续检测光子发射量，然后汇总，计算发光的总积分值，再从校准曲线上得出待测抗原含量。

（2）碱性磷酸酶标记的化学发光免疫分析仪

1）标记物及发光剂：该仪器采用 ALP 标记抗原或抗体，以顺磁性微粒子为固相载体，用 AMPPD 作为化学发光剂进行测定的自动化仪器。

2）技术要点（以双抗体夹心为例）：①抗原抗体结合　将包被单克隆抗体的顺磁性微粒和待测标本加到反应管中，标本中的抗原与微粒表面的抗体结合，再加入 ALP 标记的抗体，经温育形成固相包被抗体-抗原-酶标记抗体复合物。②洗涤和分离　采用磁性微粒分离技术，在电磁场中进行 2~3 次洗涤，将未结合的多余抗原和标记抗体洗去。③加入 AMPPD 发光剂　AMPPD 被结合在磁性微粒表面的 ALP 催化，去磷酸基团，生成不稳定的中间体 AMPD。AMPD 很快分解，从高能激发态回到低能量的稳定态，同时发射出光子，这种化学发光持续而稳定，易于测量。④信号检测　通过光量子阅读系统记录发光强度，从校准曲线上计算出待测抗原的含量。

（3）碱性磷酸酶标记的微粒子荧光免疫分析仪

1）标记物及发光剂：该仪器以 ALP 标记抗原或抗体，以塑料微粒为固相载体包被抗体（或抗原），以 4-甲基伞型酮磷酸盐（4-MUP）作为酶促反应的荧光基质（底物），底物被酶水解后，脱磷酸根基团，形成 4-甲基伞型酮（4-MU），用 360nm 激发光照射，发出 450nm 的荧光。

2）技术要点（以双抗体夹心为例）：①抗原抗体结合　将包被了抗体的塑料微粒和待测标本加入反应杯中，再加入 ALP 标记的抗体，经温育后，形成固相包被抗体-抗原-酶标记抗体复合物。②洗涤和分离　用缓冲液洗涤固相载体，去除未结合的抗原和酶标抗体。③加入底物 4-MUP　酶标记抗体上的 ALP 将 4-MUP 分解，脱磷酸根基团后形成 4MU，经 360nm 激发光的照射，发出 450nm 的荧光。④信号检测　通过荧光读数仪的记录、放大，最后由计算机计算出所测物质的含量。

（三）电化学发光免疫分析仪

1. 原理　电化学发光免疫分析（ECLIA）是一种在电极表面由电化学引发的特异性化学发光反应，它包括电化学和化学发光两个过程。电化学发光免疫分析仪是采用电化学发光技术、生物素放大技术，以顺磁性微粒为固相载体，用三联吡啶钌标记抗原或抗体，三丙胺（TPA）为电子供体，而设计的一种自动化分析仪器。电化学发光稳定、持续时间长，易于控制并可根据待测分子的大小设计成多种反应模式如夹心法、竞争法等。

2. 技术要点(以双抗体夹心为例):

(1) 抗原抗体结合:首先将生物素标记的特异性抗体、待测标本和三联吡啶钌标记抗体加入反应杯中共同温育;然后加入链霉亲合素包被的顺磁性微粒共同温育,使顺磁性微粒表面形成链霉亲合素 - 生物素 - 抗体 - 待测抗原 - 钌标记抗体复合物。

(2) 电化学发光反应:通过蠕动泵将上述反应生成的复合物送入流动测量室,当磁性微粒流经电极表面时,磁性微粒被安装在工作电极下的磁铁吸附于电极表面。同时,TPA 缓冲液流入,未结合的标记抗体被冲走。与此同时电极加压,启动电化学发光反应,使$[RU(bpy)_3]^{2+}$和 TPA 在电极表面进行电子移动,产生电化学发光。

(3) 光信号检测:光信号由安装在流动室上方的光信号检测器检测,光的强度与待测抗原的浓度成正比。

(4) 信号检测:终止电压,撤去磁场,蠕动泵将清洗液泵进流动室清洗电极表面,准备下一次检测。

(四) 自动化发光免疫分析系统在临床免疫检测中的应用

1. 激素检测 胰岛素、甲状腺激素、生殖激素、垂体和肾上腺激素等。

2. 感染性疾病检测 Hp 抗体、乙肝五项、HIV 抗体、疟原虫抗原及抗体等。

3. 贫血因子检测 维生素 B12、叶酸、铁蛋白等。

4. 自身抗体检测 抗 TPO、抗甲状腺球蛋白抗体、胰岛细胞抗体、类风湿因子、抗核抗体、抗双链 DNA 抗体、抗精子抗体、抗肾小球基底膜抗体等。

5. 肿瘤标志物检测 AFP、CEA、PSA、CA125 等。

6. 心血管疾病诊断 CK、CK-MB、肌红蛋白、肌钙蛋白测定等。

7. 治疗药物监测 茶碱、地高辛、环孢素、苯巴比妥等血药浓度测定。

8. 骨代谢指标、毒品、兴奋剂等的检测。

> **考点提示**
>
> 自动化发光免疫分析系统常用的标记酶和发光底物及应用

二、自动化荧光免疫分析系统

荧光免疫自动化分析主要是将抗原 - 抗体结合反应与荧光物质发光分析和计算机技术有机结合的一项自动化免疫分析技术。该技术实现了加样、温育、洗涤、分离、荧光强度测定和数据处理等过程自动化。荧光免疫自动化分析仪包括样本盘、试剂盘(盒)、条码识别系统、仪器控制系统、信号检测系统及数据处理系统。根据抗原抗体反应后是否需要进行固相分离,分为均相和非均相两类。非均相荧光免疫测定主要有时间分辨荧光免疫测定法;均相荧光免疫测定主要有荧光偏振免疫测定法。

(一) 时间分辨荧光免疫分析仪(TRFIA)

1. 原理

以镧系元素作为示踪物标记抗原或抗体,在 TRFIA 中铕(Eu^{3+})最为常用。Eu^{3+} 的激发光谱为 300~350nm,发射光谱带多在 613nm ± 10nm,激发光谱和发射光谱之间的 stokes 位移大,约为 270nm,能有效地把激发光和发射的荧光分开。

由于来自待测血清、溶剂和其他成分的非特异性荧光寿命短 <20 纳秒,而镧系元素螯合物的荧光寿命长达 10~1000 微秒,TRFIA 测定利用这一特性,待背景荧光完全衰变后,再测量镧系元素的特异性荧光,利用这一时间差,可有效地降低本底荧光的干扰,故称时间分辨

荧光免疫测定。

2. 技术要点（以双抗体夹心为例）：

（1）抗原抗体结合 在包被了抗体的 96 孔反应板的小孔中加入待测标本,经温育后形成固相包被抗体和抗原复合物,然后进行洗涤,去除未结合的待测抗原。

（2）加入 Eu^{3+} 螯合抗体 经温育后形成固相包被抗体-待测抗原-Eu^{3+}螯合抗体复合物,再次洗涤,去除未结合的部分。

（3）加入酸性增强液 使 Eu^{3+} 从 IC 中解离出来,游离的 Eu^{3+} 在 340nm 的激发光照射下,发射出 613nm 的荧光,由时间分辨荧光读数仪记录。

（4）信号检测 TRFIA 采用的激发光源为脉冲氙灯,其工作频率约为 1000 次/秒。即在 1 秒内脉冲光源发射激发光(340nm)1000 次,1 次循环为 1 毫秒,其中 3 微秒用于发射脉冲激发光,再延迟 397 微秒让非特异性本底荧光衰退后记录 401~800 微秒内发出的荧光(613nm)再停留 200 微秒,待荧光基本熄灭后再进行下一个循环。记录 1000 次 Eu^{3+} 发出的荧光,然后取 1000 次的平均荧光强度进行计算,根据校准曲线换算出被测物的浓度。

3. 注意事项

（1）TRFIA 分析用的酸性增强液易受环境、试剂、容器等里面的镧系元素污染,使本底升高,所用试剂和器材应尽量防尘。

（2）TRFIA 分析用载体最常用的是聚苯乙烯微 96 孔板,其荧光本底低,并有洗涤微孔板的自动装置。

4. 应用 TRFIA 灵敏度高、发光稳定、荧光寿命长,自然荧光干扰少、标准曲线范围宽等特点广泛应用临床检验。主要用于：①内分泌激素的检测：胰岛素、生殖激素、甲状腺激素、前列腺素等；②肿瘤标志物的检测：AFP、CEA、铁蛋白等；③抗体的检测：抗 -HBs 等；④病毒抗原的检测：HBV、HCV、RV、HIV、梅毒螺旋体；⑤药物代谢的分析等方面。

> 💡 **考点提示**
>
> TRFIA、FPIA 的原理和应用

（二）荧光偏振免疫分析仪（FPIA）

1. 原理 FPIA 为一种均相荧光免疫测定方法,其利用荧光素标记的小分子抗原在溶液中经单一平面偏振光照射后,可产生偏振荧光,该荧光强度与荧光标记物质在溶液旋转的速度以及分子大小成反比。由于荧光素标记的小分子抗原在溶液中旋转速度快,而与抗体大分子结合后旋转速度减慢,偏振荧光强度增大。根据待测小分子抗原和荧光素标记小分子抗原与抗体竞争性结合产生的偏振荧光强度不同,可对小分子抗原进行定量检测。常采用抗原抗体竞争反应原理。

2. 技术要点（以双抗体夹心为例）：

（1）抗原抗体反应 将抗原标准品、质控品和待测标本放入样本盘,荧光素标记抗原和抗体等放入试剂盘,开启仪器,输入命令,仪器自动将一定量的荧光素标记抗原、抗体和未标记抗原(标准品、质控品和待测标本)等加入反应杯,混合,在一定温度条件下进行竞争反应达到平衡。

（2）偏振荧光强度测定 用 485nm 偏振荧光照射反应液,激发出偏振荧光(525~550nm)分析仪自动测量偏振荧光的强度,计算机处理数据、标准曲线拟合,并打印报告。

3. 应用 FPIA 适用于小分子物质(如药物、维生素、激素、毒品、常规生化检测项目等)的定量和定性检测,是临床药物浓度检测的首选方法。

三、自动化酶联免疫分析系统

自动化酶联免疫分析系统是将 ELISA 各种操作步骤(加样 - 温育 - 洗涤 - 加酶结合物 - 洗涤 - 加底物 - 温育 - 比色等)进行自动机器操作的一类免疫自动化分析。人们将全自动酶免分析仪分为:分体机和连体机两类。分体机是由全自动标本处理工作站和全自动酶免分析仪两个独立的部分组成。连体机是由多个模块组成,使用一台计算机、一套操作系统实现了从标本稀释、加样到酶标板孵育、洗涤、加试剂、再孵育、洗涤、读数和结果打印的全自动化过程。

(一) 仪器组成和性能

仪器组成:①条形码识别系统;②样本架和加样系统;③试剂架;④温育系统;⑤液路系统;⑥洗板系统;⑦酶标板读数仪;⑧自动装载传递系统;⑨计算机管理和信息系统。不同的仪器大小不同、配置不同,但性能基本相同。

(二) 仪器评价

全自动酶联免疫分析仪中的连体机将样本处理工作站和全自动酶联免疫分析仪联合起来,工作速度快,自动化程度高,适合大批量样本的处理如血站系统;分体机有一个独立的全自动标本处理站,加样速度快,适合试验项目变化多,标本批量不等的临床实验室。

本章小结

FCM 是一种在保证细胞及其细胞器或微粒完整情况下,通过荧光探针精确、快速地对单细胞进行分子水平的多参数定量分析或纯化分选的新技术。FCM 广泛应用于免疫学基础、临床诊断和研究。免疫自动化仪器是指基于抗原抗体特异性反应的原理,借助于检测技术或标记技术对机体体液中成分进行分析的检测设备。仪器自动完成整个免疫检验过程,不同分析仪应用范围不同,但结果准确、灵敏度高。

(孙荣华)

目标测试

A1 型题

1. 不采用时间分辨荧光免疫分析检测的物质是
   - A. 铁蛋白
   - B. 过敏原
   - C. 肿瘤标志物
   - D. 病毒标志物
   - E. 激素

2. 测定免疫球蛋白最常用的方法是
   - A. 对流免疫电泳
   - B. ELISA
   - C. 散射比浊法
   - D. 免疫电泳
   - E. 双向扩散

3. 自动均相酶免疫测定主要用于
   - A. 药物和小分子物质测定
   - B. 寄生虫抗原测定
   - C. 病毒抗体测定
   - D. Hp 测定
   - E. 细菌抗原测定

4. 散射比浊法测定的光信号是
   - A. 透射光大小与样品浓度成反比
   - B. 透射光大小与样品浓度成正比

C. 散射光强弱与样品浓度成正相关

D. 散射光强弱与样品浓度成正比

E. 散射光强弱与样品浓度成反比

5. 目前流式细胞分析仪技术中用于细胞染色应用了

    A. 化学发光技术　　　　　　　B. 金免疫技术　　　　　　　C. 放射免疫技术

    D. ELISA　　　　　　　　　　E. 荧光抗体技术

6. 自动化免疫分析仪在设计原理中,通常不采用

    A. 凝集技术　　　　　　　　　B. 沉淀技术　　　　　　　　C. 酶免疫技术

    D. 生物素 - 亲和素技术　　　　E. 荧光免疫技术

7. 电化学发光免疫分析临床应用范围广泛,在日常工作中一般不用于检测

    A. 肿瘤标志物　　　　　　　　B. 免疫球蛋白　　　　　　　C. 病毒标记物

    D. 血药浓度　　　　　　　　　E. 甲状腺激素

8. 下列哪个不属于荧光免疫自动化分析的是

    A. 流式细胞术　　　　　　　　B. 时间分辨荧光免疫测定

    C. 荧光偏振免疫测定　　　　　D. 荧光酶免疫分析

    E. 荧光免疫组化分析

第十四章 保障——免疫学检验的质量保证

免疫检验要保证检验结果的准确、可靠、及时、有效,并尽可能使各实验室间检验结果有可比性,这是免疫检验质量保证的基本目的。要求临床实验室采取一系列有效的措施证明其测定数据能够达到所确定的质量标准,这就是质量保证的基本内容,它涵盖了实验室内进行的涉及临床检验的所有活动。

案例

某单位组织员工235人到当地一区级医院体检。数十名年轻员工的血液流变学检查出现异常,血脂、胆固醇高于正常,HDL低于正常,后又到该院复查几次,结果还是异常。但到地级以上的医院检查血流变数次却发现检查结果均正常。

请问:1. 为什么每个医院出现不同的检测结果?
　　　2. 如何保证每个医院检验结果都准确可靠?

第一节　基　本　概　念

(一) 质量控制(QC)

是为了达到检验质量要求所采取的作业技术和活动,是质量管理的一部分,贯穿质量形成的全过程。

(二) 质量保证(QA)

是实验室为证明其测定数据能够达到所确定的质量要求,而采取的一系列有计划和有系统的措施,也是质量管理的一部分。

(三) 室内质量控制(IQC)

由实验室工作人员采取一定的方法和步骤,连续评价本实验室工作可靠性程度的方法。旨在监测和控制本室常规工作的精密度,提高本室常规工作中批内、批间样本检验的一致性,以确定当批的测定结果是否可靠、可否发出报告的一项工作。

(四) 室间质量评价(EQA)

为客观地比较某一实验室的测定结果与靶值的差异,由外单位机构采取一定的方法,连续、客观地评价实验室的结果,发现误差并进行校正的方法,使各实验室之间的结果具有可比性。这是对实验室操作和实验方法的回顾性评价,而不是用来决定实时的测定结果的可接受性。

(五) 准确度

待测物的测定值与其真值的一致程度。通常以不准确度来间接衡量,对一分析物重复多次测定,所得均值与其真值或参考靶值之间的差异亦即偏差,即为测定的不准确度。

(六) 精密度

在一定条件下所获得的独立测定结果之间的一致性程度。通常以不精密度来间接表示,测定不精密度的主要来源是随机误差,以标准差(SD)和/或变异系数(CV)具体表示。SD或CV越大,表示重复测定的离散度越大,精密度越差,反之则越好。

(七) 标准品(物)

指性质纯正的已知含量或成分的物质,通常用作比较检测未知物质或成分的标准。

(八) 质控物(品)

又称对照物(品)是医学检验中用含量已知、与实际标本相同基质制成的特性明确的物质。具有较好的稳定性和重复性,其作用主要是控制仪器的稳定性,以保证仪器、试剂、工作环境具高度的稳定性。

(九) 控制图

是指评价测定结果是否处于统计控制状态的一种图表。它是统计质量管理的一种重要手段和工具。质量控制图通过统计上均值 μ 和标准差 σ 的状况来衡量指标是否在稳定状态,同时选择 3σ 来确定一个正常波动的范围,即 $\mu+3\sigma$ 作为控制上限, $\mu-3\sigma$ 作为控制下限。

第二节 质量保证的基本要求

目前临床免疫学检验项目既有传染性病原体的抗原及抗体,还有肿瘤标志物、激素、特种蛋白、细胞因子、治疗药物等;既有定量检测,又有定性检测。随着不同检测项目及目的,质量控制的方法及手段不尽相同,但以下质量保证的基本要求应充分重视和保证。

一、分析前质量控制

分析前阶段指从临床医生开出医嘱至分析检验程序启动前的过程。主要包括提出检验项目,人员准备、原始标本的采集运送、试剂的选择和标准操作规程的建立等。

(一) 人员培训

实验是人操作的,因此检验人员需经过培训,熟练掌握本专业如下几方面的技术知识:①检验项目的基本原理;②实验结果的临床意义;③熟悉检测技巧,了解易出差错的环节及难点;④熟悉检测试剂性能和要求;⑤熟悉检测仪器的原理及性能;⑥掌握数据处理的能力和质量控制知识。

(二) 标本的采集、送检及保存

临床免疫检验中最常见的标本是血浆和血清。保证送检标本的质量是质控的核心。

1. 标本的采集:应与患者、临床医生、负责取血者及运送标本者交代清楚以便配合:①采

血的时间:采血的最佳时间应是早晨 7 点至 10 点之间;②采血姿势:采血姿势的不同也会导致临床免疫检验结果的不同。通常采血姿势应以统一的坐位进行采血,特殊要求的可取卧位采血、站着采血等;③止血带的使用:止血带压迫时间不宜过紧过长,不要用力拍打穿刺部位,穿刺入血管后立即放松止血带。不要在患肢或静脉滴注输液的肢体上取血。并且要嘱咐患者在采血前后的 12h 内禁食和剧烈运动,以及在采血前的 4 个小时内患者不能饮酒、喝咖啡、吸烟,并避免一些生理因素对检验结果的影响。标本应采集在密闭的容器中以便运送。每个标本应有唯一性的标志,保证标本与检验申请单一致。

2. 标本运送和接收:在标本运送的过程中:①应尽可能的缩短运送时间,从而确保临床免疫检验的结果具有可靠性,特殊标本如胰岛素、C 肽等测定时,应尽量置冰盒中送检;②应保证标本的密闭、防震、防漏、防污染;③送检 HIV 抗体待复查的标本,一定要按要求三层包装、装箱,天气热时箱内要放冰袋,复检单按要求填写好,信息要全,有专人送 HIV 确证实验室复检;④接收标本时,应检查清楚运送过来的标本是否保存完整,避免标本的严重溶血,只接收保存完整和没有严重溶血、细菌污染的标本,对不合格的标本应严格拒绝接收;⑤登记样品接收日期。

3. 标本保存:应根据不同的临床免疫检验标本应给予相应的保存措施,如血栓烷、内皮素、醛固酮、心房钠尿肽等标本则应加入适当的抗凝剂进行保存;而叶酸标本、同型半胱氨酸标本、维生素 B12 标本等均对温度具有很强的敏感性,因此,要以冰冻的方式进行保存。

(三) 试剂的选择

一般应选择操作简便、灵敏度高、特异性强、安全可靠的试剂。

1. 实用性:具有①方法简便,易掌握;②样品及试剂微量;③既便于众多标本的检测,又便于单份标本的检测;④快速;⑤费用经济,患者负担小;⑥安全可靠。

2. 可靠性:应该①准确性高;②重复性好;③特异性强,与化学结构类似物质无交叉反应;④敏感性高,检出下限低;⑤定量检测时检测范围宽;⑥试剂稳定性好。

3. 安全性:必须有专人保管,有申购、领取手续;试剂购进应有验收制度;使用有记录,注意防污染、防失效。

卫生部规定乙肝试剂,丙肝试剂,艾滋病试剂,梅毒试剂及血型试剂必须使用经卫生部生物制品检定所检定合格,并贴有防伪标签的产品。

(四) 标准操作规程的建立

在免疫测定中,测定的每一步骤均可能对测定结果产生较大影响。要确保检测结果可靠性,需:①对于每项实验都要认真阅读使用说明书,熟悉每个操作步骤和技术要求;②将每个操作步骤标准化,建立有规范的、合理的工作流程,并形成标准操作程序(SOP);③进行相关测定时,必须严格按相应的 SOP 进行操作,且操作规程不得任意更改。各实验室原则上应采用国家卫生部《全国临床检验操作规程》(第四版)上所推荐的方法和操作规程。

(五) 检测系统的标定与校准

检测系统仪器设备等的标定与计量校准直接关系到免疫检验的结果,一般要定期进行校准(使用频繁不超过半年,一般使用不超过一年)。校准应在仪器购买时请厂家对性能光路等校准并给出参数。其中对实验影响较大的加样器及水浴用温度计等均应进行计量校准后使用,前者可采用称重法校准,后者可按国家计量单位进行。

二、分析中的质量控制

分析中阶段指从标本前处理到标本检测完成,获得检验结果的过程。包括室内质量控制和室间质量控制,实验室间比对等,是决定检验结果正确可靠的关键,也是免疫学检验质量保证的核心。

(一)检测系统的保养与维护

1. 试验过程中应切实做好检测系统仪器设备的保养,维护,清洁工作,确保仪器处于正常工作状态。如果临床免疫检查的仪器出现问题,或无法准确校正的均要立即停用该仪器,并及时的送到维修部门进行维修,直到仪器恢复正常为止才可以用来进行临床免疫检验操作。

2. 严格控制仪器工作环境的温度和湿度,保持室温最低不能超过22℃,最高不能超过28℃的恒温,其他还有电场、振动、照明等条件。

(二)标准品和质控品的应用

1. 标准品 对标准品的要求主要有:①量值可溯源、准确性高;②基质效应小,标准品的基质通常为含蛋白的缓冲溶液,对测定结果无明显影响;③稳定性好,在一定时间内,在规定的保存条件下应有良好的稳定性;④无已知的传染危险性,对已知的经血液传播的病原体如 HIV、HCV 和 HBV 等必须作灭活处理;⑤靶值或预期结果已定。

通常国际参考物质为一级标准品(单一,数量有限,可使用10~20年,其为冻干品,内含载体蛋白)、国家标准品则为二级标准品(多个,可使用1~5年,纯化材料、混合血清、原始提取物于含载体的蛋白的缓冲液中,冰冻贮存),可溯源至一级标准,二级标准品可用来维持校准。三级标准品(多个,可使用1~数年,以血清、血浆、人工蛋白为基质的缓冲液可冻干保存),则通过与二级标准的比对定值而来,为通常使用的商品校准品。

2. 质控品及对照品 质控品是含量已知的处于与实际标本相同的基质中的特性明确的物质。根据其用途可分为室内质量控制品、室间质量评价样本和质量控制血清三类,对它的基本要求是:①质控品的基质应尽可能与临床常规实验中的待测标本一致,对照(一般指阴、阳对照)品最好使用与被测样品同类物质;②室内质控品要求其所含待测物的浓度尽可能接近试验或临床决定性水平;③良好的稳定性;④无已知的传染危险性;⑤可单批大量获得。

质控品一般可来自质控控制单位(如:各级临检中心),必要时可自制,但最好应与有溯源性标准品进行比对。定量者可制作标准曲线。自身抗体等可使用国际通用阳性对照血清。质控品一般包括高、中、低三种滴度。不同厂家,不同批号的试剂,阴性,阳性对照血清不能混用。室内质控品应做到每天与送检标本一同检测。

(三)室内质量控制数据的统计学分析

1. 获得实验变异的基线数据 即在仪器、试剂和实验操作者等可能影响实验结果的因素均处于通常的实验室条件下时,连续测定同一浓度同一批号质量控制物 20 批以上,即可得到一组质量控制数据,经计算可得到其均值(X)、标准差(S)和变异系数(CV)。实验室一般选择批间测定的 20 个数据作为基线值。根据该基线值获得的均值(X)、标准差(S)和变异系数(CV)可作为判断第 21 天数据是否在控的依据。值得一提的是,针对同一批次的质量控制品,20 天累积的数据获得的标准差(S)较小,容易导致质量控制结果的频繁失控,所以实验室通常会采用连续累积所有数据的方法获得更能体现实际情况的均值,通常累积到 3 个月为止。

2. 质量控制图的选择、绘制及结果判断

(1) 常用的质量控制图:包括 Levey-Jennings 质量控制图、Westgard 多规则质量控制图、累积和

> **考点提示**
>
> QA、IQC、EQA、准确度、偏倚、精密度的概念;一、二、三级标准品;L-J 质量控制图的意义;失控常见因素及处理

（CUSUM）质量控制图等。

（2）Levey-Jennings 质量控制图的要求：根据常规条件下的变异（RCV）计算中的 $\bar{X}$ 和 SD 确定质控限，以 ±2SD 为告警限、±3SD 为失控限判断质控结果，其基本的统计学含义：在稳定条件下，20 个室内质控结果中不应有多于 1 个结果超过 2SD（95.5% 可信限）限度；在 1000 个测定结果中超过 3SD（99.7% 可信限）的结果不多于 3 个。以 3SD 为失控限，假失控的概率较低（0.3%），但误差检出能力不强。

3. 室内质控数据的评价和管理

如发现失控现象或不合格结果要及时分析，找出原因，采取措施予以改进，防止以后再次发生。导致失控的常见因素包括：操作失误、试剂失效、校准物失效、质量控制品失效、仪器维护不良、采用不当的质量控制规则、质量控制限范围选择不当、一个分析批测定的质量控制数量不当等。寻找失控原因和处理的步骤包括重新测定同一质量控制品、新开一瓶质量控制品重测失控项目、进行仪器维护或更换试剂、重测失控项目、重新校准等。

（四）室间质量评价

室间质量评价的建立有助于保证免疫学检验的质量，使之具有较高的重复性、准确性和各实验室之间结果的可比性。

1. 室间质量评价的方式

（1）质控物调查

这是国内室间质量评价的最常用形式。由 EQA 组织者定期发放一定数量统一质控物给各参加质评实验室，然后实验室将其测定结果在规定时间内按照统一的格式报告给组织者进行统计学分析，最后组织者向每一个参加实验室寄发 EQA 报告，以检测各实验室工作质量。

（2）现场调查

随机对实验室指定采用的常规方法，检验规定的一组标本进行评价。以便及时发现实验室实际存在的问题，提高检验质量。

2. 室间质量评价结果的评分方法

目前卫生部临床检验中心已全面采用类似美国临床检验能力验证计划的评价模式。免疫学检验项目的室间质量评价的评分分为两类：①报告阴性或阳性评分；②报告实验室数据的数字型评分。

3. 室间质量评价的意义

室间质量评价客观地反映了实验室的检测能力，分析实验室之间的差异、识别实验室中存在的问题，采取相应的措施，提高实验室检验质量。室间质量评价的主要意义如下：①评价实验室是否具有开展相应检测项目的能力；②建立规范的 SOP；③提高实验室的可信度。为了满足特定质量要求具有充分可信性所进行的有计划和有系统的措施，也是质量管理的一部分。

三、分析后的质量控制

分析后阶段的质量控制指获得检验结果后所进行的质量控制。

（一）检验结果的审核与发放

建立检验结果审核制度：将标本检验的结果报告单，由高年医（技）师或质控员审核，核对有无漏项,结果与临床诊断有无矛盾等,确定可否签发,是否需要重新采标本对这个结果进行复检、复查或其他处理,从而有效的提高临床免疫检验结果的准确性和可靠性。

(二)检验后标本的保存与处理

1. 检验后标本的保存　标本检验后保存目的是为了必要的复查。对于临床免疫学检验后的标本保存时间和保存方法(4℃冰箱、–20°低温冷藏等)应根据需要及分析物的稳定性而定。对于敏感、重要的标本应加锁专人保管。根据标本的有效存放期和最终销毁时间,建立配套的标本存放信息管理系统。

2. 检验后标本的处理应根据有关法律法规对二级生物实验室标的要求,按照潜在生物危害的物品处理方式进行处理。必要时需进行保存以便以后复查。

(三)结果报告与咨询沟通

实验室应主动为患者和临床医护提供检验结果的解释和咨询服务,解释时应考虑检测系统、疾病的自然发展过程和标本的质量等因素对检测结果的影响,注意保护患者隐私的有关规定。同时建立与临床定期沟通的机制,一方面推广实验新技术和新方法,另一方面了解临床对实验室的需求、投诉及意见反馈,并对工作方式和流程及服务质量进行评估,不断改进工作方法,提高检验质量。

第三节　质量保证、室内质控和室间质评之间的关系

质量保证是免疫学实验室为证明其测定数据能够达到所确定的质量要求,而采取的一系列有计划和有系统的措施,主要包括室内质量控制和室间质量评价。通过室内质量控制可控制检测过程出现的随机误差,保证本室常规工作的精密度,确保本实验室每次测定与确定的质量标准一致。室间质量评价是通过各实验室之间检测结果的回顾性对比,控制免疫学检验的系统误差,保证检验结果的正确度,并促进各实验室检验标准的完善和统一;在质量保证中对室内质量控制有重要补充作用。

随着我国医学的不断进步,免疫学检验的技术也越来越高,而免疫学检验的质量控制已成为了目前医学界最为关注的问题之一。我们应从实验室分析前、分析中和分析后的质量控制入手,建立完善的免疫学检验技术质量监控体系,同时加强室间质量评价和临床沟通机制,不断改进工作方法与技术水平,才能有效的提高免疫学检验结果的可靠性和准确性。

本章小结

免疫学检验质量保证的基本目的是确保检验结果的准确、可靠、及时、有效,并尽可能使各实验室间检验结果有可比性。临床实验室采取一系列有效的措施证明其测定数据能够达到所确定的质量标准,这就是质量保证的基本内容,包括室内质控和室间质控两方面:其基本要求是开展分析前、分析中和分析后的质量控制,同时每个免疫实验室应参加各级临床检验中心所组织的室间质评活动,来考察本实验室检测能力及检测结果的可比性。最终为患者临床诊疗或临床实验研究提供准确可靠的依据。

(孙荣华)

目标测试

A1 型题

1. SOP 文件是
    A. 标准化的操作方法　　　　B. 操作规程　　　　C. 操作程序
    D. 标准操作方法　　　　　　E. 标准操作程序

2. 室内质控品应该做到
    A. 每天进行检测
    B. 每周检测一次
    C. 每天与送检标本仪器检测
    D. 定时进行检测
    E. 每周与送检标本一起检测一次

3. 由实验室自己配制或为商品,其中有关物质的量由参考方法定值的标准品为
    A. 参考物　　　　　　　　　B. 二级标准品　　　　C. 一级标准品
    D. 三级标准品　　　　　　　E. 原级参考物

4. L-J 质控图中,警告线为
    A. $\bar{x} \pm 1s$　　　　　　　　B. $\bar{x} \pm 2s$　　　　C. $\bar{x} \pm 3s$
    D. $\bar{x} \pm 4s$　　　　　　　　E. $\bar{x} \pm 5s$

5. 在临床检验室内质量控制中,如果质控结果出现失控信号,下列做法正确的是
    A. 增加质控规则,提高误差检出
    B. 先发出患者结果,然后重新测定
    C. 发出患者结果,不寻找原因
    D. 增加质控物个数,提高误差检出
    E. 寻找失控的原因,并采取一定的措施加以纠正,然后重新测定,再决定是否发出报告

6. 某方法反复测定得出的结果很接近于真值,说明该方法
    A. 准确度高　　　　　　　　B. 精密度好　　　　　C. 灵敏度高
    D. 重复性好　　　　　　　　E. 实用性强

7. 关于室间质量控制,错误的是
    A. 管理机构发放标本或菌种
    B. 在规定时间内将结果反馈至管理中心
    C. 实用性强
    D. 可以互相打电话询问结果
    E. 接受实验室知道菌株来源、检验时间和内容

8. 室内质控中,连续 5 次质控结果在均值的同一侧,则为
    A. 连日倾向改变　　　　　　B. 连日横向改变　　　C. 失控
    D. 在控　　　　　　　　　　E. 无法判断

第十五章　路漫漫其修远兮——临床免疫学检验应用

第一节　超敏反应及检测技术

学习目标

1. 掌握：超敏反应、变应原的概念。
2. 熟悉：四型超敏反应的常见疾病及其免疫学检验。
3. 了解：四型超敏反应的发生机制。

超敏反应(亦称变态反应)，指机体接触某种抗原初次致敏后，再次接受相同抗原刺激时，发生的以生理功能紊乱或组织细胞损伤为主的超强免疫应答。引起超敏反应的抗原称为变应原(致敏原)；通过变应原的检测，有助于超敏反应性疾病的诊断。

案例

患者，男，3岁，因支气管肺炎入院。治疗措施中，一项医嘱给予青霉素40万U肌注，2次／日。用药前向家长询问患儿病史，既往体健无青霉素应用史。在右前臂内侧皮内注射青霉素皮试液，20分钟后观察结果，局部出现明显红晕、皮疹，测其直径1.8cm，确定为皮试阳性。

请问：1. 患儿还能使用青霉素治疗吗？为什么？
2. 为什么患儿初次接触青霉素皮试也会阳性？

根据发生机制不同，超敏反应分为四个类型，即Ⅰ、Ⅱ、Ⅲ、Ⅳ型，其中Ⅰ~Ⅲ型是由抗体介导的体液免疫，Ⅳ型是由T细胞介导的细胞免疫。

一、Ⅰ型超敏反应

Ⅰ型超敏反应又称速发型超敏反应或过敏反应，其特点是：①发生快，几秒钟至几分钟内出现明显的临床症状，但消退也快；②具有明显个体差异和遗传倾向；③主要由特异性IgE类抗体介导；④以生理功能紊乱为主，一般不发生组织细胞损伤。

(一) 发生机制

根据Ⅰ型超敏反应的发生机制，可将其过程分为三个阶段：致敏阶段、发敏阶段、效应阶段。

1. **致敏阶段**　指变应原初次进入过敏体质的机体，刺激CD4$^+$Th2细胞和特异性B细胞产生特异性 IgE 类抗体,IgE 以 Fc 段与肥大细胞和嗜碱性粒细胞表面的 IgE Fc 受体结合,使机体致敏的阶段。这种结合有 IgE 的肥大细胞和嗜碱性粒细胞称为致敏细胞,含有致敏细胞的机体则处于致敏状态,此状态一般可持续数月、数年或更长时间。

2. 发敏阶段　指相同的变应原再次进入机体,与致敏细胞上的 IgE 特异性结合使细胞脱颗粒,释放组胺、激肽原酶、白三烯、前列腺素和血小板活化因子等多种生物活性介质的阶段。

3. 效应阶段　指释放的生物性活性介质与效应器官上相应受体结合后,引起毛细血管扩张、通透性增加、血浆渗出、平滑肌收缩、腺体分泌增加,使机体出现一系列临床表现,如腹痛、腹泻、哮喘、呼吸困难、组织水肿,严重者导致血压下降,出现休克。发生机制见图(图 15-1)。

> **考点提示**
>
> 介导 I 型超敏反应的抗体、I 型超敏反应常见疾病及检测方法

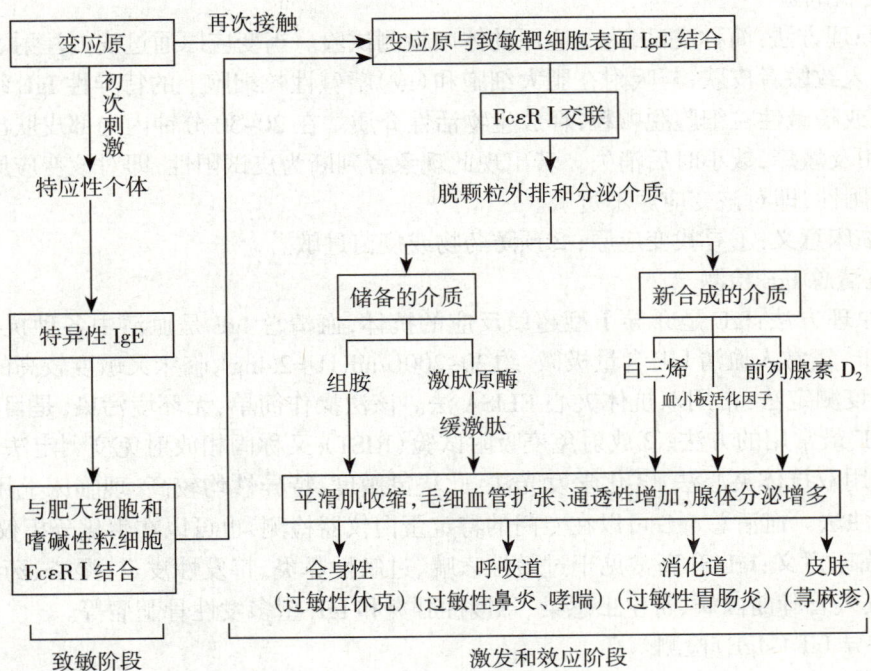

图 15-1　I 型超敏反应的发生机制示意图

(二) 常见疾病

1. 过敏性休克　过敏性休克是 I 型超敏反应中最严重的一组危急综合征。①药物过敏性休克,以青霉素引起的药物过敏性休克最为多见,此外普鲁卡因、头孢霉素、有机碘等也可引起过敏性休克。可在患者接触药物后数分钟内发病,常表现烦躁不安、胸闷气急、呼吸困难、冒冷汗、脸色苍白、血压下降等,严重的或抢救不及时可导致死亡。②血清过敏性休克,又称血清过敏症或再次血清病,是再次给患者使用相同免疫血清所致,如破伤风抗毒素、白喉抗毒素进行治疗或紧急预防时引起的过敏性休克。

2. 呼吸道过敏反应　多因吸入植物花粉、尘螨等变应原引起。常见疾病有过敏性鼻炎和过敏性哮喘。

3. 消化道过敏反应　少数人在食入鱼、虾、蟹、贝、乳、蛋等食物后可出现恶心呕吐、腹痛腹

泻等症状为主的过敏性胃肠炎。此类患者的蛋白水解酶缺乏,黏膜表面的 SIgA 也明显低下。

4. 皮肤过敏反应 可因药物、食物、花粉、肠道寄生虫及冷热刺激等引起,主要表现为荨麻疹、湿疹和血管神经性水肿。

(三)防治原则

1. 寻找变应原,避免再接触 临床上可通过询问病史和皮肤试验寻找变应原。

2. 脱敏疗法或减敏疗法 某些变应原虽能被检出,但难以避免再次接触。临床上常采用脱敏疗法或减敏疗法防止 I 型超敏反应的发生。

3. 药物治疗 ①抑制活性介质合成和释放的药物有:阿司匹林、色甘酸钠、肾上腺素、异丙肾上腺素、麻黄碱及前列腺素 E 等;②活性介质拮抗药有:苯海拉明、氯苯那敏、异丙嗪等;③改善效应器官反应性的药物有:肾上腺素、葡萄糖酸钙、氯化钙、维生素 C 等。

(四)免疫学检验

1. 皮肤试验

(1)原理方法:简称皮试,为变应原的体内检测试验。当变应原通过皮内注射、划痕挑刺等方法进入致敏者皮肤,与吸附在肥大细胞和(或)嗜碱性粒细胞上的特异性 IgE 结合,导致肥大细胞或嗜碱性粒细胞脱颗粒,释放生物活性介质。在 20~30 分钟内局部皮肤出现红晕、红斑、风团及瘙痒,数小时后消失。若出现此现象者判断为皮试阳性,即对该变应原过敏;未出现者为阴性,即对该变应原不过敏。

(2)临床意义:①寻找变应原;②预防药物或疫苗过敏。

2. 血清总 IgE 检测

(1)原理方法:IgE 是介导 I 型超敏反应的抗体,血清总 IgE 是血清中各种抗原特异性 IgE 的总和。正常人血清 IgE 含量极微,约 20~200U/ml(1U=2.4ng),临床灵敏度较高的方法有:①酶联免疫测定法:常用双抗体夹心 ELISA 法。该法操作简单,无环境污染,是目前国内测定血清 IgE 最常用的方法;②放射免疫吸附试验(RIST):又称固相放射免疫测定法(SPRIA),临床上常用双抗体夹心法;③化学发光法:此法灵敏度、特异性均较高,现临床上用得较多;④免疫比浊法。血清总 IgE 可以在专门的特定蛋白仪器检测,也可以在生化分析仪上检测。

(2)临床意义:IgE 升高常见于过敏性哮喘、过敏性鼻炎、特发性皮炎、湿疹、药物性间质性肺炎、支气管肺曲菌病、寄生虫感染、急慢性肝炎和 IgE 型多发性骨髓瘤等。

3. 特异 IgE(sIgE)检测

(1)原理方法:是变应原的体外检测试验,即用纯化的特异性变应原检测体内有无相应的特异性 IgE 抗体及含量,主要方法有:①放射变应原吸附试验(RAST);②免疫印迹测定法;③酶联免疫测定法。其中免疫印迹测定法无污染,无需特殊设备,操作简单、能一次确定多种变应原,目前国内已广泛使用。

(2)临床意义:sIgE 的增高对 I 型超敏反应疾病的诊断有重要价值。但 sIgE 检测的敏感度比皮试低,检测费用高、耗时长、且不同来源试剂盒可比性差等,多用于不能做皮试或皮试结果难以确定患者的检测。

4. 嗜酸性粒细胞和嗜碱性粒细胞的检测 常用:①嗜酸性粒细胞计数:嗜酸性粒细胞在外周血中数量不多,正常值为 $(0.05~0.5) \times 10^9/L$。当机体患过敏性疾病时嗜酸性粒细胞增加,因此可作为 I 型超敏反应的诊断参考。②嗜碱性粒细胞的计数和脱颗试验:嗜碱性粒细胞正常值为 $(0.006~0.02) \times 10^9/L$。

本试验常作为 I 型超敏反应性疾病的筛选试验,阳性率达 60%~70%,也可作为疗效的辅助指标;嗜碱性粒细胞脱颗粒试验可用于寻找变应原及判断脱敏治疗的疗效。

二、Ⅱ型超敏反应

Ⅱ型超敏反应又称细胞毒型或细胞溶解型超敏反应,是靶细胞表面抗原与相应抗体(主要是IgG、IgM)结合后,在补体、吞噬细胞和NK细胞参与下,引起细胞溶解和组织损伤为主的病理性免疫应答。

(一)发生机制

1. 靶细胞表面抗原 包括①靶细胞的膜抗原:如血型抗原、HLA抗原、血小板抗原等;②外来抗原:即吸附在组织细胞上的外来抗原或半抗原,包括药物(青霉素、甲基多巴)、细菌成分、病毒蛋白等;③修饰或变性的自身抗原:即经感染、理化因素等修饰或改变自身组织;④异嗜性抗原。

2. 表面抗原与抗体结合 通过激活补体、调理吞噬和ADCC作用,溶解破坏靶细胞。Ⅱ型超敏反应的发生机制见图15-2。

> 💡 **考点提示**
> Ⅱ型超敏反应常见疾病及检测方法

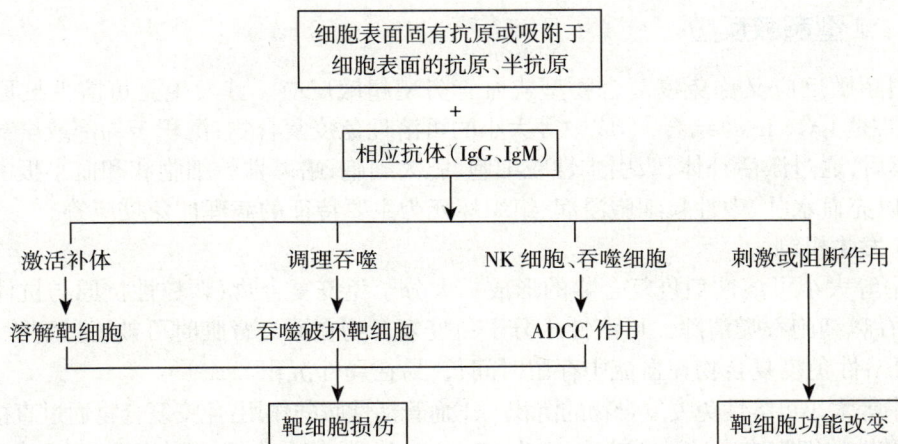

图 15-2 Ⅱ型超敏反应的发生机制示意图

(二)常见疾病

1. 输血反应 可由ABO血型不合或Rh血型不合的输血引起红细胞溶解。

2. 新生儿溶血 可因母子间Rh血型不符引起。血型为Rh^-的母亲由于输血、妊娠后流产或分娩时胎儿Rh^+红细胞初次进入体内刺激产生抗Rh抗体(多为IgG类抗体)。当母亲妊娠或再次妊娠时,若胎儿血型还是Rh^+,则母体内抗Rh抗体通过胎盘进入胎儿体内,与胎儿Rh^+红细胞结合,并通过激活补体和调理吞噬等方式,使胎儿红细胞溶解破坏,引起流产或新生儿溶血症。产后72小时内给母体注射Rh抗体,可有效地预防再次妊娠时发生新生儿溶血症。母子间ABO血型不合也可引起新生儿溶血症,但症状较轻。

3. 自身免疫性溶血性贫血 由于感染或某些药物引起红细胞表面成分改变,形成自身抗原,刺激机体产生抗红细胞的自身抗体,与红细胞表面抗原结合后激活补体和调理吞噬引起红细胞溶解。

4. 药物过敏性血细胞减少症 外来药物半抗原结合在血细胞上成为完全抗原后刺激

体内产生相应抗体,与血细胞表面抗原结合后通过激活补体和调理吞噬,造成血细胞损伤,可表现为溶血性贫血、粒细胞减少症、血小板减少性紫癜。

5. 链球菌感染后肾小球肾炎　因 A 群链球菌细胞壁上的 M 蛋白与肾小球基底膜存在异嗜性抗原,抗链球菌的 M 蛋白抗体与肾小球基底膜上的异嗜性抗原结合,通过Ⅱ型超敏反应使肾小球基底膜溶解破坏;也可因链球菌感染改变肾小球基底膜结构,产生自身抗原,刺激机体产生相应抗体,自身抗原与相应抗体结合通过Ⅱ型超敏反应导致肾小球基底膜溶解破坏。

6. 其它　甲状腺功能亢进(Graves 病)、肺出血肾炎综合征等。

(三) 免疫学检验

1. 抗血细胞抗体的检测　抗血细胞抗体是Ⅱ型超敏反应的主要介质,检测抗血细胞抗体可用于Ⅱ型超敏反应的诊断。检查的抗体主要包括 Rh 抗体、抗红细胞抗体、抗血小板抗体和抗白细胞抗体等。常用酶介质法检测 Rh(D)抗体、抗球蛋白试验(Coombs 试验)检测抗球蛋白抗体。

2. 抗肾小球基底膜抗体的检测　抗肾小球基底膜抗体检测可辅助诊断Ⅱ型超敏反应所致的肾脏损害,如肺肾综合征(Goodpasture 综合征)、狼疮肾炎、增殖性肾炎等。

三、Ⅲ型超敏反应

Ⅲ型超敏反应又称免疫复合物型或血管炎型超敏反应。其发生是可溶性抗原与相应抗体(主要是 IgG、IgM)结合,形成中等大小的可溶性免疫复合物,沉积于局部或全身毛细血管基底膜后,通过激活补体,吸引中性粒细胞、肥大细胞、嗜碱性粒细胞和和血小板的聚集参与,引起以充血水肿、中性粒细胞浸润、组织坏死为主要特征的病理性免疫应答。

(一) 发生机制

1. 中等大小可溶性免疫复合物的形成　大分子免疫复合物(颗粒性抗原与抗体结合形成)易被吞噬细胞吞噬清除。可溶性小分子免疫复合物在通过肾脏时可被滤过清除;而中等大小的可溶性免疫复合物在血流中存留时间长,易在局部沉积。

2. 中等大小可溶性免疫复合物的沉积　①血管活性胺的作用:免疫复合物通过直接吸附血小板、嗜碱性粒细胞或通过激活补体、产生 C3a、C5a 片段,使血小板、肥大细胞或嗜碱性粒细胞释放血管活性胺,引起血管的内皮细胞收缩,内皮细胞间隙增大,从而使中等大小的免疫复合物嵌入内皮细胞间隙,沉积于血管基底膜。②血流动力学因素:沉积的部位多为血流缓慢、易产生涡流、毛细血管内压较高的区域,如肾小球、心肌、关节滑膜、皮肤等处毛细血管壁基底膜。

3. 免疫复合物沉积后引起的组织损伤　主要由补体、中性粒细胞和血小板引起。①补体作用:免疫复合物通过经典途径激活补体,产生 C3a、C5a 等过敏毒素和趋化因子,使嗜碱性粒细胞和肥大细胞脱颗粒,释放组胺等炎症介质,造成毛细血管通透性增加,导致渗出和水肿;并吸引中性粒细胞在炎症部位聚集、浸润。膜攻击复合物可加剧细胞损伤;②中性粒细胞作用:中性粒细胞浸润是Ⅲ型超敏反应的主要病理特征。局部聚集的中性粒细胞在吞噬免疫复合物的过程中,释放溶酶体酶,使血管基底膜和周围组织损伤;③血小板作用:免疫复合物和补体 C3b 可使血小板活化,释放血管活性胺,导致血管扩张、通透性增加,引起充血和水肿;同时血小板聚集,激活凝血机制,可在局部形成微血栓,造成局部组织缺血,进而出血,加重局部组织细胞的损伤。

Ⅲ型超敏反应的发生机制见图 15-3。

考点提示
Ⅲ型超敏反应的常见疾病及检测方法

可溶性抗原 —刺激→ 机体 —产生→ 抗体(IgG,IgM,IgA)

小分子可溶性免疫复合物　　中等大小可溶性复合物　　大分子不溶性免疫复合物

肾小球滤过排出（促进免疫复合物嵌于内皮细胞间）　　沉积于毛细血管基底膜　　吞噬细胞清除

激活补体系统　　（促进免疫复合物嵌于内皮细胞间）

嗜碱性粒细胞和肥大细胞 ← C3a,C5a,C3b → 血小板

释放血管活性胺　　中性粒细胞浸润　　凝血系统　　释放血管活性胺

血管内皮细胞间隙增大　　吞噬免疫复合物　　血小板聚集　　血管内皮细胞间隙增大

血管通透性增加　　释放溶酶体酶　　微血栓形成　　血管通透性增加

水肿　　组织损伤　　局部缺血、出血　　水肿

局部或全身免疫复合物病

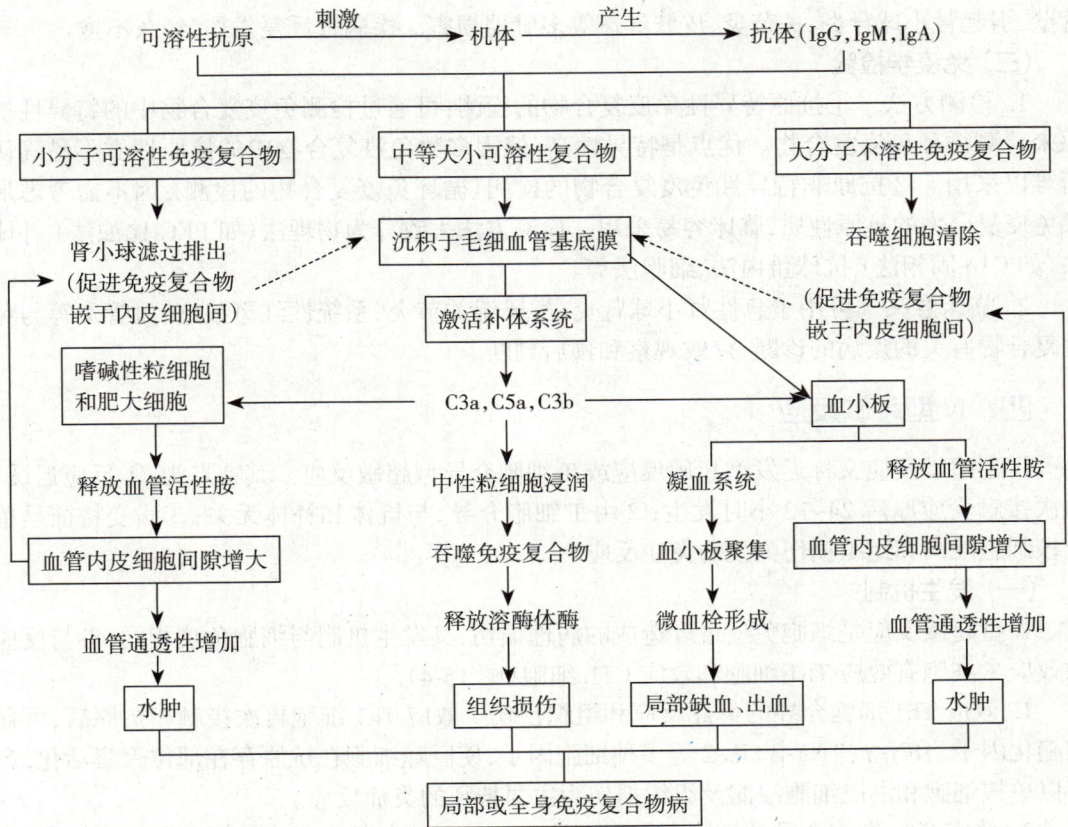

图 15-3　Ⅲ型超敏反应的发生机制示意图

(二) 常见疾病

1. 局部免疫复合物病 ① Arthus 反应：系 1903 年 Arthus 和 Breton 两人在给家兔反复皮下注射马血清 5~6 次后，发现家兔皮肤出现质硬、肿胀甚至坏死。此现象称为 Arthus 反应；②类 Arthus 反应：可见于胰岛素依赖型糖尿病患者，其局部反复注射胰岛素后可刺激机体产生相应 IgG 类抗体，若此时再次注射胰岛素，即可在注射局部出现红肿、出血和坏死等与 Arthus 反应类似的局部炎症反应。此外，多次注射狂犬病疫苗或使用抗毒素（马血清）也可出现类 Arthus 反应。

2. 全身免疫复合物病 ①血清病：治疗白喉或破伤风患者，初次一次性注射大剂量抗毒素血清（马血清）后约 7~14 天，刺激机体产生抗马血清抗体，并形成中等大小的免疫复合物沉积在局部，使注射局部出现红肿，临床表现为发热、皮疹、关节痛、淋巴结肿大、一过性蛋白尿等，此称血清病。②链球菌感染后肾小球肾炎：常发生于 A 群溶血性链球菌感染后 2~3 周，此时体内产生的抗链球菌抗体与链球菌抗原形成免疫复合物，沉积在肾小球基底膜，引起组织损伤。③类风湿关节炎：目前认为可能与病毒或支原体的持续感染有关。持续感染可使患者体内 IgG 分子发生变性，从而刺激机体产生变性 IgG 的自身抗体（IgM 为主），又称类风湿因子（RF）；自身变性 IgG 与类风湿因子结合形成免疫复合物，反复沉积于小关节滑膜即可引起类风湿性关节炎。④系统性红斑狼疮：病因未明，患者体内常出现抗核抗体，与循环中的核抗原形成可溶性循环免疫复合物，反复沉积在肾小球、关节、皮肤或其他部位的血

管壁,引起肾小球肾炎、关节炎、皮肤红斑等多脏器损害。疾病常反复发作,经久不愈。

（三）免疫学检验

1. 检测方法 ①抗原特异性免疫复合物的检测:可通过检测免疫复合物中的特异性抗原来检测循环免疫复合物。优点是特异性高,但因多数免疫复合物中的抗原性质不易确认而难以采用。②抗原非特异性免疫复合物的检测(循环免疫复合物的检测):因不需考虑形成免疫复合物的抗原性质,临床容易采用。检测方法大致分为物理法(如 PEG 比浊法)、补体法(如 C1q 固相法)、抗球蛋白法、细胞法等。

2. 临床意义 可用于急性肾小球肾炎、类风湿关节炎、系统性红斑狼疮、血管炎等与免疫复合物有关的疾病的诊断,疗效观察和预后判断。

四、Ⅳ型超敏反应

Ⅳ型超敏反应又称迟发型超敏反应或 T 细胞介导型超敏反应。其特点为:①反应迟缓,再次接触变应原后 24~72 小时发生;②由 T 细胞介导,与抗体和补体无关;③病变特征是单个核细胞浸润和组织损伤为主的炎症反应。

（一）发生机制

Ⅳ型超敏反应是细胞免疫过度造成的病理损伤,其发生机制与细胞免疫相同,参与反应的效应 T 细胞有效应 Th1 细胞和效应 CTL 细胞(图 15-4)。

1. 效应 Th1 细胞介导的炎症反应和组织损伤 效应 Th1 细胞再次接触相抗原后,可释放趋化因子、IFN-γ、TNF-β、IL-2 等多种细胞因子,使巨噬细胞在抗原存在部位聚集活化,产生以单核细胞和淋巴细胞浸润及组织损伤为主要特征的炎症反应。

2. 效应 CTL 细胞介导的细胞毒作用 效应 CTL 细胞与具有相应抗原的靶细胞结合后,通过释放穿孔素和颗粒酶,导致靶细胞溶解破坏;也可诱导靶细胞表达凋亡分子(Fas),与效应 CTL 细胞表面表达的凋亡分子配体(FasL)结合,导致靶细胞凋亡。

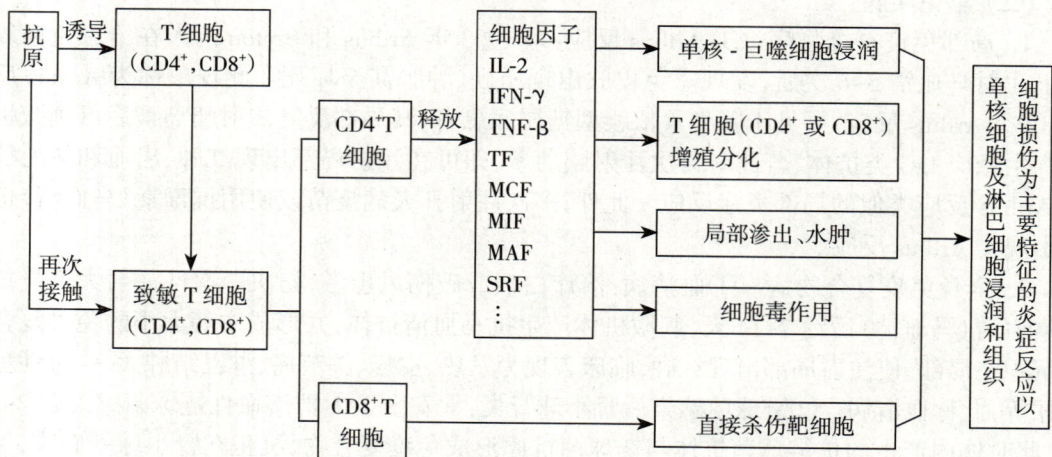

图 15-4 Ⅳ型超敏反应的发生机制示意图

（二）常见疾病

1. 传染性超敏反应 胞内寄生菌(如结核分枝杆菌等)和某些病毒、寄生虫、真菌感染可使机体发生Ⅳ型超敏反应。由于此超敏反应是在传染过程中发生的,故称传染性超敏反应。

2. 接触性皮炎 某些个体在皮肤接触某些化学物质时,如药物、化妆品、染料、油漆、塑料、农药等,这些小分子半抗原与皮肤角质细胞表面的蛋白结合形成新的完全抗原,使机体形成相应的效应 T 细胞,当再次接触相同抗原时,24 小时后,局部皮肤出现红肿、硬结、水泡等病变。重者可有剥脱性皮炎。

3. 其他 移植排斥反应、变态反应性脑脊髓炎、甲状腺炎、多发性神经炎等与自身免疫有关的疾病,也有IV型超敏反应参与作用。

> 💡 **考点提示**
>
> IV型超敏反应的特点、常见疾病及检测方法

(三) 免疫学检验

1. 检测方法 常用IV型超敏反应皮肤试验:

(1) 结核菌素皮试:是检测IV型超敏反应的典型例子。用一定浓度的旧结核菌素(OT)或结核杆菌的纯蛋白衍生物(PPD)作抗原,于前臂内侧皮内注射,48~72 小时后观察结果。以红肿和硬结的程度判断结果。

(2) 斑贴试验:主要用于寻找接触性皮炎的外源性变应原。配制适当浓度的变应原试液,将试液浸湿 4 层 $1cm^2$ 大小的纱布贴在皮肤上,其上用稍大透明玻璃纸覆盖,四周用橡皮膏固定,经 48 小时取下,并于 48 小时和 72 小时分别根据观察皮肤表现判读结果。

2. 临床意义 ①寻找变应原;②某些传染病的诊断(如布氏菌病、某些病毒感染等);③通过结核菌素试验:判断机体对结核菌的免疫力及接种 BCG 后的免疫效果;排除结核菌感染;了解机体细胞免疫功能状态(表 15-1)。

表 15-1 IV型超敏反应的常用免疫学检测项目

超敏反应类型	检测项目
I 型超敏反应	皮肤试验、激发试验、血清总 IgE 测定、特异性 IgE 测定、嗜酸性粒细胞计数、嗜碱性粒细胞计数、嗜碱性粒细胞脱颗粒试验
II 型超敏反应	抗血细胞抗体的检测、抗肾小球基底膜抗体检测
III 型超敏反应	抗原特异性免疫复合物的检测、抗原非特异性免疫复合物的检测
IV型超敏反应	皮肤试验、激发试验

📊 **小结**

根据发生机制将超敏反应分为四种类型,但临床实际情况是复杂的,有些超敏反应性疾病可由多种免疫损伤机制引起。同一抗原在不同条件下可引起不同的超敏反应。

I 型、II 型和III型超敏反应属于体液免疫。I 型超敏反应主要由 IgE 类抗体介导,肥大细胞、嗜碱性粒细胞和嗜酸性粒细胞起主要作用;II 型超敏反应主要由 IgG、IgM 类抗体介导,补体、吞噬细胞和 NK 细胞引起的细胞溶解和组织损伤;III型超敏反应主要由 IgG 类抗体介导,补体、血小板、肥大细胞、嗜碱性粒细胞和中性粒细胞引起的细胞溶解、血管炎症反应和组织损伤;IV型超敏反应属于细胞免疫,单核/巨噬细胞和淋巴细胞在组织损伤和炎症中发挥重要作用。

根据超敏反应选择合适的免疫学检测项目,本着准确、特异、灵敏、快速的原则,选择一种或多种项目测定。

(许潘健)

第二节　免疫缺陷病及检测技术

学习目标

1. 掌握免疫缺陷病的概念,免疫缺陷病的分类。
2. 熟悉常见疾病及其检验。
3. 了解免疫缺陷病的特点。

　　免疫缺陷病(IDD)是指机体免疫系统先天发育不全或后天损害,而使免疫细胞的发育、增殖、分化和代谢异常并导致免疫功能不全所出现的临床综合征。其特点是:①易反复感染;②有发生恶性肿瘤倾向,以白血病和淋巴系统肿瘤居多;③高度伴发自身免疫病倾向,以类风湿关节炎和恶性贫血等多见;④多有遗传倾向;⑤临床表现和病理损伤复杂多样。

案例

　　患者,男,出生9天,近3天来反复抽搐,呼吸急促,胸部X线示新生儿肺炎,未见胸腺影,诊断为胸腺发育不全,抽搐的原因考虑甲状旁腺功能低下致低钙血症。

　　请问:1. 该患儿的胸腺发育不全会引起什么免疫细胞低下? 导致什么免疫功能缺陷?

　　　　　2. 临床常见那些免疫功能缺陷的疾病? 应该如何进行免疫学检测?

一、免疫缺陷病的分类

　　免疫缺陷病按其发病原因可分为原发性(先天性)免疫缺陷病和继发性(获得性)免疫缺陷病。

(一)原发性免疫缺陷病

　　原发性免疫缺陷病是由于遗传缺陷或免疫系统先天性发育不全所致。原发性免疫缺陷病涉及淋巴细胞、吞噬细胞和补体成分缺陷,多发生于婴幼儿,是一种罕见疾病。原发性免疫缺陷病的分类见表 15-2。

表 15-2　原发性免疫缺陷病分类

免疫缺陷类型	代表疾病
T 细胞缺陷病	先天性胸腺发育不全、单纯嘌呤核苷磷酸化酶缺乏症、T 细胞缺陷伴有 MHC-I 类或 MHC-Ⅱ类缺陷
B 细胞缺陷病	性联无丙种球蛋白、选择性 IgA 缺陷或 IgA 和 IgG 缺陷病、性联高 IgM 综合征
T、B 细胞联合缺陷	重症联合免疫缺陷病、毛细血管扩张性共济失调综合征、伴湿疹血小板减少、腺苷酸脱氢酶缺陷
吞噬细胞缺陷	慢性肉芽肿病、白细胞黏附缺陷症、Chediak-Higashi 综合征
补体成分缺陷	补体固有成分缺陷、调节因子缺陷、补体受体缺陷

(二)继发性免疫缺陷病

继发性免疫缺陷病是后天多种因素造成的,继发于某些疾病或使用某些药物后所致的免疫系统暂时或持久损害的一类免疫缺陷性疾病。引起继发性免疫缺陷病的常见因素有:①营养不良;②感染:多种病毒(如 HIV、麻疹病毒、风疹病毒、巨细胞病毒)、细菌(如结核分枝杆菌、麻风分枝杆菌)、寄生虫等均可导致免疫缺陷;③恶性肿瘤:特别是淋巴组织的恶性肿瘤;④药物:免疫抑制剂及抗肿瘤药物均可破坏淋巴细胞。⑤其它:电离辐射、外科手术、创伤、烧伤和脾切除等均可引起继发性免疫缺陷。

二、免疫缺陷病的检测

引起免疫缺陷病的原因及临床表现多种多样,综合性的,检测方法也具有多样性。主要检查项目有:①淋巴细胞计数和外周血象检查:是最简便而直接的免疫缺陷检查;②活组织检查:如骨髓、淋巴结、直肠黏膜等;③病原体检查:有助于 IDD 类型的诊断;④免疫学检查:IDD 主要表现是免疫学特征的异常,因此,检测相关的免疫学指标有利于各类型 IDD 的最终诊断,为恢复或重建免疫功能提供依据。免疫学检验项目与 IDD 的关系见表 15-3。

> **考点提示**
>
> 免疫缺陷病的概念、分类及主要检查项目。

表 15-3　免疫缺陷病部分检测项目

免疫缺陷类型	免疫检验项目
原发性 T 细胞缺陷	E 花环试验、淋巴细胞转化试验、迟发型皮肤过敏反应
原发性 B 细胞缺陷	血清免疫球蛋白定量测定、mIg 检测、SIgA 测定、抗 IgA 抗体测定等
原发性吞噬细胞缺陷	四氮唑蓝还原试验、吞噬和杀伤试验
原发性补体系统缺陷	CH50 测定、C3、C1q、C4、B 因子含量测定、C1 酯酶抑制物测定
获得性免疫缺陷	HIV 抗体、T 淋巴细胞亚群(CD4、CD8)检测

免疫缺陷病主要临床表现为反复感染,不同类型 IDD 有相对稳定的病原谱,因此检出病原体对推测是哪种类型 IDD,具有一定的参考意义(表 15-4)。

表 15-4　免疫缺陷类型与常见病原体谱

免疫缺陷病类型	常检出的病原体
B 细胞缺陷	葡萄球菌、链球菌、肺炎链球菌、流感嗜血杆菌等
T 细胞缺陷	结核分枝杆菌、麻风分枝杆菌、念珠菌、弓形虫、疱疹病毒、水痘病毒、巨细胞病毒等
联合免疫缺陷	以化脓菌为主,有时合并胞内寄生病原体感染
吞噬细胞或补体缺陷	化脓菌为主,以葡萄球菌为多见

> **小结**
>
> 免疫缺陷病(IDD)是指机体免疫系统先天发育不全或后天损害而使免疫细胞的发育、增殖、分化和代谢异常并导致免疫功能不全所出现的临床综合征。免疫缺陷病分为原发性(先天性)免疫缺陷病和继发性(获得性)免疫缺陷病两大类。免疫缺陷病的临

床特点是:①易反复感染;②有发生恶性肿瘤倾向;③高度伴发自身免疫病倾向;④多有遗传倾向;⑤临床表现和病理损伤复杂多样。免疫缺陷病的免疫检验项目主要有:①淋巴细胞计数和外周血象检查;②活组织检查;③病原体检查;④免疫学检查。

(杨艳萍)

第三节 免疫增殖病及检测技术

学习目标

1. 掌握免疫增殖病概念、分类、常见疾病。
2. 熟悉常见免疫增殖病的检验方法。
3. 了解单克隆免疫球蛋白增殖病特点。

免疫增殖病主要指因淋巴细胞恶性转化、异常增殖所引起的疾病,故多属于血液病范围。依增殖细胞表面标志的不同,可将其分为淋巴细胞白血病、淋巴瘤和浆细胞瘤。

案例

患者,男性,65岁,两天前突发腰部疼痛,不能站立,到医院核磁共振检查发现腰胸椎两处压缩性骨折,做了微创手术后好转,但病理检查结果:浆细胞性骨髓瘤。

请问:1. 什么是浆细胞性骨髓瘤,它是如何引起的?

2. 免疫增殖病常见哪些类型,应如何进行检测?

免疫增殖病的临床表现主要是免疫球蛋白数量和功能的异常,包括良性增生和恶性增生两类。通常多克隆增殖的免疫球蛋白多为良性增生或继发于某一疾病,如肝病、结缔组织病及急性感染等;单克隆免疫球蛋白增殖多呈恶性发展趋势,故临床免疫球蛋白增殖病多专指单克隆免疫球蛋白异常增殖的疾病。

一、常见免疫球蛋白增殖病

单克隆免疫球蛋白增殖病指患者体内存在异常增多的单克隆免疫球蛋白的一类疾病,又称丙种球蛋白增殖病。单克隆免疫球蛋白增殖病特点是:单克隆细胞增生、Ig理化性质十分均一、无活性和正常的免疫功能,所以又称副蛋白,也称M蛋白。M蛋白可通过肾小球滤过从尿中排出(轻链),因轻链分子量小(45 000),在尿中测出轻链故又称之为本周蛋白,它是1847年由Bence-Jones在尿中检出轻链而命名。

1. 多发性骨髓瘤(MM) 多发性骨髓瘤是浆细胞异常增生的恶性肿瘤,也称浆细胞瘤。患者常伴有弥散性骨质疏松或散在的溶骨性病变、贫血、肾功能损害和免疫功能障碍。免疫学特征为血中和尿中出现M蛋白,血清中正常Ig明显降低和增生性骨髓

考点提示

M蛋白的特点、常用的免疫增殖病的检测方法

象(骨髓中不成熟浆细胞比例显著升高)。

2. 原发性巨球蛋白血症 原发性巨球蛋白血症是以淋巴细胞和分泌 IgM 的浆细胞恶性增生为病理基础的疾病,疾病发展类似淋巴瘤。主要表现为五聚体的 IgM 异常增高,常伴有血黏滞过高综合征。

3. 重链病(HCD) 重链病是由于浆细胞发生突变和异常增生,产生大量免疫球蛋白重链所致的疾病。其特征为血清和尿中出现大量游离的无免疫功能的免疫球蛋白重链。目前已发现有 α、γ、μ、δ 四种重链病,但 δ 型极为罕见。

4. 轻链病(LCD)或轻链沉积病(LCDD) 轻链病是由于浆细胞发生突变和异常增生,产生大量免疫球蛋白轻链所致的疾病。其特征为增加的轻链从肾脏排泄,部分过多的轻链蛋白沉积于肾脏和其他内脏组织,是引起淀粉样变性的主要原因,故又称轻链沉积病。免疫学检测特征是血清中的免疫球蛋白明显降低或处于正常低限,但有异常的轻链水平升高,血清和尿中可检测出本周蛋白。

5. 良性单克隆丙种球蛋白病(MGUS) 良性单克隆丙种球蛋白病指患者血清或尿液出现高免疫球蛋白水平和 M 蛋白(低水平,IgG 常见),不呈进行性增加,不伴有浆细胞恶性增殖的疾病,但大量蛋白尿者可出现肾病综合征,多数有不同程度的肾功能障碍。良性单克隆丙种球蛋白病也可转变为恶性单克隆丙种球蛋白病,如多发性骨髓瘤(MM)、原发性淀粉样变性及原发性巨球蛋白血症等。如果血中或尿中出现本周蛋白,很可能是危险信号。

二、常见免疫增殖病的检测

单克隆免疫球蛋白增殖病的检测,目的是早期发现疾病、监控病情和判断预后,常用的免疫学检测方法有:

(一) 本周蛋白检测

本周蛋白在 pH5.0 时,加热至 40~60℃时出现沉淀,继续加热至 90~100℃时又重新溶解,故为凝溶蛋白。目前临床检测中多采用直接定量测定,此法可对尿中 κ 链和 λ 链进行准确的定量分析。也可用加热沉淀法作定性检查,该法是筛选试验,阳性者应再作进一步检查。本周蛋白检测对轻链病的诊断是必不可少的项目,并对多发性骨髓瘤、原发性巨球蛋白血症、重链病等的诊断鉴别和预后判断均有一定帮助。

(二) 血清蛋白区带电泳

血清(或尿液)标本中不同性质的蛋白质经区带电泳可明显分开形成不同的区带,通过与正常的电泳图谱进行比较分析,很容易发现患者电泳图谱有一条狭窄而浓缩的集中带,即M 区带。

(三) 免疫球蛋白定量测定

目前以免疫比浊分析法为主,可以对轻链进行定量测定,已成为诊断疾病、判断病情和观察治疗效果的重要手段。

(四) 免疫固定电泳

血清标本先行区带电泳分成区带,继而用特定的抗血清进行免疫扩散,阳性标本的 M 蛋白将在适当的部位形成异常沉淀弧。根据抗血清的种类、电泳位置及沉淀弧形状可以对M 蛋白作出判定,可进一步将 M 蛋白定性为 IgG、IgA 或 IgM 异常及轻链异常的类型。

> **小结**
>
> 　　免疫增殖病主要指因淋巴细胞恶性转化、异常增殖所引起的疾病,故多属于血液病范围。浆细胞的功能异常常导致免疫球蛋白异常。增殖性疾病分为良性增殖病和恶性增殖病两大类。免疫增殖病常见的是单克隆免疫球蛋白增殖病,常用的检测方法有:1.本周蛋白检测;2.血清蛋白区带电泳;3.免疫球蛋白定量测定;4.免疫固定电泳。

(杨艳萍)

第四节　自身免疫病及检测技术

> **学习目标**
>
> 1. 掌握自身免疫病概念、典型疾病及自身免疫病的检验方法。
> 2. 熟悉自身免疫病的分类。
> 3. 了解自身免疫病的基本特征。

> **案例**
>
> 　　患者,女,18岁,因食欲不佳、腹胀、恶心,出现鼻梁、双颧部蝶形红斑及明显脱发,双踝关节、双手掌指关节肿痛2个月而住进了医院。实验室检查:Hb78g/L,尿常规:蛋白5g/L,血白蛋白18g/L,ESR 98mm/1h,补体 C3:409mg/L,ANA:1∶640(+),抗 dsDNA 抗体(+)。临床诊断:系统性红斑狼疮。
>
> 　　请问:1. 什么是系统性红斑狼疮? 它为什么会导致器官组织的广泛损伤?
>
> 　　　　　2. 自身免疫性疾病有哪些类型?常用的检验方法有哪些?

一、概述

(一)概念

　　自身免疫病(AID)是指机体对自身抗原发生免疫反应而导致自身组织损害所引起的疾病。但自身免疫与自身免疫性疾病并非两个等同的概念,一些无自身免疫性疾病的正常人特别是老年人,可有抗甲状腺球蛋白、胃壁细胞、细胞核 DNA 抗体、细胞因子、激素等的自身抗体;有时受损或抗原性发生变化的组织可激发自身抗体的产生,如心肌缺血时,坏死的心肌可导致抗心肌自身抗体形成,但此类抗体并无致病作用,是生理性的自身免疫,可参与清除衰老、死亡的细胞或受损组织及其分解产物,帮助吞噬细胞完成免疫自稳功能。

(二)发病机理

　　正常情况下,机体能识别"自己"和"非己",免疫调节功能会将自身耐受和自身免疫协调在正常的合理水平,一般不会对自身成分发生免疫反应。当某种原因(长期感染、物理或化学因素刺激、体细胞基因突变等)使自身耐受性被破坏,免疫系统就会对自身组织、细胞成分及其产物发生免疫应答,诱生自身抗体和(或)自身致敏淋巴细胞,这种现象称为自身免疫。

当自身免疫达到一定强度或持续时间过久时,所产生的自身抗体和(或)自身致敏淋巴细胞会对表达自身靶抗原的细胞和组织发动攻击,而导致损伤或功能障碍,也称为的病理性自身免疫。

(三) 自身免疫病的分类

自身免疫病按病变组织的涉及范围进行分类,可将 AID 分为器官特异性和非器官特异性两大类。器官特异性 AID 的自身抗原为某一器官的特定成分,其病变常局限于该器官,可检出针对该器官组织成分的特异性自身抗体。而非器官特异性 AID 又称全身性或系统性 AID,其自身抗原是非器官组织特异的,是多器官、组织的共有成分,可检出对多种器官组织成分的自身抗体等。常见的自身免疫病见表 15-5。

表 15-5 常见自身免疫病分类

类别	病名	自身抗原
器官特异性	桥本甲状腺炎	甲状腺球蛋白和甲状腺微粒体
	甲状腺功能亢进	促甲状腺素受体
	重症肌无力	乙酰胆碱受体
	晶状体过敏性眼炎	眼晶状体蛋白
	I 型糖尿病	胰岛 β 细胞
	胰岛素抵抗	胰岛素受体
	萎缩性胃炎	胃壁细胞
	溃疡性结肠炎	结肠上皮细胞
	多发性硬化症	髓磷脂
	原发性胆汁性肝硬化	胆小管细胞、线粒体
	自身免疫性溶血性贫血	红细胞
	特发性血小板减少性紫癜	血小板
	艾迪生病	肾上腺细胞
非器官特异性	系统性红斑狼疮(SLE)	细胞核成分(DNA、DNP、RNP、Sm)
	类风湿性关节炎(RA)	变性 IgG、类风湿相关的核抗原
	干燥综合征(SS)	细胞核(SSA、SSB)、唾液腺管
	混合性结缔组织病(MCTD)	细胞核(RNP)、胞质成分(线粒体、微粒体)、红细胞、血小板

二、自身免疫病的共同特征

不同 AID 均有各自独特的临床表现和诊断标准,但 AID 有如下共同特征:

1. 患者血液中球蛋白增高;可检出高滴度自身抗体和(或)出现自身应答性致敏 T 淋巴细胞。

2. 患病器官的病理特征为免疫炎症,并且损伤范围与自身抗体或自身应答性 T 淋巴细胞所针对的抗原分布相对应,导致重叠现象出现,即一个病人可以同时有多种自身抗体,可造成多种组织器官病理性损伤和功能障碍。

3. 在某些实验动物中可复制出与自身免疫病相似的病理模型,并能通过血清或相应致敏淋巴细胞被动转移。

4. 大多数自身免疫病是自发性或特发性的,感染、药物等外因可有一定影响。

5. 病程一般较长,除少数有自限性外,多为反复发作和慢性迁延。病情转归与自身免疫应答强度密切相关。

6. 有遗传倾向,大多数是非单一遗传位点的作用。

7. 女性多于男性,老年多于青少年。

8. 应用免疫抑制剂有一定疗效。

上述全部特点并非每一种 AID 都同时具备。一般而言,前两项最为重要,其他各项可作为临床诊断自身免疫病的参考。

三、常见自身免疫病的检测

(一) 自身抗体的检测

自身抗体是机体免疫系统对自身成分发生免疫应答而产生的针对自身成分的抗体。自身免疫性疾病患者大多数体内均可查出较高滴度的自身抗体,因此检测自身抗体可用于自身免疫性疾病的诊断、疗效评价和预后估计。常检测的自身抗体有:①抗核抗体:包括抗 DNA 抗体、抗核糖核蛋白抗体(抗 RNP 抗体)、抗可提取性核抗原抗体(抗 ENA 抗体)和抗组蛋白抗体(AHA);②类风湿因子:是抗变性 IgG 的自身抗体,有 IgM、IgG、IgA、IgD、IgE 五种类型。检测 RF 对类风湿关节炎的诊断、分型和疗效观察具有重要意义;③其他自身抗体:在自身免疫病患者的血清中除存在上述自身抗体外,还有许多其他类型的自身抗体。自身抗体的检测及其临床意义见表 15-6。

> **考点提示**
>
> 常见的自身免疫病的种类及相关自身抗体的检测

表 15-6　自身抗体的检测及其临床意义

自身抗体的类型	检测方法	相关疾病
抗核抗体	间接免疫荧光法、ELISA	SLE、药物性狼疮、RA、自身免疫性肝炎、桥本甲状腺炎、MG、CTD、SS、PSS(原发性干燥综合征)
类风湿因子	胶乳凝集法、比浊法、RIA、ELISA	RA、SLE、SS、PSS、冷球蛋白症
抗甲状腺球蛋白抗体	荧光免疫法、ELISA、RIA	桥本甲状腺炎
抗甲状腺过氧化物酶抗体	ELISA	桥本甲状腺炎
抗乙酰胆碱受体抗体	ELISA、RIA	MG
抗平滑肌抗体	荧光免疫法、ELISA、RIA、间接血凝试验	原发性胆汁性肝硬化、慢性活动性肝炎
抗心肌抗体	荧光免疫法	风湿性心脏病
抗胰岛 β 细胞抗体	ELISA	Ⅰ型糖尿病
抗精子抗体	荧光免疫法、ELISA、浅盘微量凝集法、伊红 Y 染色法	不育症、不孕症
抗心磷脂抗体	ELISA、RIA	SLE、自发性流产
抗肝特异性脂蛋白抗体	ELISA、放射免疫沉淀法、放射免疫自显影法	自身免疫性肝炎
抗中性粒细胞胞质抗体	荧光免疫法、ELISA、RIA、IBT	SLE、RA、DM(糖尿病)
抗子宫内膜抗体	荧光免疫法、ELISA、双免疫扩散法、间接血凝法	不孕症、流产、子宫内膜异位症

续表

自身抗体的类型	检测方法	相关疾病
抗卵巢抗体	荧光免疫法、ELISA、RIA、免疫斑点法	卵巢早衰、不孕症、流产、子宫内膜异位症
抗胃壁细胞抗体	荧光免疫法	恶性贫血、Graves 病、桥本甲状腺炎、萎缩性胃炎
抗肾小球基底膜抗体	荧光免疫法	Goodpasture 综合征、狼疮肾炎、增殖性肾炎
抗红细胞抗体	凝集试验、Goombs 试验	新生儿溶血症、自身免疫性溶血性贫血、原发性血小板减少性紫癜
抗线粒体抗体	荧光免疫法、ELISA、RIA	原发性胆汁性肝硬化、慢性活动性肝炎、长期持续性肝阻塞

(二) 其他检测

自身免疫病的诊断除检测自身抗体外,还可以进行淋巴细胞检测、狼疮细胞试验、免疫复合物和补体的检测及细胞因子检测,以辅助诊断。

小结

自身免疫病(AID)是指机体对自身抗原发生免疫反应而导致自身组织损害所引起的疾病。自身免疫病按病变组织的涉及范围分器官特异性自身免疫病和非器官特异性自身免疫病两大类。不同 AID 均有各自独特的临床表现和诊断标准。自身免疫病的检测内容主要是自身抗体。

(杨艳萍)

第五节 肿瘤免疫学及检测技术

学习目标

1. **掌握**:肿瘤抗原概念、常见肿瘤抗原的检测。
2. **熟悉**:肿瘤抗原分类。
3. **了解**:常见肿瘤的肿瘤标志物。

案例

患者,男性,65 岁,右季肋下隐痛伴发热 2 个月,巩膜无黄染,肝右肋下 6cm,质硬,脾肋下 3cm,B 超示肝未见液性暗区,放射性核素扫描示肝右后叶有一放射性缺损区,初步诊断:原发性肝癌?

请问:1. 原发性肝癌需作什么免疫学检测?

2. 肿瘤的免疫学检测常检测哪些抗原和标志物?

一、肿瘤抗原

肿瘤抗原指细胞癌变过程中出现的新生物或过量表达产物的总称。根据肿瘤抗原特异性分为：肿瘤特异性抗原（TSA）和肿瘤相关抗原（TAA）。

（一）肿瘤特异抗原（TSA）

肿瘤特异抗原指该类抗原系肿瘤细胞所特有，而不存在于相应正常细胞或其他肿瘤细胞表面的抗原，又称肿瘤特异移植抗原（TSTA）。主要有①化学物质诱发的 TSA，特点是特异性高，但抗原性较弱；常表现出明显的个体独特性；②病毒诱发的 TSA，特点是具有较强的抗原性；瘤细胞表面的 TSA 多系病毒基因的表达产物；同一种病毒诱发的不同类型肿瘤可表达相同的抗原。③自发肿瘤抗原、如黑色素瘤抗原 MAGE1~12 等。

（二）肿瘤相关抗原（TAA）

肿瘤相关抗原指肿瘤细胞和正常细胞组织均可表达的抗原，但在肿瘤发生的机体可异常表达，细胞癌变时明显增高。①胚胎抗原，指在胚胎发育阶段由胚胎组织产生的正常成分。是 TAA 的典型代表，一般在胚胎后期减少，出生后逐渐消失或仅存留极微量，当细胞恶性变时，此类抗原可重新合成。最常见的胚胎抗原有两种，一种是由肿瘤细胞产生和分泌的甲胎蛋白（AFP）；另一种是与肿瘤细胞膜有关的癌胚抗原（CEA）。②分化抗原：是特定组织正常分化到一定阶段所特有的标志，它不能刺激抗肿瘤的免疫应答，但可作为肿瘤起源的诊断性标志。其他肿瘤相关抗原还有免疫抑制酸性蛋白、组织多肽抗原、铁蛋白、唾液酸等，在某些肿瘤患者也可升高，可作为相应肿瘤的诊断指标。

> 💡 **考点提示**
>
> 常见的肿瘤标志物

二、肿瘤标志物

肿瘤标记物通常指细胞癌变过程中所产生的、正常细胞缺乏或含量极微的特异性和相对特异性的物质；也有可能是宿主细胞针对癌细胞所产生的正常细胞成分，但在量和质上与正常状态或良性疾病时明显不同。肿瘤标志物存在于肿瘤细胞表面、血液或体液中，如肿瘤的 TSTA、TAA、TSA、激素、酶（同工酶）等。临床常规检测的肿瘤标志物及其相关的肿瘤见表 15-7。

表 15-7 临床常规检测的肿瘤标志物及其相关的肿瘤

肿瘤标志物	相关的肿瘤
甲胎蛋白（AFP）	原发性肝癌
癌胚抗原（CEA）	结肠癌、直肠癌、胃癌、肺癌、乳腺癌等
前列腺特异性抗原（PSA）	前列腺癌
前列腺酸性磷酸酶（PAP）	前列腺癌
绒毛膜促性腺激素（HCG）	葡萄胎、绒毛膜上皮癌
CA（糖链抗原)19-9	葡萄胎、结肠癌、胰腺癌、胆管癌等
CA125	宫颈内膜腺癌、乳腺癌、卵巢癌、乳腺癌等
CA15-3	乳腺癌等
神经元特异性烯醇化酶（NSE）	小细胞肺癌、神经母细胞瘤

三、肿瘤的免疫学检验

肿瘤的免疫学检验包括三个方面:检查肿瘤标记物质,检查特异性抗体和检查细胞免疫状态。

1. 肿瘤标志物的检测 现在常用的是免疫电泳法、免疫荧光法、酶免疫技术、化学发光和电化学发光、免疫组化法、流式细胞仪分析法、蛋白芯片技术等。单独检测某一种肿瘤标志物,可能会因为方法的敏感性而只在该标志物含量高的患者体内测出,使含量低的患者漏检。联合应用多种标志物,可减少这种情况的发生,提高肿瘤的检出率。达到早期诊断和良、恶性肿瘤鉴别诊断的目的。

2. 检测机体的免疫状态:由于肿瘤免疫以细胞免疫为主,因此,人们采用皮肤试验、巨噬细胞移动抑制试验、T细胞或其亚群的检测来观察临床对肿瘤治疗效果及判断患者的预后。

除上述方法外,还可检测肿瘤抗体,如在黑色素瘤患者血清中可检测到抗自身黑色素瘤抗体,在鼻咽癌患者的血清中可检测到 EB 病毒的抗体。但检测肿瘤特异性抗体的方法尚不完善,特异性也未确定。

> **小结**
>
> 肿瘤抗原指细胞癌变过程中出现的新生物或过量表达产物的总称,根据肿瘤抗原特异性分为肿瘤特异性抗原(TSA)和肿瘤相关抗原(TAA)。肿瘤标记物通常指细胞癌变过程中所产生的正常细胞缺乏或含量极微的特异性和相对特异性的物质;也有可能是宿主细胞针对癌细胞所产生的正常细胞成分,但在量和质上与正常状态或良性疾病时明显不同。用免疫学方法检测肿瘤抗原和肿瘤标志物可辅助肿瘤的诊断。

(杨艳萍)

第六节 移植免疫学及其检验技术

> **学习目标**
>
> 1. 掌握:移植的类型。
> 2. 熟悉:移植排斥反应的免疫检验方法。
> 3. 了解:移植排斥反应的概念。

> **案例**
>
> 患者,女性,39岁,因慢性肾炎多年,没得到及时治疗出现肾功能衰竭后,3个月前做肾脏移植手术,近日出现体温升高,肾移植侧胀痛,尿量减少。入院初步诊断:急性肾移植排斥反应。
>
> 请问:1. 患者为什么会出现排斥反应? 其反应原理如何?
>   2. 如何对移植排斥反应进行免疫学检测?

应用自体或异体的正常细胞、组织、器官置换病变或功能缺损的细胞、组织、器官,以维持和重建机体生理功能,这种治疗方法称为细胞移植、组织移植和器官移植。提供移植物的个体称为供者,接受移植物的个体称为受者或宿主。根据移植物来源及其遗传背景不同,可将移植分为四类:①自体移植:移植物取自受者自身,此类移植不会发生移植排斥反应,例如自体皮肤移植;②同系移植:指遗传基因型完全相同或基本近似的个体之间的移植,如单卵孪生之间的移植,此类移植一般不发生排斥反应;③同种异体/异基因型移植:指同种内遗传基因不同的个体间的移植,临床移植多属于此类型,这种移植常出现排斥反应;④异种移植:指不同种属个体间的移植,迄今此类移植尚无长期存活的报道。

一、移植免疫与移植排斥

移植物能否被宿主接受,与供、受者的遗传背景有密切关系。若二者的遗传背景存在差异,移植物通常会发生炎症反应和坏死,此称移植排斥反应。移植排斥反应实质上是受者免疫系统对供者移植物抗原的免疫应答。引起移植排斥反应的抗原物质称组织相容性抗原或移植抗原,其中起重要作用的是主要组织相容性抗原,此外,还有次要组织相容性抗原、ABO血型抗原和组织特异性抗原。移植排斥反应根据攻击的对象分为两种类型:①宿主抗移植物反应:指实质器官移植中,宿主对供者器官产生的排斥反应。一般将移植排斥反应分为超急性、急性和慢性三种类型;②移植物抗宿主反应:指在骨髓(造血干细胞)移植或其他免疫细胞移植中,移植物中的淋巴细胞可识别宿主抗原,产生免疫应答,损伤宿主的靶细胞。

二、移植排斥反应的免疫学检验

1. 组织配型 其目的是选择合适的供者。检测项目包括 ABO 血型配型、HLA 配型和 HLA 交叉配型等。

2. 移植排斥反应的免疫检验 排斥反应发生时受者体内的免疫应答会发生一系列变化,据此,检测机体的免疫状态可帮助诊断或推测排斥反应的发生。检测项目主要是外周血 T 细胞及其亚类计数。另外,还可以检测相关抗体、补体、细胞因子及其受体、黏附分子及其配体。

小结

移植物能否被宿主接受,与供、受者的遗传背景有密切关系。若二者的遗传背景存在差异,移植物通常会发生炎症反应和坏死,此称移植排斥反应。移植排斥反应实质上是受者免疫系统对供者移植物抗原的免疫应答。通过组织配型选择合适的供者可达到提高移植效率的目的,检测机体的免疫状态可帮助诊断或推测排斥反应的发生。

(杨艳萍)

目标测试

A1 型题

1. 属于 Ⅰ 型超敏反应常见疾病的是
   A. 过敏性休克　　　　　　B. 新生儿溶血症　　　　　C. 自身免疫性溶血性贫血
   D. 特发性血小板减少性紫癜　E. 输血反应

2. 介导Ⅰ型超敏反应的抗体主要是
    A. IgM   B. IgA   C. IgG
    D. IgE   E. IgD

3. Ⅰ超敏反应中,特异性IgE抗体吸附在
    A. 浆细胞 嗜碱性粒细胞
    B. 浆细胞 嗜酸性粒细胞
    C. 嗜碱性粒细胞 嗜酸性粒细胞
    D. 肥大细胞 嗜碱性粒细胞
    E. 肥大细胞 嗜酸性粒细胞

4. 属于Ⅱ型超敏反应常见疾病的是
    A. 支气管哮喘   B. 药物过敏性荨麻疹   C. 过敏性鼻炎
    D. 过敏性休克   E. 输血反应

5. 参与Ⅱ型超敏反应的细胞是
    A. 肥大细胞 NK 细胞   B. 肥大细胞 巨噬细胞
    C. 嗜碱性粒细胞 NK 细胞   D. 嗜碱性粒细胞 巨噬细胞
    E. NK 细胞   巨噬细胞

6. 关于Ⅱ型超敏反应的特点不正确的是
    A. 抗原或抗原抗体复合物存在于细胞膜上
    B. 介导的抗体是 IgG 和 IgA
    C. 有补体参与
    D. 有吞噬细胞、NK 细胞参与
    E. 后果为靶细胞被破坏

7. 属于Ⅲ型超敏反应常见疾病的是
    A. 支气管哮喘   B. 类风湿   C. 过敏性鼻炎
    D. 过敏性休克   E. 输血反应

8. 属于Ⅳ超敏反应常见疾病的是
    A. 支气管哮喘   B. 接触性皮炎   C. 过敏性鼻炎
    D. 过敏性休克   E. 输血反应

9. 成人血清 IgE 含量极微,一般不超过
    A. 200IU/ml   B. 250IU/ml   C. 300IU/ml
    D. 333IU/ml   E. 550IU/ml

10. 检测淋巴因子与下列超敏反应有关的是
    A. Ⅰ型超敏反应   B. Ⅱ型超敏反应   C. Ⅲ型超敏反应
    D. Ⅳ型超敏反应   E. Ⅰ型、Ⅱ型超敏反应

11. 以下属于 T 细胞缺陷病的是
    A. 先天性胸腺发育不全   B. 重症联合免疫缺陷病
    C. 性联无丙种球蛋白   D. 性联高 IgM 综合征
    E. 以上都不是

12. 以下属于 B 细胞缺陷病的是
    A. 先天性胸腺发育不全   B. 单纯嘌呤核苷磷酸化酶缺乏症

C. 重症联合免疫缺陷病　　　　　D. 性联高 IgM 综合征

E. 慢性肉芽肿病

13. 以下不属于原发性 T 细胞缺陷检测的是

　　A. E 花环试验　　　　　　　　B. 迟发型皮肤过敏反应

　　C. 抗 IgA 抗体测定　　　　　　D. 淋巴细胞转化试验

　　E. 以上都不是

14. 以下属于补体缺陷检测的是

　　A. E 玫瑰花结试验　　　　　　B. 血清免疫球蛋白定量测定

　　C. CH50 测定　　　　　　　　D. 淋巴细胞转化试验

　　E. 迟发型皮肤过敏反应

15. 以下属于获得性免疫缺陷综合征检测的是

　　A. E 玫瑰花结试验　　　　　　B. 血清免疫球蛋白定量测定

　　C. CH50 测定　　　　　　　　D. 淋巴细胞转化试验

　　E. HIV 抗体检查

16. 多发性骨髓瘤属于下列哪种细胞的恶性免疫增殖病

　　A. T 细胞　　　　　　　B. B 细胞　　　　　　C. NK 细胞

　　D. 浆细胞　　　　　　　E. 巨噬细胞

17. 下列哪一项不是多发性骨髓瘤的典型特征

　　A. 肾损害　　　　　　　B. 反复感染　　　　　C. 贫血

　　D. M 蛋白　　　　　　　E. 肝损害

18. 干燥综合征患者最常侵犯的器官是

　　A. 唾液腺和泪腺　　　　B. 皮肤　　　　　　　C. 气管、支气管

　　D. 神经系统　　　　　　E. 肾

19. 下列不属于非器官特异性疾病的有

　　A. 系统性红斑狼疮　　　B. 类风湿关节炎　　　C. 干燥综合征

　　D. 混合性结缔组织病　　E. 重症肌无力

20. 检测抗乙酰胆碱受体抗体可诊断

　　A. 重症肌无力　　　　　B. 类风湿关节炎　　　C. I 型糖尿病

　　D. 桥本甲状腺炎　　　　E. 风湿性心脏病

21. 检测抗胰岛 β 细胞抗体可诊断

　　A. 重症肌无力　　　　　B. 类风湿关节炎　　　C. I 型糖尿病

　　D. 桥本甲状腺　　　　　E. 风湿性心脏病

22. 检测抗核抗体可诊断

　　A. 重症肌无力　　　　　B. SLE　　　　　　　C. I 型糖尿病

　　D. 冷球蛋白症　　　　　E. 风湿性心脏病

23. 目前认为,下列属于肿瘤特异抗原的是

　　A. MAGE-1　　　　　　B. AFP　　　　　　　C. CEA

　　D. EB 病毒蛋白　　　　E. PAP

24. 原发性肝癌肿瘤的标志物

　　A. AFP　　　　　　　　B. CEA　　　　　　　C. 本周蛋白

D. CA125   E. CA15-3

25. 以下用于肝细胞癌检测的是
   A. 甲胎蛋白（AFP）   B. 癌胚抗原（CEA）
   C. 前列腺特异性抗原（PSA）   D. 前列腺酸性磷酸酶（PAP）
   E. 绒毛膜促性腺激素（HCG）

26. 同卵双生儿之间的移植称为
   A. 自体移植   B. 同系移植   C. 同种异体移植
   D. 异基因型移植   E. 异种移植

27. 组织配型的项目是
   A. ABO 血型配型   B. HLA 配型   C. HLA 交叉配型
   D. A+B   E. A+B+C

实 验 指 导

实验一 免疫原的制备

【实验目的】

1. 掌握颗粒性抗原的制备。
2. 熟悉抗血清的制备方法。

【实验准备】

1. 抗原及培养基：伤寒沙门菌 O901 标准株、普通培养基、绵羊抗凝全血。
2. 试剂：无菌生理盐水、1% 氯化钡、1% 硫酸溶液。
3. 仪器及其他：离心机、离心管、试管架、无菌吸管。

【实验学时】 2 学时

【实验方法与结果】

(一) 实验方法

1. 细菌抗原的制备

(1) 菌体抗原的制备：取伤寒沙门菌 O901 标准菌株接种于斜面培养基上，置 37℃温箱 24 小时增菌，用无菌生理盐水洗刮下菌苔，移入无菌含玻璃珠的三角烧瓶中，充分振摇混匀菌体，将菌液置 100℃水浴 2~2.5 小时杀菌并破坏鞭毛抗原。将细菌悬液移入离心管，4000r/min 离心 10~20 分钟，弃上清液，将菌液接种于平板做无菌试验，若无菌生长，则用麦氏标准比浊法测定菌液的浓度。

(2) 麦氏比浊管的制备：按表实 1-1 所示配制标准比浊管，封固、标明管号，于暗处保存、备用。

表实 1-1　麦氏标准比浊管的配制

管号	1	2	3	4	5	6	7	8	9	10
1.175% 氯化钡(ml)	0.1	0.2	0.3	0.4	0.5	0.6	0.7	0.8	0.9	1.0
1% 硫酸溶液(ml)	9.9	9.8	9.7	9.6	9.5	9.4	9.3	9.2	9.1	9.0
相当菌数(亿/ml)	3	6	9	12	15	18	21	24	27	30

(3) 菌液浓度的测定与配制：将 0.5ml 待测菌液加入与标准比浊口径相同的试管中，用 9.5ml 生理盐水稀释，与麦氏标准管比浊，所得标准管的细菌浓度乘以稀释倍数，即为该菌液所含细菌的近似值。再进一步按免疫用菌液所需浓度算出应加入的稀释液量，用无菌生理盐水稀释成 10 亿/ml，即为 O 抗原。

2. 绵羊红细胞悬液的制备　取适量抗凝全血加倍量生理盐水，经 2000r/min 离心 5 分钟，弃去上清液，再加 2~3 倍的生理盐水，用毛细滴管轻轻反复吹吸 3 次混匀，以 2000r/min

离心 5 分钟,弃去上清液,如此一共连续洗涤 3 次。最后一次离心 10 分钟,红细胞密集管底,上清液呈无色透明,弃去上清液,管底即为洗涤过的红细胞(100% 浓度)。取比积红细胞用生理盐水配成 20% 的红细胞悬液,即可用于免疫注射。

(二) 实验结果

结果观察:细菌抗原悬液呈乳白色均匀浑浊,无菌块;红细胞悬液呈均匀红色,无溶血、无凝块。

报告方式:O 抗原的外观及浓度(10 亿 /ml);红细胞悬液的外观及浓度(20%)。

【实验评价】

1. 免疫原的制备是抗血清制备的前提,本实验细菌抗原用于制备伤寒沙门菌 O 抗血清;绵羊红细胞悬液用于制备溶血素;

2. 细菌性抗原制备过程中,应严格无菌操作;

3. 红细胞洗涤次数不宜太多,否则红细胞脆性增加,影响试验结果。

拓展实验　抗血清的制备

【实验方法与结果】

1. 免疫原制备

2. 免疫动物的选择　2~3 千克的健康家兔。

3. 免疫方法　按表实 1-2 进行免疫注射。

表实 1-2　伤寒沙门菌 O 抗原的免疫方案

次序	日序	免疫途径	注射剂量
1	1	多点皮试	1.0
2	6	静脉	0.5
3	11	静脉	0.5
4	16	静脉	1.0
5	19	静脉	2.0

4. 试血　末次免疫注射 7 日后,从家兔耳缘静脉采集少量血液,用试管凝集法测定免疫血清抗体效价。凝集效价 >1∶600 可放血,如未达到要求,再做加强注射。

5. 放血和分离血清　一般采用颈动脉放血法。

6. 鉴定　用凝集试验鉴定抗血清效价,供使用时参考。

7. 分装与保存　抗血清分装量不宜过大,以免使用时反复冻融而致抗体破坏。在抗血清中加入 0.1% 叠氮钠,分装小瓶。保存其他方法见理论部分。

8. 结果观察　合格的抗血清外观应澄清,无溶血、无残留红细胞及无细菌污染。

报告方式　伤寒沙门菌 O 抗血清的效价为 1∶××××。

【实验评价】

1. 本实验是建立在免疫原的制备的基础上。

2. 本实验使用的免疫途径是静脉注射,我们可以思考下,其他免疫途径的使用情况。

(李　娟)

184

实验二　直接凝集反应

【实验目的】

1. 掌握直接凝集反应的方法。
2. 熟悉肥达试验的操作及其临床意义。
3. 了解试管法直接凝集反应的凝集程度及其效价的判断,并能准确报告结果。

【实验准备】

1. 抗体　待检伤寒沙门菌免疫血清,做 20 倍稀释。
2. 抗原　TO、TH、PA、PB 诊断菌液、生理盐水。
3. 器材　试管、试管架、吸管、恒温水浴箱等。

【实验学时】　2 学时

【实验方法与结果】

一、试管法

(一) 实验方法

1. 排列试管　准备 4 排小试管,每排 7 支,依次编号并做好标记。

2. 稀释首管血清　另取中号试管一支,加生理盐水 3.8ml 和被检血清 0.2ml,用吸管混匀,使之成 1∶20 的血清稀释液。

3. 平行连续二倍稀释每排血清　吸取上述 1∶20 血清稀释液 2ml,按每管 0.5ml 的液量分别加入各排的第 1 管内。在上述中号试管内再加入生理盐水 2ml 并混匀,此时血清稀释度由 1∶20 稀释变成 1∶40,取此液 2ml,按每管 0.5ml 液量分别加入每排的第 2 管内。如此平行连续二倍稀释直到每排的第 6 管为止。此时原液的稀释度在每相邻两管以二倍的级差逐管递增,而原液浓度逐管递减。各排的第 7 管只加生理盐水 0.5ml,不加血清,作为抗原对照。

4. 加诊断菌液　将诊断菌液 TO、TH、PA、PB 依次分别加入第一至第四排的 7 支试管内,每管 0.5ml(见表实 2-1)。

表实 2-1　肥达试验操作法

管号	1	2	3	4	5	6	7
被检血清稀释度	1∶20	1∶40	1∶80	1∶160	1∶320	1∶640	—
稀释血清用量(ml)	0.5	0.5	0.5	0.5	0.5	0.5	生理盐水 0.5
诊断菌液用量(ml)							
第一排 TO	0.5	0.5	0.5	0.5	0.5	0.5	0.5
第二排 TH	0.5	0.5	0.5	0.5	0.5	0.5	0.5
第三排 PA	0.5	0.5	0.5	0.5	0.5	0.5	0.5
第四排 PB	0.5	0.5	0.5	0.5	0.5	0.5	0.5
血清最终稀释度	1∶40	1∶80	1∶160	1∶320	1∶640	1∶1280	对照

5. 反应　将所有试管充分摇匀后,置 35℃温箱里或水浴过夜以促进反应,按时观察结果。

（二）实验结果

将试管置于有良好光源和黑色背景下，观察管底凝集物和上清液的浊度，记录凝集程度，判断凝集效价。

1. 先观察抗原对照管，应无凝集现象，管底沉淀物呈圆形，边缘整齐，轻轻摇动试管，细菌分散均匀混浊。

2. 凝集块性状：H 凝集呈疏松絮状物沉于管底，轻摇试管易散开荡起；O 凝集呈坚实颗粒状沉于管底，轻摇试管不易散开荡起，上清液呈不均匀的絮状或颗粒状，与对照管荡起后呈均匀乳液状不同。

3. 凝集程度分五级：

"++++"：上清液澄清，细菌全部凝集，凝集全沉于管底；

"+++"：上清液稍混浊，大部分细菌凝集；

"++"：上清液较混浊，约 50% 细菌凝集沉于管底；

"+"：上清液混浊，仅少数细菌凝集；

"−"：不凝集，液体混浊度与对照管相同。

4. 效价判断：每排以出现"++"凝集的血清最高稀释倍数作为该血清的凝集效价。

5. 报告方式：伤寒沙门菌 O 抗体：1∶××；伤寒沙门菌 H 抗体：1∶××；甲型副伤寒沙门菌 H 抗体：1∶××；乙型副伤寒沙门菌 H 抗体：1∶××。

二、玻片法

（一）实验方法

用已知抗体鉴定未知抗原可用玻片凝集试验。以鉴定伤寒沙门菌为例：取洁净玻片 2 张，用记号笔画为 2 等份，在玻片的左上角分别标明"1""2"，如表实 2-2 所示加入抗原抗体。

表实 2-2　玻片凝集试验鉴定伤寒沙门菌

1　生理盐水 + 伤寒杆菌	1∶40 伤寒杆菌诊断血清 + 伤寒杆菌
2　生理盐水 + 大肠杆菌	1∶40 伤寒杆菌诊断血清 + 大肠杆菌

（二）实验结果

将载玻片置黑色背景上观察，上述混合悬液由均匀浑浊变为澄清透明，并出现大小不等的乳白色凝集块，为凝集反应阳性；如果混合物仍呈均匀浑浊状，则为凝集反应阴性。肉眼观察不够清楚者，可在低倍镜下观察。

【实验评价】

1. 试管法是半定量试验，主要用于疾病的诊断和机体免疫状况的分析；玻片法是定性试验,主要用于抗原的检测和鉴别。

2. 试管法凝集效价和玻片法凝集状况的正确判断这是学生必须掌握和正确操作的。试管法的倍比稀释是操作重点也是难点。

3. 肥达试验是伤寒沙门菌感染重要的诊断试验,也是免疫的直接凝集实验重要的实例。

4. 在实验的过程,试管振摇和玻片晃动是必不可少的,主要是促进抗原抗体的结合与反应。观察凝集反应结果的时间也要把握好,时间太短,实验现象可能不怎么明显。

(钟禹霖)

实验三　间接凝集反应

一、正向间接胶乳凝集试验 - 类风湿因子检测

【实验目的】

1. 学会正向间接胶乳凝集试验的操作和结果观察。

2. 能正确报告类风湿因子(RF)的检测结果。

【实验准备】

1. 物品　①被检血清经 56℃ 30 分钟灭活,可阻止假阳性凝集。②类风湿因子诊断试剂(是人 IgG 经加热聚合变性后致敏的聚苯乙烯胶乳颗粒,RF 效价≥20U/ml 时出现阳性凝集)。③阳性、阴性对照血清。④生理盐水。

2. 器械　反应板或玻片、滴管、微量移液器。

3. 环境　免疫检验实验室。

【实验学时】　1 学时

【实验方法与结果】

(一)实验方法

1. 定性试验　在反应板孔或玻片中加 1 滴待检血清和 1 滴胶乳诊断试剂,轻轻摇匀,2 分钟后观察结果。每次实验均应设阴性和阳性对照,操作方法相同。

2. 半定量试验　定性试验阳性时,将 100μl 待检血清用 100μl 生理盐水进行 1∶2~1∶16 连续两倍稀释,取各稀释度血清 20μl,分别加诊断胶乳 20μl 摇匀,2 分钟后观察结果。

(二)实验结果

1. 结果观察

(1)定性试验:阳性(≥20U/ml):2 分钟出现肉眼可见的凝集现象。

阴性(<20U/ml):无凝集现象。

(2)半定量试验:1∶2 稀释血清出现凝集为 40U/ml;1∶4 稀释血清出现凝集为 80U/ml;1∶8 稀释血清出现凝集为 160U/ml;1∶16 稀释血清出现凝集为 320U/ml。

2. 报告方式　类风湿因子阳性(半定量试验报告含量:××U/ml1);类风湿因子阴性。

【实验评价】

1. 标本必须用血清,不能用血浆。标本应新鲜,置于 2~8℃并在 48 小时内使用。若需时间过长,应置于 –20℃保存。

2. 胶乳试剂不得冰冻,应置于 2~8℃保存。用前取出恢复至室温(18~25℃)后才能使用。

要充分摇匀,无肉眼可见的絮状物方可使用。必须在有效期内使用。

3. 正常人血清参考值为 RF<20U/ml。RF 可有 IgG、IgA 和 IgM 几种类型,以 IgM 型多见。此方法检测 IgM 型,用于对类风湿关节炎的诊断、分型和疗效观察。

二、反向间接血凝试验 - 甲胎蛋白检测

【实验目的】

1. 学会反向间接血凝试验的操作、结果观察、效价判断。

2. 能正确报告甲胎蛋白(AFP)检测结果。

【实验准备】

1. 物品　①待检血清。② AFP 诊断红细胞(用前按说明书进行适当稀释)。③生理盐水。

2. 器械　V 型孔微量反应板、稀释棒、滴管、微型振荡器。

3. 环境　免疫检验实验室。

【实验学时】　1 学时

【实验方法与结果】

(一) 实验方法

1. 稀释待检血清　按说明书要求的稀释度,连续两倍稀释血清。以从 1:2~1:32 稀释为例:用特制滴管(每滴含量 25μl)滴加生理盐水于 6 个孔中,每孔 1 滴。用稀释棒蘸取 25μl 血清,放入第 1 孔生理盐水中快速搓动以混匀液体。搓动完毕移至下一孔,以同样方法搓动混匀。如此连续两倍稀释至第 5 孔为止,此时 1~5 孔的血清稀释度分别是 1:2、1:4、1:8、1:16、1:32。第 6 孔不加血清,作为阴性对照。

2. 每孔加 25μl 诊断红细胞悬液。

3. 把反应板置于振荡器中振荡 2 分钟,随后置于 37℃或室温 1~2 小时,观察结果。

(二) 实验结果

1. 结果观察　每孔按凝集程度记录结果,以 “++” 凝集孔的稀释度为效价。判断标准为:

++++　红细胞铺平孔底,凝成均匀薄层。

+++　红细胞铺平孔底,周围出现皱褶。

++　红细胞在孔底形成厚边圆环,周围有少量红细胞凝集。

+　红细胞在孔底形成边缘不整齐的小圆环,周围有极少量红细胞凝集。

-　红细胞在孔底形成点状。

2. 报告方式　AFP 阳性,效价 1:××;或 AFP 阴性。

【实验评价】

1. 稀释棒应定期校正,使用前先预湿,逐出吸槽内的气泡。转动速度要快,但必须防止产生气泡。

2. 为防止发生非特异性凝集等因素的干扰,实验时须设阴性和阳性对照。

3. AFP 阳性通常可协助诊断原发性肝癌。但 AFP 属肿瘤相关性抗原,并非原发性肝癌的特异性抗原,故对于 AFP 检测结果,必须结合病史、影像诊断学或组织学资料综合诊断,才能得出准确结论。

(冯学华)

实验四　环状沉淀试验

【实验目的】

了解环状沉淀试验的原理、方法及结果判断。

【实验准备】

1. 肺炎球菌 C 多糖。

2. 待检血清。

3. 直径小于 6mm 的小试管，毛细滴管、试管架等。

【实验学时】　1 学时

【实验方法与结果】

(一) 实验方法

1. 取小试管，先加 0.1ml 患者血清于试管底部，再沿管壁缓缓加入等量肺炎球菌 C 多糖液，使两液成明显界面，室温静置。

2. 分别于 10、30、60 分钟时观察结果。

(二) 实验结果

1. 10 分钟内出现浓密白色环，为强阳性；30 分钟内出现白色环，为阳性；60 分钟内不出现白色环，为阴性。

2. 报告方式：CRP 强阳性（或阳性、阴性）。

【实验评价】

1. 环状沉淀试验为定性测定法，简便、快捷、实用。可用于血迹鉴定，炭疽抗原诊断（Ascoli）等，但本法灵敏度较低。

2. CRP 指病人血清中能与肺炎球菌 C 多糖发生反应的急性期产生的反应蛋白。血清 CRP 含量是某些疾病的敏感指标，更是临床疗效及转归的主要参考指标。

3. 为了保持患者血清与 C 多糖之间的界面，在实验之前应了解患者血清与 C 多糖之间的密度。实验时先加密度大的于管底，以保证二者之间形成界面。

（许潘健）

实验五　琼脂扩散试验

一、单向琼脂扩散

【实验目的】

掌握单向琼脂扩散的原理、方法、结果判断及注意事项。

【实验准备】

1. 1.0% 琼脂凝胶：称取 1.0 克优质琼脂粉置于三角烧瓶中，加入 0.9% 的盐水 100ml，制成 1.0% 琼脂液。水浴煮沸使琼脂溶解。分装、4℃ 冰箱保存备用。

2. 参考血清（一般商品 IgG 含量为 11.66mg/ml）。

3. 待检血清。

4. 其他　单扩专用塑料小容器（带刻度），试管、移液管、微量加样器、有盖搪瓷盘（内铺有湿润的海绵垫)、打孔器(外径约 3mm)、温箱等。

【实验学时】 1 学时

【实验方法与结果】

(一) 实验方法

1. 标本的稀释　待测血清(IgG)1：40 倍稀释。IgG 标准参考血清通常采用 100、200、300、400、500μg/ml。(稀释的 IgG 标准参考血清在 4℃ 冰箱内可保存 2 周左右)

2. 抗血清——琼脂板的制备　用微量加样器吸取 1 份抗血清(10 倍最终效价),置于三角烧瓶中,然后加入 9 份加热溶化后,56℃ 水浴箱保温的 1.0% 琼脂凝胶,混匀后用吸管吸取 3ml 琼脂液至单扩专用塑料小容器制板。

3. 打孔　待琼脂板冷却后打孔(注意孔应打在刻度上,以方便测量直径),孔间距 1cm。

4. 加样　于孔内准确滴加 10μl 样品。加样后先将琼脂板在水平玻璃上放置 10 分钟左右,再移至有盖搪瓷盒内,经 37℃ 24 小时后取出。

(二) 实验结果

1. 测量沉淀环直径。(如果沉淀环不够清晰,可在琼脂板上滴加 1% 鞣酸生理盐水)

2. 将标准参考血清沉淀环的直径与浓度之间的关系用电脑制出标准曲线。(创建 Excle——输入直径与浓度数据并选定 ——"图表导向"——"XY 散点图"及子图 1——"下一步"——"下一步"——"标题"写标准曲线、"X 轴"写直径、"Y 轴"写浓度 ——"完成"——选中图表 —— "图表" —— "添加趋势图" —— 选"显示公式" —— "确定")

3. 用标准曲线的公式计算出待检标本的含量,再乘以稀释倍数,以 g/L 表示。

4. 报告方式:待检血清 IgG　××g/L

【实验评价】

1. 正常参考值:IgG8.0~16.0g/L。获得性低 Ig 血症,血清中 IgG < 5g/L;高 IgG 血症可见于各种感染尤其是慢性感染,如肺结核、慢性支气管炎,慢性活动性肝炎、SLE 等。

2. 应用单向琼脂扩散试验测定体液中的 IgG,具有简便、灵敏度高等优点,但是影响结果的因素也较多,需加以注意。

3. 每批实验均应同步绘制标准曲线。

二、双向琼脂扩散

【实验目的】

掌握双向琼脂扩散的原理、方法、结果判断及注意事项。

【实验准备】

1. 1.0% 琼脂凝胶。

2. 待检抗原(抗体)、已知抗体(抗原)。

3. 其他　双扩专用塑料小容器(梅花状)、打孔器、带盖搪瓷盘、滴管等。

【实验学时】 1 学时

【实验方法与结果】

(一) 实验方法

1. 融化琼脂、浇板　每个梅花状小容器浇琼脂约 3ml。

2. 打孔　冷却后在每个梅花状容器的中心及花瓣正中打孔。

3. 加样　在相对孔内滴加抗原或抗体。

4. 反应　37℃湿盒 24 小时后取出。

（二）实验结果

1. 在两孔之间抗原抗体相遇,在比例合适时可形成可见的沉淀线。

2. 根据沉淀线的数目、形态、位置判断抗原抗体的相对浓度、分子量大小。

3. 报告方式:根据检测目的作出相应的实验报告。

【实验评价】

1. 可检测未知抗原或抗体:根据沉淀线有无定性,根据沉淀线的位置估计相对浓度,根据沉淀线的形状判定相对分子量大小。

2. 抗原性质分析。

3. 抗体效价滴定。

4. 抗原或抗体纯度鉴定。

三、对流免疫电泳

【实验目的】

掌握对流免疫电泳的原理、方法、结果判断及注意事项。

【实验准备】

1. 缓冲液 pH8.6 醋酸 - 巴比妥钠(巴比妥钠 4.142g;醋酸钠 6.476g;0.1mol/L 的 HCl90.0ml;蒸馏水 1000ml)。

2. 1.0% 琼脂　用 Tris-EDTA 配成 1% 浓度。

pH8.6Tris-EDTA 缓冲液:氯化钠 5.84g;三羟甲基氨基甲烷(Tris)1.21g;乙二胺四乙酸钠(EDTA)0.29g;蒸馏水 1000ml。

3. 抗体(如抗 AFP 或其他抗血清)。

4. 抗原(如脐带血清或其他相应的抗原)。

5. 电泳仪、打孔器、载玻片、加样器、吸管、纱布等。

【实验学时】　1 学时

【实验方法与结果】

（一）实验方法

1. 制板　取 1% 琼脂融化后,吸取约 4ml 至载玻片制成琼脂板。

2. 打孔、加样　冷却后打孔。可在同一载玻片上打两组对流孔,每组相距 15mm,每孔加样 10ul(注意不要溢出)。

3. 电泳　将加好样品的琼脂板置于电泳槽上,抗原接负极侧,抗体接正极侧,琼脂板两端分别用四层纱布与缓冲液相连,接通电源,控制电流 2~4mA/cm(宽)或电压 4V/cm,电泳 1 小时后,关闭电源。

（二）实验结果

1. 室温 20℃以上可以直接观察结果,若低于此温度则将电泳板放于 37℃的环境中 30~60 分钟后观察结果。

2. 在抗原和抗体两孔之间出现白色沉淀线为阳性。

3. 报告方式:如用抗 AFP 检测相应抗原,如出现阳性结果,则报告为:AFP 阳性。

【实验评价】

1. 对流免疫电泳可对待测抗原或抗体进行定性分析。对流免疫电泳简便、快捷、灵敏度较双向琼脂扩散试验高 8~10 倍,但分辨力低于双向琼脂扩散。

2. 实验时要使用电渗较大的琼脂而不使用电渗较小的琼脂糖。

(许潘健)

实验六 总补体活性(CH50 溶血法)测定

【实验目的】

1. 掌握总补体活性 CH50 溶血法测定的原理。

2. 能熟练进行 CH50 溶血法测定的操作。

3. 会进行 CH50 溶血法测定的结果判断。

【实验准备】

1. 试剂:

(1) 巴比妥缓冲液(BB,pH7.4): NaCl 85g,巴比妥 5.75g,巴比妥钠 3.75g,$MgCl_2$ 1.017g,无水 $CaCl_2$0.166g,逐一加入热蒸馏水中,溶解冷却后,加蒸馏水至 2000ml,过滤,4℃保存。使用时用蒸馏水 1:5 稀释。

(2) 2% 绵羊红细胞(SRBC)悬液 新鲜脱纤维绵羊血或 Alsever 液保存羊血(4℃可保存 3 周),以 10 倍生理盐水洗三次,前两次洗后每次 2000rpm 离心 5 分钟,弃去上清液,最后一次 2500rpm 离心 10 分钟,弃上清液后,取压积 SRBC,用 BB 液配成 2% 细胞悬液。为使红细胞浓度标准化,取 2%SRBC 悬液 0.2ml 加 BB 液 5ml 混匀后,用 0.5cm 比色杯于 721 分光光度计比色(波长 542nm),调 T(透光率)= 40%。

(3) 溶血素(抗 SRBC 抗体) 可购买商品试剂。按效价用 BB 液稀释至 2 单位。如效价为 1:4000,使用时按 1:2000 稀释。

(4) 致敏红细胞 取 2%SRBC 悬液加等量 2U 溶血素,混匀,37℃水浴 10 分钟。

(5) 待检血清 可用新鲜豚鼠血清。使用时用 BB 液稀释至 1:20。

2. 器械 离心机、721 型分光光度计(配 0.5cm 比色皿)、37℃水浴箱、试管、刻度吸管等。

3. 环境 夏季应将试剂置 4℃预冷,以稳定补体活性;缓冲液、致敏羊红细胞均应新鲜配制。待检血清必须新鲜,无溶血、无污染、无乳糜血。2 小时内完成实验,冰箱保存也要当天完成测定。

【实验学时】 2 学时

【实验方法及结果】

(一)实验方法

1. 制备 1:20 待测血清 抽取静脉血于试管中,室温下静置,分离血清(2 小时内),用 BB 液稀释为 1:20。

2. 制备 50% 溶血标准管 取 2%SRBC 悬液 2ml 加蒸馏水 8ml,SRBC 全部溶解,为 100% 全溶管。取全溶管上清液 2.5ml 加 BB 液 2.5ml,混匀,即为 50% 溶血标准管。

3. 补体 CH50 测定(试管法) 取试管 10 支,分别编号 1、2、3、到 10,按下表加样。摇匀,置 37℃水浴箱内 30 分钟,取出,2500rpm 离心 5 分钟,观察结果(表实 6-1)。

表实 6-1 血清总补体活性测定

管号	1：20 稀释的待检血清（ml）	缓冲液（ml）	致敏 SRBC（ml）	CH50 总补体活性
1	0.10	1.40	1.0	200
2	0.15	1.35	1.0	133
3	0.20	1.30	1.0	100
4	0.25	1.25	1.0	80
5	0.30	1.20	1.0	66.7
6	0.35	1.15	1.0	57.1
7	0.40	1.10	1.0	50
8	0.45	1.05	1.0	44.4
9	0.50	1.00	1.0	40
10	—	1.50	1.0	—

4. 计算血清总补体活性 取各管先与 50% 溶血标准管作初步目视比较，选择与标准管相接近的两管。用 721 分光光度计在波长 542nm 读 T 值。求出两者中更加接近标准管透光率的一管，根据此管中加入的稀释血清的量，按下式求出总补体值，计算每 ml 血清总补体活性（CH50U/ml）：

$$补体活性(U/ml)=\frac{1}{引起\ 50\%\ 溶血管血清用量(ml)} \times 血清稀释倍数(20)$$

根据该公式计算出待测血清总补体活性单位，亦可在上表中查出总补体活性单位。第 10 管为空白对照管，实验正常时，应不发生溶血。

（二）实验结果

正常参考值为 50~100U/ml。在急性炎症、感染、组织损伤（如风湿热急性期、结节性动脉周围炎、皮肌炎、伤寒和多发性关节炎）、肿瘤、骨髓瘤等时，常可见补体含量升高，使 CH50 值偏高；低补体血症多见于与免疫有关的疾病，因补体消耗所致，如：急性肾小球肾炎、系统性红斑狼疮活动期、类风湿关节炎等。

【实验评价】

1. 主要反映补体经典活化途径的综合溶血水平。

2. 本法简便快速，但敏感度较低。

3. 影响因素多，如缓冲液的 pH、离子浓度、绵羊红细胞和溶血素的量、反应温度和时间等，方法的重复性不太理想。

（李 慧）

实验七 酶联免疫吸附试验（夹心法）

【实验目的】

1. 掌握 ELISA 的双抗体夹心法的操作方法、结果判断和报告。

2. 理解 ELISA 双抗体夹心法的原理。

3. 理解 HBsAg 检测的临床意义。

【实验准备】

1. 试剂：

（1）试剂盒 商品试剂盒包括以下成分：①微孔反应；②酶结合物；③HBsAg 阳性与阴性对照血清；④显色剂 A、显色剂 B；⑤洗涤液；⑥终止液；⑦封片纸。

（2）待测血清。

2. 器械：37℃恒温箱或水浴箱、微孔振荡器、酶标仪、微量移液器等。

3. 环境：试剂盒从冷藏环境中取出后需平衡至室温后方可使用。

【实验学时】 2 学时

【实验方法与结果】

（一）实验方法

1. 配制工作浓度洗涤液（以纯化水做 25 倍稀释）。

2. 根据实验要求，选择一定量的反应板条。

3. 加入 75µl 待检样本和阳性、阴性对照于各反应孔中（共预留阴性对照 3 孔、阳性对照 1 孔、同时设空白对照 1 孔）。

4. 用封片纸覆盖反应板后，将反应板置 37℃孵育 60 分钟。

5. 取出反应板，撕去封片，在已加入待测样本和阴性、阳性对照的孔中加入 50µl 酶结合物。

6. 在微孔振动器上振荡 10 秒钟，或手工轻轻振荡 10 秒钟。

7. 用封片纸覆盖反应板后，将反应板置 37℃孵育 30 分钟。

8. 取出反应板，撕去封片纸，洗涤反应板 5 次。

手工洗板：弃去孔内液体，用洗涤液注满各孔，静置 30-60 秒，甩干，重复 5 次后，在干净的吸水纸上拍干。

9. 洗涤结束后立即在所有孔内加入显色剂 A、显色剂 B 各 50µl，混匀。

10. 在微孔振动器上振荡 10 秒钟，或手工轻轻振荡 10 秒钟。

11. 用封片纸覆盖反应板后，将反应板置 37℃孵育 30 分钟。

12. 在所有孔内加入 50µl 终止液，振荡反应板 5 秒钟，使之充分混匀。

13. 用酶标仪读数，波长 450nm，测定各孔 OD 值。

（二）实验结果

1. 可根据颜色初步判断结果：显色为阳性，无色为阴性。阳性对照血清应显色，阴性对照血清应无色。最终应以酶标仪判读结果为准。

2. 检测有效性：阴性对照平均 OD 值≤0.100，阳性对照 OD 值≥1.00，则检测有效。

3. COV= 阴性对照平均 OD 值 +0.10。

4. 结果判读及解释：

1）当 S/COV≥1.0，说明该待测样本 HBsAg 结果为阳性。

2）当 S/COV<1.0，说明该待测样本 HBsAg 结果为阴性。

S：待测样本的 OD 值 COV：Cut-Off Value 参考值

S/COV：待测样本和 COV 的比值

【实验评价】

1. 检测血清中 HBsAg 对病毒性肝炎的病原学诊断、HBsAg 携带者的调查、筛选献血员和进行乙肝病毒感染的流行病学调查均有重要意义。

2. 此方法具有高度的特异性和灵敏度，操作方便快速，试剂稳定，对环境无污染，仪器设备要求简单,实验结果可用肉眼观察作初步定性分析,用酶标仪进行最终定性分析,已经成为临床免疫检验中的常用技术。

3. 此方法仅适用于个体的血清或血浆样本检测,不适合于混合血清或血浆以及其他体液样本。

(何莉莉)

实验八　金免疫技术和荧光免疫技术

一、斑点金免疫层析技术(检测 HCG)

HCG(人绒毛膜促性腺激素)是孕卵着床后由人体滋养层细胞分泌的一种糖蛋白激素,在胚泡植入子宫内膜后,胚泡滋养层生长时,HCG 分泌量会骤然增加。这种变化同时反映在母体的血液和尿中,因此测定 HCG 的含量及其变化可用于诊断早期妊娠、葡萄胎和绒毛膜癌等。

【实验目的】

1. 学会斑点金免疫层析技术的操作方法、结果判断及报告。

2. 理解 HCG 检测的临床意义及斑点金免疫层析技术的原理。

【实验准备】

1. 尿液标本。

2. 早早孕妊娠诊断测试条。(图实 8-1)

【实验学时】　1 学时

【实验方法与结果】

1. 试验方法

取出测试条,将测试端浸入装有待检尿液的容器中(尿液不允许超过 MAX 线),约 5 秒后取出平放,在规定时间内观察结果。

2. 实验结果

(1) 阳性:测试条对照线、检测线均呈红色。

(2) 阴性:测试条仅对照线呈红色。

(3) 无效:测试条对照线、检测线均无红色反应线出现。表面试验失败或测试条失效。

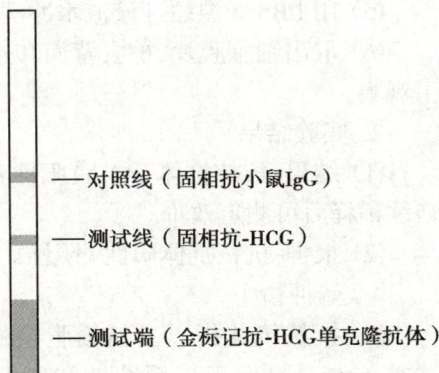

—— 对照线（固相抗小鼠IgG）

—— 测试线（固相抗-HCG）

—— 测试端（金标记抗-HCG单克隆抗体）

图实 8-1　免疫胶体金妊娠试验测试条示意图

【实验评价】

1. 尿 HCG 一般在受孕 2~6 天即呈现阳性,可用以诊断早孕及宫外孕。

2. 也可作为妊娠相关疾病和肿瘤(如葡萄胎、绒毛膜癌、滋养细胞肿瘤等)的诊断及鉴别诊断。

3. 过期流产或不完全流产,子宫内仍有活胎盘组织时,本试验仍呈阳性。

4. 人工流产后,如果仍呈阳性,提示宫内尚有残存胚胎组织。

二、荧光免疫技术(测抗核抗体)

【实验目的】

1. 了解间接荧光抗体法操作方法、结果判断及报告。

195

【实验准备】

1. 血清标本。

2. 生理盐水。

3. 试剂盒 商品试剂盒包括:加样板、细胞膜片、异硫氰酸荧光素(FITC)标记的抗人IgG、阳性和阴性对照血清、PBS吐温缓冲液、封片介质等。

4. 荧光显微镜。

【实验学时】 1学时

【实验方法与结果】

1. 实验方法

(1) 自冰箱取出试剂盒恢复至室温(18~25℃)。滴加1∶100稀释的待检血清25μl至加样板反应区(同时设阴阳性对照),避免产生气泡。

(2) 将细胞膜片覆盖在加样板上,确保待检血清与细胞膜片接触。于室温温育30分钟。

(3) 用PBS吐温缓冲液流水冲洗细胞膜片1秒,再浸入PBS吐温缓冲液中5分钟。

(4) 滴加25μl用FITC标记的抗人IgG至另一加样板的反应区。从缓冲液中取出细胞膜片,5秒内用吸水纸擦去背面和边缘的水分,立即盖在加样板上,确保细胞膜片与荧光抗体接触良好。室温继续温育30分钟。

(5) 用PBS吐温缓冲液流水冲洗细胞膜片1秒,再浸入PBS吐温缓冲液中5分钟。

(6) 取出细胞膜片,擦去背面和边缘的水分,滴加甘油/PBS,盖上盖玻片,于荧光显微镜下观察。

2. 实验结果

(1) 结果:抗核抗体(ANA)阳性者细胞核发黄绿色荧光,胞质不发荧光。阳性待检血清连续稀释后可测定效价。

(2) 报告:抗核抗体阳性/阴性。

【实验评价】

(1) 抗核抗体指以真核细胞核的不同成分作为抗原所产生的各种自身抗体的总称。这类抗体最早发现于系统性红斑狼疮病人的血清中,以后陆续发现于其他一些自身免疫性疾病,如类风湿关节炎、硬皮病等。因此,抗核抗体对多种自身免疫性疾病有诊断价值。

(2) 一些药物如普鲁卡因酰胺、肼苯达嗪、硫脲嘧啶等可致ANA阳性,若停药后ANA水平继续升高,应考虑药物继发的SLE。

(3) 核染色图谱只有相对的参考意义,必要时应进一步作特异性核抗体的检查。

(4) 抗核抗体的靶抗原无种族、种属的特异性,故抗原片多采用动物细胞。但不同来源的细胞核内所含抗原的种类和量不同,故检测结果有所差异。

(5) 试验时应将待检血清稀释至正常人ANA水平的上限(具体稀释倍数参见试剂盒说明书要求)。

(6) 判定阳性或阴性结果时,首先用低倍镜观察。通过相应对照的结果来帮助判定核染色体类型时,物镜选用40×或60×,应固定一个放大倍数。

(洪湘辉)

实验九　E花环试验、淋巴细胞转化试验

一、E花环试验

【实验目的】

1. 掌握E花环试验的原理,E花环试验的操作方法和识别E花环。

2. 了解E花环试验的用途。

【实验准备】

1. Hanks液、抗凝剂。

2. Alsever液配制:分别称取葡萄糖2.05g、氯化钠0.42g、枸橼酸钠0.80g放入100ml双蒸水中,隔水煮沸30分钟,无菌分装,4℃保存备用。

3. 淋巴细胞分层液　有商品供应。

4. 小牛血清　有商品供应(一般是取自5条或更多的小牛血清,混合后56℃ 30分钟灭活,并以SRBC吸收而成)。

5. 0.8%戊二醛溶液　市售戊二醛浓度为25%,用时配制。

【实验学时】　1学时

【实验方法与结果】

(一) 总E花环试验

1. 采集待检血样　采3ml全血于肝素抗凝管,可室温15~25℃存放,但不宜超过6小时,应尽快进行试验。

2. 分离淋巴细胞

(1) 取2~3ml肝素抗凝静脉血(加肝素200U/ml抗凝),用Hanks液稀释1倍,混匀。

(2) 取2~3ml淋巴细胞分离液加入15mm×150mm试管中。

(3) 用毛细滴管吸取稀释血液,在距分离液面上1cm处,沿管壁徐徐加入,使稀释血液重叠于分层液上(尽量避免冲入分层液中)。稀释血液与分层液体积比为2∶1。

(4) 2000r/min,水平离心20分钟,小心取出试管,用毛细吸管轻轻插到血浆与分离液的界面层,沿试管壁周缘吸出富含淋巴细胞的灰白色层即单个核细胞层,移入另一试管中。

3. 配制细胞悬液

(1) 淋巴细胞悬液:将分离到的单个核细胞加于经37℃预温的5ml Hanks液内,混匀后离心2000r/min,10分钟,弃上清液,同法再洗涤,最后,将沉积的细胞用含有20%小牛血清的Hanks液稀释成$1 \times 10^6 \sim 2 \times 10^6$/ml)的淋巴细胞悬液。

(2) SRBC悬液:将Alsever液保存的SRBC(保存液1份加脱纤维血2份,混匀,可保存2周),用于5~10倍量的生理盐水或Hanks液洗涤3次,最后一次应2500r/min离心10分钟,尽可能吸尽并弃去上清液,取压积SRBC用Hanks液配成1%悬液(约2×10^8/ml)。

4. 促进花环形成　取上述淋巴细胞悬液和SRBC悬液各0.1ml(两种细胞之比例约为1∶100~1∶200),混匀,置37℃水浴5分钟,取出后500r/min离心5分钟,再置4℃ 2小时以上(最好4小时,过夜也可)。

5. 制片、染色

(1) 湿片法:在上述细胞管中,加1.0g/L甲苯胺蓝1滴或加5.0g/L中性红与1.0g/L煌绿

各 1 滴染色,然后再滴片、加盖片后镜检。

(2) 戊二醛固定法:先于上述细胞管中加入 0.8% 戊二醛 0.2ml,不必混匀,置 4℃ 20 分钟后弃去上清液。再轻轻旋转试管(不要用滴管吹打或上下震动试管以防摇散花环)使沉下的细胞重新混匀。再推片、自然干燥、染色、染色时用吉姆萨与瑞氏混合染液(吉姆萨染液 6 滴、瑞氏染液 1 滴、0.067mol/L pH7.4 磷酸盐缓冲液 10ml)染色 10 分钟,水洗、干燥后镜检。

(二)活性 E 花环试验

与总 E 花环基本相同,只是以下两点区别:①淋巴细胞与 SRBC 之比为 1:10,即将 SRBC 按 0.1% 配制;②两种细胞混合后不需预温而立即 500r/min 离心 5 分钟,离心后不置 4℃,即可加入 0.8% 戊二醛固定。以上步骤与总 E 花环相同。

(三)实验结果

油镜检查:淋巴细胞呈蓝色,SRBC 呈红色围绕淋巴细胞形成花环,凡表面粘附有 3 个或 3 个以上 SRBC 者为花环形成细胞(即 E 阳性细胞)。

计数 200 个淋巴细胞,算出花环形成百分率,并推测其 T 淋巴细胞百分率。正常值为:50~80%。

$$花环形成百分率\% = \frac{花环形成细胞}{花环形成细胞 + 不形成花环淋巴细胞} \times 100\%$$

【实验评价】

1. 向分离液管加血液时应沿试管壁缓缓加入,使血液与分离液形成明显的界面,小心放取试管,避免打乱界面,影响分离效果。

2. 计数及摇匀细胞时动作应轻柔,避免打散已形成的花环。

二、淋巴细胞转化试验

【实验目的】

1. 掌握淋巴细胞转化试验形态学计数法操作方法。

2. 能够正确识别淋巴母细胞的形态。

【实验准备】

1. 试剂:细胞培养液、植物血凝素(PHA)、淋巴细胞分离液、Hanks 液、瑞氏染液。

2. 耗材:肝素抗凝管、滴管、吸管、刻度离心管、试管、细胞培养瓶、玻片、镜油。

【实验学时】 1 学时

【实验方法与结果】

1. 取培养瓶(链霉素瓶洗净后高压灭菌),在超净台或接种箱内按无菌操作加入 3~5ml 配好的 RPMI1640 细胞培养液。或者培养液配好后先分装于瓶中,小瓶用消毒橡皮塞塞紧,胶布封口,冰冻保存,需用时室温或 37℃ 融化后使用。

2. 用消毒注射器取肝素抗凝血 0.3ml(7# 针头 20 滴)加入上述含培养液的培养瓶中。

3. 按每 5ml 培养液加入 5mg/mlPHA 溶液 0.2~0.3ml,使培养基中 PHA 的浓度达到 200~300μg/ml。置 37℃ 温箱中培养 72 小时,培养期间每天振摇一次。

4. 培养结束,吸弃瓶内上清液,取 Tris-NH$_4$Cl 溶液 3ml 加入瓶内,充分混匀。移入离心管内,置 37℃ 水浴 10 分钟。

5. 加适量生理盐水混匀,以 1500r/min,离心 10 分钟,弃上清,共洗 2 次,摇匀沉淀细胞,推片,干燥,瑞氏染色。

6. 结果观察:根据细胞大小、胞核和胞浆特征等进行判别。转化过程中,常见的细胞类型有成熟淋巴细胞、过渡型淋巴细胞、淋巴母细胞、核分裂相细胞等。其具体形态特征如表实9-1:

表实 9-1　各型淋巴细胞的形态特征

细胞类型	成熟淋巴细胞	过渡型淋巴细胞	淋巴母细胞	核分裂相细胞
特点	直径 6~8μm;核质紧密,无核仁;着色较深;胞浆较少	体积较成熟淋巴细胞略大,直径为12~16μm;核质较疏松,有或无核仁;着色较淡;胞浆增多、嗜碱性、空泡及伪足样突起可有可无	体积明显增大,直径为 12~20μm;是成熟淋巴细胞的 3-4 倍;核疏松呈网状结构并有 1-3 个核仁;核周有淡染区;胞浆丰富呈嗜碱性,有伪足样突起,有时可见空泡	即染色体型淋巴细胞。核呈有丝分裂,可见成堆或散在的染色体

7. 结果计算:在油镜下观察计数 200 个淋巴细胞,根据淋巴细胞转化的形态学指标计算出淋巴细胞转化的百分率。其中,过渡型淋巴细胞、淋巴母细胞和核分裂相细胞作为转化细胞。

$$淋巴细胞转化率\ \% = \frac{转化型细胞数}{转化型细胞数 + 未转化型细胞数} \times 100\%$$

正常值为 60%~80%,低于 50% 为降低。

【实验评价】

1. 本试验要求严格进行无菌操作,否则会污染影响试验效果。

2. PHA 的加入量要适当,过多或过少都会影响转化率。一般需根据不同的厂家、批号及实践经验定量。

实验十　循环免疫复合物测定(PEG 沉淀法)

【实验目的】

1:掌握 PEG 沉淀检测方法,影响因素,结果判断标准和计算方法。

2:熟悉循环免疫复合物的原理,了解循环免疫复合物检测的临床意义。

【实验准备】

1. 0.1mol/L pH8.4 硼酸缓冲液(BB)配制:

称取

硼砂($Na_2B_4O_7 \cdot 10H_2O$)	4.29g
硼酸(H_3BO_3)	3.40g
蒸馏水	加至 1000ml

溶后用 G3、G4 号玻璃滤器过滤。

2. PEG-NaF 稀释液配制:

称取

PEG 6000	40.9g
NaF	10.0g
BB	加至 1000ml

溶后用 G3、G4 号玻璃滤器过滤。

3. 热聚合人 IgG：将 IgG（10mg/ml）置 63℃加热 20 分钟后立即冰浴制冷而制成，用时以不含 CIC 的正常人血清配成不同浓度。

4. 待测血清。

【实验学时】 2 学时

【实验方法与结果】

（一）实验方法

按试剂盒说明书操作，以下步骤仅供参考。

1. 取待检血清 0.15ml，加 BB0.3ml（1∶3 稀释）。

2. 按下表实 10-1 加样（待测血清最终稀释倍数为 1∶33，PEG 最终浓度为 36.4g/L）。

表实 10-1　PEG 沉淀法操作步骤

加入物（ml）	测试管	对照管
BB	—	2.0
PEG-NaF 稀释液	2.0	—
1∶3 稀释液待检血清	0.2	0.2
置 37℃水浴 1 小时		

3. 定量测定时，将热聚合人 IgG 倍比稀释成 120.0、60.0、30.0、15.0、7.5μg/ml 等浓度，分别按测试管操作。

4. 用分光光度计在波长 495nm 处读取吸光度。商品试剂可在与试剂配套的散射比浊仪器或透射比浊仪上测定。

（二）实验结果

定性测定：待测血清浊度值 =（测定管吸光度 − 对照管吸光度）× 100。按试剂盒说明书规定的参考值，受检血清的浊度值以高于正常参考值（均值 ±2SD）时，报告为阳性。

定量测定：以热聚合人 IgG 浓度为横坐标，相应的吸光度为纵坐标，制备标准曲线，待测血清中 CIC 浓度查标准曲线得出。

【实验评价】

1. PEG 试剂的浓度可波动在 2%~5% 之间。因为不同浓度的 PEG 可沉淀不同分子量的免疫复合物，如 4%PEG 能沉淀分子量较小的复合物，而 2% 的 PEG 只能沉淀分子量较大的复合物。但浓度超过 5%，则 PEG 的选择性沉淀作用消失，可使 IgM 等其他血清蛋白同时沉淀，导致假阳性结果。

2. 待检血清一定要保持新鲜，放 4℃冰箱不得超过 3 天，如 −20℃保存，时间可延长。因为即使没有污染，也因血清中聚合 IgG 的形成而出现假阳性。

（薛　莎）

实验十一　血清总 IgE 检测（ELISA 法）

【实验目的】

1. 掌握 ELISA 法测血清 IgE 的方法。

2. 了解血清 IgE 检测的评价。

【实验准备】

1. 物品:购置成套商品试剂盒,内含已包被羊抗人 IgE 反应板、系列标准品(0、10、100、500U/ml)及质控血清、酶标记抗人 IgE 单克隆抗体、缓冲液、终止液、待测血清等。

2. 器械:冰箱、恒温箱、酶联仪、精密移液管、一次性吸头、一次性试管等。

3. 环境:将试剂盒自冷藏处取出恢复至室温。若待测血清为了批量检测时需以 $-20℃$ 冻存为宜。

【实验学时】 2 学时

【实验方法及结果】

(一) 实验方法

1. 自冰箱取出试剂盒,恢复至室温(18~25℃);配制试剂;稀释待测血清;将所需的已包被抗人 IgE 的微孔反应板用洗液洗涤 1 次。

2. 加待检血清、不同浓度的 IgE 标准品至相应微孔中,每孔 100μl,室温 1 小时。甩尽孔内液体,用洗涤液洗孔 3 次,在吸水纸上拍干。

3. 加入工作浓度的酶标记抗人 IgE 抗体,每孔 100μl,室温 1 小时,甩尽孔内液体,用洗涤液洗孔 3 次,在吸水纸上拍干。

4. 加入酶底物 / 色原溶液,每孔 100μl,室温避光反应 10~15 分钟。

5. 每孔加终止液 50μl,终止反应,30 分钟内于酶联仪相应波长测吸光度值。

(二) 实验结果

1. 以 IgE 标准品浓度为横坐标,相应吸光度为纵坐标,制备标准曲线。待测血清中 IgE 含量可根据所测吸光度值从标准曲线查出。通常由酶联仪自动打印。

2. 正常参考值:男性为 31~5500μg/L 或(631 ± 128)U/ml;女性为 31~2000μg/L 或(337 ± 60)U/ml。

【实验评价】

IgE 升高常见于超敏反应性疾病、寄生虫感染以及 IgE 型多发性骨髓瘤、艾滋病、非霍奇金淋巴瘤、高 IgE 综合征患者。

(杨艳萍)

实验十二 白细胞介素 -2 的检测(ELISA 法)

人类白细胞介素 -2(IL-2)主要由 CD4$^+$Th1 细胞合成。IL-2 与白细胞介素 -2 受体(IL-2R)结合,可刺激相应细胞生长和增殖并产生各种生物学效应。细胞激活过程中由于酶的裂解作用,细胞膜上的 IL-2R(mIL-2R)肽链胞外区脱落入血,成为可溶性 IL-2R(sIL-2R)。因其能与 mIL-2R 相竞争结合 IL-2,故高水平的 sIL-2R 存在干扰 IL-2 诱导的免疫学效应。测定血清中 IL-2 常用 ELISA 法。

【实验目的】

1. 掌握 ELISA 法测定 IL-2 的操作方法。

2. 熟悉 ELISA 法测定 IL-2 的实验评价。

【实验准备】

1. 物品:血清、ELISA 法测定 IL-2 商品试剂盒、蒸馏水、吸水纸等。

2. 器械:冰箱、恒温箱、标准规格酶标仪、精密移液管、一次性吸头、一次性试管等。

3. 环境:试剂盒从冷藏环境中取出时应在室温中平衡 30 分钟后方可使用,未用完的微孔条用自封袋密封保存;血清于 2-8℃保存应在 2 天内完成测定,否则应于 -20℃冻存;检测剂要现配现用,避免光照,若有蓝色颗粒需过滤后再用。

【实验学时】 2 学时

【实验方法与结果】

1. 实验方法

(1) 取出试剂盒恢复至室温,配制试剂与 IL-2 标准品;将已包被人 IL-2 单抗的聚苯乙烯反应板条,用洗涤液洗孔 1 次。

(2) 加入待检血清、不同浓度 IL-2 标准品、对照血清至相应微孔中,每孔 100μl。胶纸封板,37℃温育 1 小时。

(3) 用洗涤液(每孔至少 300μl)洗涤 4 次,在吸水纸上拍干。

(4) 各孔加工作浓度生物素化抗 IL-2 抗体 100μl,箔纸封板,37℃温育 1 小时,同上法洗孔。

(5) 各孔加工作浓度 HRP 标记链霉亲合素 100μl,胶纸封板,37℃温育 30 分钟,同上法洗孔。

(6) 各孔加入酶底物 / 色原 100μl,37℃避光反应 10-25 分钟(视显色程度控制反应时间),加入终止液(2mol/L H_2SO_4)100μl 终止反应。在试剂盒规定的时间(5-30 分钟)内,以空白孔(含酶底物 / 色原液与终止液)调零,于酶联仪 450nm 波长测吸光度。

2. 实验结果

制备标准曲线。待测血清所含 IL-2 浓度可从标准曲线查出。通常由酶联仪直接打印报告。参看试剂盒提供的参考值。

【实验评价】

1. IL-2 含量测定缺乏疾病特异性。含量增高:见于自身免疫性疾病(SLE、类风湿关节炎等)、再生障碍性贫血、多发性骨髓瘤、排斥反应等。含量降低:见于免疫缺陷病(艾滋病、联合免疫缺陷病等)、恶性肿瘤、1 型糖尿病、某些病毒感染等。

2. 测定血清 IL-2 水平,常用于研究 Th1/Th2 细胞临床意义。

(杨艳萍)

参 考 文 献

[1] 徐顺清,刘衡川.免疫学检验.第二版.北京:人民卫生出版社,2015.

[2] 李金明,刘辉.临床免疫学检验技术.北京:人民卫生出版社,2015.

[3] 王兰兰,许化溪.临床免疫学检验.北京:人民卫生出版社,2011.

[4] 曹雪涛.医学免疫学.北京:人民卫生出版社,2013.

[5] 刘辉.免疫学检验.第三版.北京:人民卫生出版社,2010.

[6] 全国卫生专业技术资格考专家委员会.临床医学检验技术(师)考试大纲.北京:人民卫生出版社,2015.

[7] 鲜尽红.免疫检验技术.第二版.北京:人民卫生出版社,2010.

[8] 安艳,赵平.临床检验习题集及实践报告.北京:人民卫生出版社,2010.

目标测试参考答案

第十一章

1. A   2. B   3. A   4. A

第十二章

1. B   2. D   3. C   4. E

第十三章

1. B   2. C   3. A   4. D   5. E   6. A   7. B   8. E

第十四章

1. E   2. C   3. D   4. B   5. E   6. A   7. D   8. C

第十五章

1. A   2. D   3. D   4. E   5. E   6. B   7. B   8. B   9. A   10. D
11. A   12. D   13. C   14. C   15. E   16. D   17. E   18. A   19. E   20. A
21. C   22. B   23. A   24. A   25. A   26. B   27. E

《免疫学检验技术》教学大纲

一、课程性质

《免疫学检验技术》课程是高等职业院校医学检验技术专业的专业核心主干课程,是从事医学实验室工作专业技术人员的一门必修的专业课程。随着免疫学和免疫学技术的发展,免疫学检验技术成为医学检验中的一个重要组成部分。本课程主要内容包括免疫学基础、免疫检验技术、临床免疫学检验三部分,免疫学检验技术以其特异性强、灵敏度高、结果稳定、方便快捷和成本低廉的特点,应用范围延伸至医学检验专业的各个领域,对疾病的病因、发病机制、诊断、治疗和特异性预防起着重要的作用。

二、课程任务

本课程的主要任务是通过该课程的实践课程的学习,让学生具有一定的免疫学基础知识,能熟练掌握常用的免疫学检验技术从事临床免疫检验的常规工作,并通过临床病例讨论掌握临床免疫相关疾病的免疫学特征,能针对不同的临床病例开展相关免疫学项目的诊断,并能进行质量控制和仪器的维护。由于免疫学是当今生命科学中最前沿的学科之一,新知识、新理论、新技术层出不穷。因此,还要求学生了解免疫学的新知识、新理论及新技术,以使学生既能适应一般临床免疫检验工作,又要有一定的创新能力。

三、课程目标

《免疫学检验技术》的教学目标是:使学生掌握免疫室、临床检验室、生化检验室、微生物室、输血科、生物技术等专业所必须的免疫学基础理论、免疫学检验技术的各种测定原理、方法、临床应用、质量控制以及综合职业能力,培养学生具有较强的工作岗位适应能力、分析和解决实际问题的能力以及创新意识和职业道德意识。

（一）知识目标

1. 掌握免疫学基础理论和基本知识。
2. 掌握经典免疫学技术、现代免疫学技术及免疫标记技术的原理和设计方法。
3. 熟悉免疫检验质量控制方法。

（二）能力目标

1. 掌握免疫学检验基本原理、类型、技术操作、临床应用及方法学评价。
2. 掌握免疫检验结果的判断和报告。
3. 掌握常用免疫检验技术的质量控制。
4. 学会免疫学检验中设备仪器的基本结构、使用和维护。
5. 具有良好的自学能力和知识拓展能力。

（三）职业素养目标

1. 具有正确的世界观、价值观和良好的职业道德修养。

2. 具有实事求是的科学态度和严谨认真的工作作风。

3. 具有良好的人际沟通能力，能与患者及家属进行有效沟通，与相关医务人员进行专业交流。

4. 具有较强的敬业精神和创新精神。

5. 具有良好的综合素质和较好的社会适应能力，能适应基层医疗卫生工作的实际需要。

四、教学课时安排

内容	学习情境	学时分配		合计
		理论	实践	
第一篇 免疫学基础	一、免疫学的诞生	1		1
	二、奇怪的解剖学系统 - 免疫系统	4		4
	三、矛与盾 - 抗原与抗体	5		5
	四、补体的发现 - 补体系统	2		2
	五、诱导移植排斥反应的 MHC	1		1
	六、识别自己与非己 - 免疫应答	4		4
	七、矛盾的交织 - 抗原抗体反应	1		1
第二篇 免疫学技术	八、磨砺以须、枕戈待旦 - 抗原、抗体的制备	2		4
	实验一　免疫原的制备		2	
	九、往事如烟 - 经典免疫试验	6		16
	实验二　直接凝集试验（玻片法、试管法）		2	
	实验三　间接凝集试验（正向间接胶乳凝集试验 - 类风湿因子检测、反向间接血凝试验 - 甲胎球蛋白检测）		2	
	实验四　环状沉淀试验（CRP 检测）		1	
	实验五　琼脂扩散试验（单扩、双扩、对流免疫电泳）		3	
	实验六　总补体活性（CH50 溶血法）测定		2	
	十、让我如何认识你 - 免疫标记技术	10		14
	实验七　酶联免疫吸附试验（夹心法检测 HBsAg）		2	
	实验八　斑点金免疫层析技术（检测 HCG）和荧光免疫技术（间接法测抗核抗体）		2	
	十一、寻找功勋 - 免疫细胞检测技术	2		4
	实验九　E- 花环试验、淋巴细胞转化试验		2	
	十二、受伤的总是我 -CIC、HLA、细胞因子及体液免疫球蛋白的检测	3		5
	实验十　循环免疫复合物的检测（PEG 沉淀法）		2	

续表

内容	学习情境	学时分配		合计
		理论	实践	
第三篇 临床免疫学 检验	十三、征服 - 自动化仪器分析	3		15
	十四、保障 - 免疫学检验的质量保证	2		
	十五、路漫漫其修远兮 - 临床免疫学检验应用	6		
	实验十一　血清总 IgE 检测（ELISA 法）		2	
	实验十二　白细胞介素 -2 的检测（ELISA 法）		2	
合计		52	24	76

五、课程内容和要求

篇	章	节	教学目标		教学活动参考	参考学时	
			知识目标	技能目标		理论	实践
第一篇 免疫学 基础	一、免疫学的诞生	（一）免疫的概念和功能 （二）免疫学的起源和发展 （三）免疫学检验技术	掌握 掌握 熟悉		理论讲授 演示教学 启发教学	1	
	二、奇怪的解剖学系统——免疫系统	（一）免疫器官和免疫组织 （二）免疫细胞 （三）免疫分子	熟悉 掌握 熟悉		理论讲授 演示教学 启发教学	4	
	三、矛与盾——抗原与抗体	（一）认识抗原 （二）抗原的特异性和分类 （三）医学上重要的抗原物质 （四）什么是抗体 （五）免疫球蛋白结构及其抗原特异性 （六）抗体的生物学活性及功能 （七）人工制备的抗体	掌握 熟悉 掌握 掌握 熟悉 熟悉 了解		理论讲授 项目教学 案例教学 角色扮演 情境教学 教学录像 教学见习 讨论教学 演示教学 启发教学 PBL 教学	5	
	四、补体的发现——补体系统	（一）补体的概述 （二）补体的激活与调控 （三）补体的生物学作用 （四）补体系统异常与疾病	掌握 熟悉 掌握 了解		理论讲授 项目教学 讨论教学 演示教学 启发教学 PBL 教学	2	
	五、诱导移植排斥反应的MHC	（一）主要组织相容性复合体与主要组织相容性抗原 （二）MHC 分子的结构、分布与功能 （三）HLA 在医学上的意义	熟悉 掌握 熟悉		理论讲授 项目教学 讨论教学 演示教学 启发教学 PBL 教学	1	

续表

篇	章	节	教学目标		教学活动参考	参考学时	
			知识目标	技能目标		理论	实践
第一篇免疫学基础	六、识别自己与非己——免疫应答	(一)概述 (二)固有免疫应答 (三)适应性免疫应答 (四)免疫调节 (五)免疫耐受	掌握 熟悉 掌握 了解 了解		理论讲授 案例教学 情境教学 教学录像 讨论教学 演示教学 启发教学 PBL教学	4	
	七、矛盾的交织——抗原抗体反应	(一)抗原抗体反应的原理 (二)抗原抗体反应的特点 (三)抗原抗体反应的影响因素 (四)抗原抗体反应的类型	熟悉 掌握 掌握 熟悉		项目教学 任务教学 案例教学 试验法 现场教学	1	
第二篇免疫学技术	八、磨砺以须、枕戈待旦——免疫原与抗血清的制备	(一)免疫原的制备 (二)抗血清的制备 (三)单克隆抗体的制备	熟悉 熟悉 了解		理论讲授 案例教学 情境教学 教学录像 讨论教学 演示教学 启发教学	2	
		实验一 免疫原的制备		学会			2
	九、往事如烟——经典免疫学试验	(一)凝集反应 (二)沉淀反应 (三)补体参与的反应及补体测定	掌握 掌握 熟悉		项目教学 任务教学 案例教学 试验法 现场教学 小组讨论	6	
		实验二 直接凝集反应(玻片法和试管法) 实验三 间接凝集反应(正向间接胶乳凝集试验-类风湿因子检测、反向间接血凝试验-甲胎球蛋白检测) 实验四 环状沉淀试验(CRP检测) 实验五 琼脂扩散试验 实验六 总补体活性(CH50溶血法)测定		熟练掌握 熟练掌握 学会 学会 熟练掌握	项目教学 任务教学 案例教学 试验法 现场教学 小组讨论		10

续表

篇	章	节	教学目标		教学活动参考	参考学时	
			知识目标	技能目标		理论	实践
第二篇免疫学技术	十、让我如何认识你——免疫标记技术	（一）酶免疫技术 （二）放射免疫技术 （三）荧光免疫技术 （四）固相膜免疫分析技术 （五）化学发光免疫技术	掌握 熟悉 掌握 熟悉 熟悉		理论讲授 项目教学 案例教学 角色扮演 情境教学 教学录像 教学见习 讨论教学 演示教学 启发教学 PBL教学	10	
		实验七　酶联免疫吸附试验（夹心法检测 HBsAg） 实验八　金免疫技术（检测 HCG）和荧光免疫技术（测抗核抗体）		熟练掌握 熟练掌握			4
	十一、寻找功勋——免疫细胞检测技术	（一）免疫细胞的分离及纯化 （二）淋巴细胞亚群和数量的检测 （三）淋巴细胞功能检测 （四）吞噬细胞功能检测	掌握 熟悉 熟悉 了解		理论讲授 演示教学 启发教学	2	
		实验九　E 花环试验、淋巴细胞转化试验		学会			2
	十二、受伤的总是我——CIC、HLA、细胞因子及体液免疫球蛋白的测定	（一）循环免疫复合物检测技术 （二）HLA 分型检测技术 （三）细胞因子检测技术 （四）免疫球蛋白检测技术	掌握 了解 熟悉 掌握		项目教学 任务教学 案例教学 试验法 现场教学 小组讨论法、讲授法	3	
		实验十　循环免疫复合物测定（PEG 沉淀法）		熟练掌握			2
	十三、征服——自动化仪器分析及免疫学检验质控	（一）流式细胞仪 （二）自动化免疫浊度分析系统 （三）其它免疫自动化仪器分析技术	掌握 掌握 熟悉		理论讲授 案例教学 情境教学 教学录像 讨论教学 演示教学 启发教学 PBL教学	3	

续表

篇	章	节	教学目标		教学活动参考	参考学时	
			知识目标	技能目标		理论	实践
第三篇 临床免疫学检验	十四、保障——免疫学检验的质量保证	（一）基本概念 （二）质量保证的基本要求 （三）质量保证、室内质控与室间质评之间的关系	熟悉 掌握 了解		理论讲授 案例教学 情境教学 启发教学	2	
	十五、路漫漫其修远兮——临床免疫学检验应用	（一）超敏反应及检测技术 （二）免疫缺陷病及检测技术 （三）免疫增殖病及检测技术 （四）自身免疫病及检测技术 （五）肿瘤免疫学及检测技术 （六）移植及免疫学检测技术	熟悉 掌握 了解 熟悉 了解 掌握		理论讲授 案例教学 情境教学 讨论教学 演示教学 启发教学	6	
		实验十　血清总 IgE 检测 实验十一　白细胞介素 -2 的检测		学会 熟练掌握	情境教学 任务教学 现场教学 小组讨论		4
合　　计						52	24

六、说明

（一）教学安排

本课程标准主要供中等卫生职业教育医学检验专业教学使用，总学时 76 学时，其中理论教 52 学时，实践教学 24 学时。学分为 4 学分。

（二）教学要求

1. 本课程对知识部分教学目标分为掌握、熟悉、了解三个层次。掌握：指对基本知识、基本理论有较深刻的认识，并能综合、灵活地运用所学的知识解决免疫检验中的实际问题。熟悉：指能够领会概念、原理的基本含义，解释现象。了解：指对基本知识、基本理论能有一定的认识，能够记忆所学的知识要点。

2. 本课程对实践技能目标分为熟练掌握和学会两个层次。熟练掌握：指对所学技能能够熟练操作、正确判断结果和做出规范报告。学会：指对所学技能能够正确操作和判断结果。